U0803808

全国高等学校中药资源与开发、中草药栽培与鉴定、中药制药等专业
国家卫生健康委员会“十三五”规划教材

中药资源生态学

主　编　郭兰萍　谷　巍

副主编　李　佳　周　涛　王引权　严玉平　韦坤华

编　者（以姓氏笔画为序）

王　升（中国中医科学院中药资源中心）
王　智（湖南中医药大学）
王引权（甘肃中医药大学）
韦坤华（广西药用植物园）
田　方（南京中医药大学）
刘长利（首都医科大学）
严玉平（河北中医学院）
李　佳（山东中医药大学）
李先宽（天津中医药大学）
肖春萍（长春中医药大学）
谷　巍（南京中医药大学）
张子龙（北京中医药大学）
陈　垣（甘肃农业大学）
周　洁（济南大学生物科学与技术学院）
周　涛（贵州中医药大学）
周良云（广东药科大学）
赵　容（辽宁中医药大学）
俞　冰（浙江中医药大学）
贾　鑫（内蒙古医科大学）
徐　雷（湖北中医药大学）
郭兰萍（中国中医科学院中药资源中心）
郭盛磊（黑龙江中医药大学）
彭　亮（陕西中医药大学）
韩邦兴（皖西学院）
程铭恩（安徽中医药大学）
詹海仙（山西中医药大学）

人民卫生出版社

图书在版编目（CIP）数据

中药资源生态学 / 郭兰萍，谷巍主编．—北京：人民卫生出版社，2020

ISBN 978-7-117-28693-0

Ⅰ. ①中… Ⅱ. ①郭…②谷… Ⅲ. ①药用植物－植物生态学－医学院校－教材 Ⅳ. ①R567.01

中国版本图书馆 CIP 数据核字（2019）第 210366 号

中药资源生态学

主　　编：郭兰萍　谷　巍
出版发行：人民卫生出版社（中继线 010-59780011）
地　　址：北京市朝阳区潘家园南里 19 号
邮　　编：100021
E - mail：pmph @ pmph.com
购书热线：010-59787592　010-59787584　010-65264830
印　　刷：保定市中画美凯印刷有限公司
经　　销：新华书店
开　　本：850 × 1168　1/16　　**印张：**17
字　　数：413 千字
版　　次：2020 年 1 月第 1 版　2020 年 1 月第 1 版第 1 次印刷
标准书号：ISBN 978-7-117-28693-0
定　　价：58.00 元
打击盗版举报电话：010-59787491　E-mail：WQ @ pmph.com
质量问题联系电话：010-59787234　E-mail：zhiliang @ pmph.com

全国高等学校中药资源与开发、中草药栽培与鉴定、中药制药等专业
国家卫生健康委员会“十三五”规划教材

出版说明

高等教育发展水平是一个国家发展水平和发展潜力的重要标志。办好高等教育，事关国家发展，事关民族未来。党的十九大报告明确提出，要“加快一流大学和一流学科建设，实现高等教育内涵式发展”，这是党和国家在中国特色社会主义进入新时代的关键时期对高等教育提出的新要求。近年来，《关于加快建设高水平本科教育全面提高人才培养能力的意见》《普通高等学校本科专业类教学质量国家标准》《关于高等学校加快“双一流”建设的指导意见》等一系列重要指导性文件相继出台，明确了我国高等教育应深入坚持“以本为本”，推进“四个回归”，建设中国特色、世界水平的一流本科教育的发展方向。中医药高等教育在党和政府的高度重视和正确指导下，已经完成了从传统教育方式向现代教育方式的转变，中药学类专业从当初的一个专业分化为中药学专业、中药资源与开发专业、中草药栽培与鉴定专业、中药制药专业等多个专业，这些专业共同成为我国高等教育体系的重要组成部分。

随着经济全球化发展，国际医药市场竞争日趋激烈，中医药产业发展迅速，社会对中药学类专业人才的需求与日俱增。《中华人民共和国中医药法》的颁布，“健康中国 2030”战略中“坚持中西医并重，传承发展中医药事业”的布局，以及《中医药发展战略规划纲要（2016—2030 年）》《中医药健康服务发展规划（2015—2020 年）》《中药材保护和发展规划（2015—2020 年）》等系列文件的出台，都系统地筹划并推进了中医药的发展。

为全面贯彻国家教育方针，跟上行业发展的步伐，实施人才强国战略，引导学生求真学问、练真本领，培养高质量、高素质、创新型人才，将现代高等教育发展理念融入教材建设全过程，人民卫生出版社组建了全国高等学校中药资源与开发、中草药栽培与鉴定、中药制药专业规划教材建设指导委员会。在指导委员会的直接指导下，经过广泛调研论证，我们全面启动了全国高等学校中药资源与开发、中草药栽培与鉴定、中药制药等专业国家卫生健康委员会“十三五”规划教材的编写出版工作。本套规划教材是“十三五”时期人民卫生出版社的重点教材建设项目，教材编写将秉承“夯实基础理论、强化专业知识、深化中医药思维、锻炼实践能力、坚定文化自信、树立创新意识”的教学理念，结合国内中药学类专业教育教学的发展趋势，紧跟行业发展的方向与需求，并充分融合新媒体技术，重点突出如下特点：

1. 适应发展需求，体现专业特色　本套教材定位于中药资源与开发专业、中草药栽培与鉴定

专业、中药制药专业，教材的顶层设计在坚持中医药理论、保持和发挥中医药特色优势的前提下，重视现代科学技术、方法论的融入，以促进中医药理论和实践的整体发展，满足培养特色中医药人才的需求。同时，我们充分考虑中医药人才的成长规律，在教材定位、体系建设、内容设计上，注重理论学习、生产实践及学术研究之间的平衡。

2. 深化中医药思维，坚定文化自信　中医药学根植于中国博大精深的传统文化，其学科具有文化和科学双重属性，这就决定了中药学类专业知识的学习，要在对中医药学深厚的人文内涵的发掘中去理解、去还原，而非简单套用照搬今天其他学科的概念内涵。本套教材在编写的相关内容中注重中医药思维的培养，尽量使学生具备用传统中医药理论和方法进行学习和研究的能力。

3. 理论联系实际，提升实践技能　本套教材遵循“三基、五性、三特定”教材建设的总体要求，做到理论知识深入浅出，难度适宜，确保学生掌握基本理论、基本知识和基本技能，满足教学的要求，同时注重理论与实践的结合，使学生在获取知识的过程中能与未来的职业实践相结合，帮助学生培养创新能力，引导学生独立思考，理清理论知识与实际工作之间的关系，并帮助学生逐渐建立分析问题、解决问题的能力，提高实践技能。

4. 优化编写形式，拓宽学生视野　本套教材在内容设计上，突出中药学类相关专业的特色，在保证学生对学习脉络系统把握的同时，针对学有余力的学生设置“学术前沿”“产业聚焦”等体现专业特色的栏目，重点提示学生的科研思路，引导学生思考学科关键问题，拓宽学生的知识面，了解所学知识与行业、产业之间的关系。书后列出供查阅的主要参考书籍，兼顾学生课外拓展需求。

5. 推进纸数融合，提升学习兴趣　为了适应新教学模式的需要，本套教材同步建设了以纸质教材内容为核心的多样化的数字教学资源，从广度、深度上拓展了纸质教材的内容。通过在纸质教材中增加二维码的方式“无缝隙”地链接视频、动画、图片、PPT、音频、文档等富媒体资源，丰富纸质教材的表现形式，补充拓展性的知识内容，为多元化的人才培养提供更多的信息知识支撑，提升学生的学习兴趣。

本套教材在编写过程中，众多学术水平一流和教学经验丰富的专家教授以高度负责、严谨认真的态度为教材的编写付出了诸多心血，各参编院校对编写工作的顺利开展给予了大力支持，在此对相关单位和各位专家表示诚挚的感谢！教材出版后，各位教师、学生在使用过程中，如发现问题请反馈给我们（renweiyaoxue@163.com），以便及时更正和修订完善。

人民卫生出版社

2019 年 2 月

全国高等学校中药资源与开发、中草药栽培与鉴定、中药制药等专业
国家卫生健康委员会“十三五”规划教材

教材书目

序号	教材名称	主编	单位
1	无机化学	闫　静 张师愚	黑龙江中医药大学 天津中医药大学
2	物理化学	孙　波 魏泽英	长春中医药大学 云南中医药大学
3	有机化学	刘　华 杨武德	江西中医药大学 贵州中医药大学
4	生物化学与分子生物学	李　荷	广东药科大学
5	分析化学	池玉梅 范卓文	南京中医药大学 黑龙江中医药大学
6	中药拉丁语	刘　勇	北京中医药大学
7	中医学基础	战丽彬	南京中医药大学
8	中药学	崔　瑛 张一昕	河南中医药大学 河北中医学院
9	中药资源学概论	黄璐琦 段金廒	中国中医科学院中药资源中心 南京中医药大学
10	药用植物学	董诚明 马　琳	河南中医药大学 天津中医药大学
11	药用菌物学	王淑敏 郭顺星	长春中医药大学 中国医学科学院药用植物研究所
12	药用动物学	张　辉 李　峰	长春中医药大学 辽宁中医药大学
13	中药生物技术	贾景明 余伯阳	沈阳药科大学 中国药科大学
14	中药药理学	陆　茵	南京中医药大学
15	中药分析学	李　萍 张振秋	中国药科大学 辽宁中医药大学
16	中药化学	孔令义 冯卫生	中国药科大学 河南中医药大学
17	波谱解析	邱　峰 冯　锋	天津中医药大学 中国药科大学

续表

序号	教材名称	主编	单位
18	制药设备与工艺设计	周长征 王宝华	山东中医药大学 北京中医药大学
19	中药制药工艺学	杜守颖 唐志书	北京中医药大学 陕西中医药大学
20	中药新产品开发概论	甄汉深 孟宪生	广西中医药大学 辽宁中医药大学
21	现代中药创制关键技术与方法	李范珠	浙江中医药大学
22	中药资源化学	唐于平 宿树兰	陕西中医药大学 南京中医药大学
23	中药制剂分析	刘　斌 刘丽芳	北京中医药大学 中国药科大学
24	土壤与肥料学	王光志	成都中医药大学
25	中药资源生态学	郭兰萍 谷　巍	中国中医科学院中药资源中心 南京中医药大学
26	中药材加工与养护	陈随清 李向日	河南中医药大学 北京中医药大学
27	药用植物保护学	孙海峰	黑龙江中医药大学
28	药用植物栽培学	巢建国 张永清	南京中医药大学 山东中医药大学
29	药用植物遗传育种学	俞年军 魏建和	安徽中医药大学 中国医学科学院药用植物研究所
30	中药鉴定学	吴啟南 张丽娟	南京中医药大学 天津中医药大学
31	中药药剂学	傅超美 刘　文	成都中医药大学 贵州中医药大学
32	中药材商品学	周小江 郑玉光	湖南中医药大学 河北中医学院
33	中药炮制学	李　飞 陆兔林	北京中医药大学 南京中医药大学
34	中药资源开发与利用	段金廒 曾建国	南京中医药大学 湖南农业大学
35	药事管理与法规	谢　明 田　侃	辽宁中医药大学 南京中医药大学
36	中药资源经济学	申俊龙 马云桐	南京中医药大学 成都中医药大学
37	药用植物保育学	缪剑华 黄璐琦	广西壮族自治区药用植物园 中国中医科学院中药资源中心
38	分子生药学	袁　媛 刘春生	中国中医科学院中药资源中心 北京中医药大学

全国高等学校中药资源与开发、中草药栽培与鉴定、中药制药专业规划教材建设指导委员会

成员名单

主任委员　黄璐琦　中国中医科学院中药资源中心
　　　　　段金廒　南京中医药大学

副主任委员（以姓氏笔画为序）

王喜军　黑龙江中医药大学
牛　阳　宁夏医科大学
孔令义　中国药科大学
石　岩　辽宁中医药大学
史正刚　甘肃中医药大学
冯卫生　河南中医药大学
毕开顺　沈阳药科大学
乔延江　北京中医药大学
刘　文　贵州中医药大学
刘红宁　江西中医药大学
杨　明　江西中医药大学
吴啟南　南京中医药大学
邱　勇　云南中医药大学
何清湖　湖南中医药大学
谷晓红　北京中医药大学
张陆勇　广东药科大学
张俊清　海南医学院
陈　勃　江西中医药大学
林文雄　福建农林大学
罗伟生　广西中医药大学
庞宇舟　广西中医药大学
宫　平　沈阳药科大学
高树中　山东中医药大学
郭兰萍　中国中医科学院中药资源中心

前　言

近年来，中药资源生态学的研究不断深入，在中药资源保护和生产应用实践方面的影响进一步扩大，形成了独特的理论方法体系。环境对中药资源的空间分布、形态结构、生理功能、化学成分以及其道地性的形成具有极其重要的生态学作用。因此，在研究和应用中药相关理论时，首先必须掌握中药资源生态学的相关知识。

中药资源生态学是中药学、中药资源与开发、中草药栽培与鉴定等相关专业的专业基础课，内容包括四大部分。第一部分包括两章，即第一章绪论和第二章中药资源生态学的基础理论，分别阐述了中药资源生态学的概念、形成与发展历史、特点及意义、研究任务以及中药资源生态学的理论基础和基本原理，使学生对本学科的整体概念、基本内容有初步了解。第二部分包括四章，以生态因子为主线，从生态因子(气候、土壤、生物、人类活动)对中药资源分布、生态类型、生产发育、药材质量的影响入手，介绍了生态因子与中药资源的关系。第三部分包括两章，对次生代谢和植物防御反应、非生物胁迫与药用植物的适应做了详细介绍。第四部分为第九章中药资源生态学的研究方法，将现代科学技术、方法论融入教材，体现了理论与实践的结合。

本教材可供高等中医药院校、农林等院校的中药学、中药资源与开发、中草药栽培与鉴定等相关专业的本科生使用，同时亦可供相关领域的研究人员和科技工作者参考。

本教材由农业、中医药科研院校从事中药资源生态学教学研究的人员参与编写，由郭兰萍、谷巍主编。各章分别由郭兰萍、王升(第一章)，严玉平、徐雷、郭盛磊(第二章)，谷巍、彭亮、俞冰、王智、田方(第三章)，程铭恩、詹海仙、张子龙(第四章)，李先宽、肖春萍(第五章)，周涛、周洁、韩邦兴(第六章)，韦坤华、赵容、王升(第七章)，王引权、贾鑫、刘长利、彭亮、俞冰(第八章)，李佳、周良云(第九章)编写。全书由郭兰萍和谷巍统一审改定稿。本教材的主要编写人员在其相关领域具有较好的代表性，从而确保了各章节内容的先进性和科学性。

本教材的编写得到了人民卫生出版社，全国高等学校中药资源与开发、中草药栽培与鉴定、中药制药专业规划教材建设指导委员会专家，编委所在单位的大力支持。在教材编写过程中，黄璐琦院士和段金廒教授对教材的结构和内容提出了宝贵的意见。同时，两位主编单位的同事刘亚辉、蒋靖怡、邓爱平、周晨、蒋待泉等在审稿、统稿和校对方面付出了辛勤的劳动，在此一并感谢。由于中药资源生态学是一门新兴的学科，涉及的内容广泛，而且发展迅速，有些理论和技术目前尚不完全成熟，缺点和错误在所难免，恳请广大读者提出宝贵意见，以利于本教材的修订和完善。

《中药资源生态学》编委会

2019 年 8 月

目　录

第一章　绪论

01章_课件

第一章课件

第一节　中药资源生态学的概念

中药资源生态学(ecology of Chinese material medica resources)是现代生态学、中药资源学的发展与传统中医药理论交叉融合的产物，是研究药用动植物的生长发育、分布、产量和质量与其周围环境之间的相互关系的一门学科。中药资源生态学以现代生态学的理论方法为基础，融合了中医药理论对药用动植物的认识，目的在于用生态学的思想解决中药资源研究及生产中特有的生态学问题，属于应用生态学的范畴。

作为研究中药资源与环境、生物及人类活动之间的相互关系的一门生态学分支学科，中药资源生态学的研究对象主要是可药用的植物和动物资源。其研究内容涉及生态学研究的个体、种群、群落、生态系统、景观及分子等各个水平，以及自然、经济、社会、人文等各个领域，研究重点是中药资源分布、产量和质量的地域性特点以及相关的生态学机制。不仅要研究中药资源分布、生长发育与生态环境的关系，还要研究环境对中药质量和产量的影响，力求从基因、细胞、组织、个体、种群、群落和生态系统等不同的层次上把握中药产量和品质形成的生态学规律，为中药资源的保护和合理开发利用提供理论依据与技术支撑。

中药资源生态学与药用植物生态学的研究内容最为相近，两者的研究对象和研究目的基本相同，均为研究药用资源与环境之间的关系。但是两者之间也存在一些差异，主要表现在前者的研究对象不仅有药用植物还有药用动物，而后者仅包含药用植物；前者强调现代生态学与传统中医药理论的交叉，融合了中医药理论对药用动植物的认识。整体来说，中药资源生态学涵盖了药用植物生态学的基本内容，更符合中药资源的特征。

第二节　中药资源生态学的形成与发展

“中药资源生态学”这一概念是在2004年才被明确提出的，但同其他学科一样，中药资源生态的实践活动其实很早就开始了。中药资源生态学理论的形成和发展经历了一个漫长的历史过程，大致可分为4个时期：中药资源生态知识的萌芽期(公元1世纪初以前)、中药资源生态知识的积累期(公元1世纪初期至19世纪中叶)、中药资源生态知识的发展期(19世纪中叶至20世纪末)

以及中药资源生态学的产生和成长期（21 世纪以来）。

（一）中药资源生态知识的萌芽期（公元 1 世纪初以前）

在人类文明的早期，人类为了生存，不得不对其赖以果腹的动植物的生活习性及周围世界的各种自然现象进行观察。公元 1 世纪初期（东汉）以前，人们对环境的观察涉及气候、地形、地貌、土壤等诸多方面。早在公元前 5 世纪，我国的古籍《管子·地员》就记载了江淮平原上沼泽植物呈带状分布与水文土质的生态关系。公元前 100 年左右，我国农历已确立了二十四节气，它反映了作物、昆虫等生物现象与气候之间的关系。中药资源绝大多数来源于植物、动物和矿物，它们的生长发育或形成积累与周围的自然环境有极为密切的关系。中医“天人合一”的宇宙观、神农尝百草的生态生物学实践、《尔雅》中对 176 种木本植物和 50 多种草本植物的形态与生态环境记载，都是朴素的中药资源生态思想和应用实践最早期的体现。

0101

中药资源知识萌芽的历史考证

（二）中药资源生态知识的积累期（公元 1 世纪初期至 19 世纪中叶）

这个时期中药资源生态学研究发展的标志是《神农本草经》的成书和道地药材理念的出现（东汉）。《神农本草经》关于药物道地性的记载：“土地所出，真伪新陈，并各有法。”强调了区分产地、讲究道地的重要性，是中药资源生态知识积累的重要标志。其所列的 365 种药物中，不少从药名上看就带有道地色彩，如巴戟天、蜀椒、秦皮、吴茱萸、阿胶、代赭石等。每种药物所记虽无具体产地，却有生于山谷、川谷、川泽、丘陵、田野、道旁等大略生境，可见《神农本草经》已带有朴素的生态学思想。南朝陶弘景在所著的《本草经集注》中进一步论述了药物道地的重要性，曰：“诸药所生，皆有境界……江东以来，小小杂药，多出近道，气力性理，不及本邦。”指出就地取材产生的混乱和不良后果，论述了道地药材与非道地药材对临床疗效的影响。

到了公元 7 世纪，道地药材的概念更加强化。唐代《新修本草》中对道地药材有精辟论述：“窃以动植物形生，因方桀性，春秋节变，感气殊功，离其本土，其质同而效异”，唐代孙思邈所编著的《千金翼方》中也特别强调“用药必依土地”，强调了药材质量与环境的关系。

至清代，诸多医家发现药物效用不佳的原因之一是产地问题，并对野生与栽培中药的生态和功效进行了比较。徐大椿在《药性变迁论》中指出：“当时初用之始，必有所产之地，此乃本生之土，故气厚而力全。以后传种他方，则地气移而力薄矣。”

作为特定环境的产物，道地药材的形成与特定生境密不可分。道地药材的理念贯穿于中药资源的生态实践中，为中药资源生态学的形成和发展奠定了基础。

（三）中药资源生态知识的发展期（19 世纪中叶至 20 世纪末）

在这一时期，现代生物学和生态学突飞猛进的发展使中药资源生态知识得到迅速发展。1866 年德国动物学家赫克尔（E. Haeckel）最早给出生态学的定义：生态学是研究有机体与其周围环境之间的相互关系的科学。19 世纪中叶以来，生态学不断地从描述性科学走向试验性科学，从定性研究走向定量研究，并由中观水平向宏观和微观两个方向发展，形成了完整的生态学的理论和方法。人类面临着环境、人口、资源、粮食、能源等关系到人类生存的许多重大问题，都必须依赖于生态学的原理解决。除了自身规律的研究外，许多生态学问题涉及生物学、经济学、管理学等诸多学科、行业和部门。经过 1 个多世纪的发展，尤其与其他学科相互渗透后，涌现了上百个生态学的新的分支学科、交叉学科，形成了庞大的学科体系。

20 世纪 50 年代后，随着中药材生产的发展，大量中药资源由野生变人工种养，同时引种区域也不断扩大，在生产实践中由于各地的自然环境不同，出现了一些新的生态学问题，促进了中药资源生态学研究的深入与发展。新中国成立后，全国各地进行了多次不同层次、不同范围的中药资源普查，逐步搞清了许多中药资源的生活习性、科学引种、人工饲养等问题。其中，从 1983 年开始的第三次中药资源普查历时 5 年，获得了大量的第一手资料；1995 年由科学出版社出版了《中国中药区划》和《中国药材资源地图集》等著作，总结了许多中药资源学和生态学的宝贵经验，为开发利用和保护中药资源作出了重大贡献。

20 世纪后期，随着生态环境的恶化，中药材质量有所下降，中药资源濒危状况不断加剧，不少学者纷纷将目光投向中药资源的生态研究中，尤其是道地药材科学内涵及形成机制的研究。不少学者就道地药材的生物学本质、道地药材的系统研究、道地药材种内变异等展开研究，借助计算机技术、分子生物学技术、仪器分析技术等的快速发展和应用，这一时期中药资源及道地药材的研究取得了前所未有的成果，中药资源生态知识积累得到了较快的发展。

（四）中药资源生态学的产生和成长期（21 世纪以来）

21 世纪以来，多学科的交叉融合及科学技术的飞速发展，特别是现代生态学理论及方法在中药资源研究中的系统引入，使中药资源生态学研究进入成熟期。随着人们对中药资源需求的不断增加，中药材种植面积急剧扩大，中药材规范化种植在全国推广，随之而来的诸多生态学问题引起行业内外的高度重视。中药材规范化种植产地生境的可持续利用，中药材的生长和生产适宜性区划、栽培中药材的连作障碍及克服、土壤微生态系统修复和土壤质量评价、中药生态农业和精细农业的发展、中药野生抚育及仿生栽培、中药资源的空间分析、中药资源调查和监测等诸多方面涉及的生态、经济、文化等问题浮出水面，并得到广泛研究。中药资源生态学研究摆脱了历史上仅对中药资源的生态学现象进行单纯观察记述的做法，开始崇尚科学调查与科学实验，伴随着中药资源受控实验的全面展开，中药资源生态相关理论探讨不断深入，中药资源生态学研究开始形成独特的理论和方法体系。2004 年，郭兰萍与黄璐琦在《中国中药杂志》上发表的一篇“中药资源的生态研究”的文章中，第一次提出了“中药资源生态学”的概念。2007 年，《中药资源生态学研究》一书的整理和出版，标志着中药资源生态学这一学科的理论和方法体系的形成，中药资源生态学研究进入一个全新的阶段。

近 20 年来，中药资源生态学取得了长足的发展。

1. 形成了独特的理论方法体系　与普通生态学及其他应用生态学相比，中药资源生态学的研究对象和目的具有其特殊性，故不能完全套用普通生态学的研究方法。随着研究的不断深入，中药资源生态学研究的独特性日益引起人们的重视：中药资源常常是群落中的非常见种、稀缺种甚至是濒危种；人们不只关注其产量，更关注其质量，不只关注其初生代谢，更关注其次生代谢；尤其是道地药材的理念是中医药学所特有的，其形成机制复杂，既有遗传、环境及其交互作用的影响，也有社会环境的影响。中药资源的独特性带来其研究思路、方法的独特性，并最终逐渐形成了“以道地药材为核心”“高度关注次生代谢”“顺境出产量、逆境出品质”“质量第一、产量次之”等特有的理论体系。

2. 中药资源保护和生产应用实践进一步扩大　中药资源生态学的产生与发展和生产实践密不可分。作为应用生态学的一门分支科学，中药资源生态学来源于实践，其根本目的也是解决中药资源生产实践及资源保护中的生态学问题。随着学科的不断发展和成熟，中药资源生态学的相关理论、方法及技术进一步完善，其指导解决中药资源生产实践中的生态学问题的能力不断加强。例如黄璐琦团队针对长期以来中药资源的过度采猎，特别是栖息地的破坏所造成的中药资源下降和枯竭，致使许多野生中药资源种类趋于衰退或濒危灭绝的问题，开展了系统的保护性利用研究，并提出了相应的保护模式，即野生种源不清的“种源保护”模式；珍稀中药资源的“种群保护”模式；野生资源供不应求的“种植保护”模式；濒危中药资源的“新药源开发保护”模式；用于工业原料的中药资源的“生物技术”保护模式。郭兰萍等针对中药材生产模仿工业化农业的栽培模式，过分追求产量，造成土壤恶化、病虫害失控、连作障碍严重，同时引起中药材质量安全的问题，提出了基于“天地人药合一”和“逆境效应”的中药“拟境栽培”的生态种植理论体系。

第三节　中药资源生态学的特点及意义

一、中药资源生态学的特点

（一）研究对象的特点

中药资源具有普通动植物生物学、生态学、生理学和遗传学的普遍特性，其与生态研究有密切关系的特点如下：

1. 丰富的多样性及来源的复杂性　野生药材资源在我国生物多样性中占有独特的地位。我国现有药用植物 11 146 种，药用动物 1 581 种，占全世界药用植物（约 25 000 种）的 40% 以上。常用植物药约 700 种，占药用植物的 6.28%。丰富的种质资源是中药资源可持续利用的宝贵的物质基础，但在长期的使用中，也造成中药资源来源上的复杂性，同名异物和一物多基源现象严重，甚至品种混乱。

2. 分布和质量的地域性　中药资源分布和质量的地域性特点是中药资源生态学产生的根本动力。作为特定地理环境的优质中药材，道地药材的形成是中药资源地域性的代表。中药资源在长期适应环境的过程中，形成了自身生长发育的内在规律，并以其自身的变异适应外界条件的变化，这既是生态环境长期作用于中药资源的结果，也是中药资源对生态环境长期适应的结果。如人参 *Panax ginseng* 多分布在中国东北、朝鲜、俄罗斯远东局部地区的湿润山地，而同属的三七 *P. notoginseng* 则主要分布于云南及广西的局部地区。

3. 生态效应及生境依赖性　不少中药资源，特别是一些作为种群中关键种、常见种的大型药用植物如樟 *Cinnamomum camphora*、厚朴 *Magnolia officinalis*、杜仲 *Eucommia ulmoides* 等，以及一些特殊生境中的植物如沙生的肉苁蓉 *Cistanche deserticola*、沙棘 *Hippophae rhamnoides*、苦豆子 *Sophora alopecuroides* 等，除具有较高的药用价值、经济价值外，还具有极其显著的生态效应。

与此同时，中药资源对生境也存在一定的依赖性。一旦适应中药资源生存的生境消失，或环境的变动幅度超过中药资源的适应范围，就会造成中药资源储存量的急剧下降甚至消亡。

4．以药效物质基础为依据的质量特性　同其他作物或生物产品一样，药材的形色、气味、大小、质地等性状特征均为中药资源质量考察的重要方面。例如宁夏枸杞 *Lycium barbarum* 的果实以粒大饱满、色红、肉厚、油润、籽少、味甜微苦等性状特点优于其他产地的枸杞子。但与其他农作物不同的是，作为中药药效的物质基础，次生代谢产物的种类、数量及其配比才是中药资源质量评价的核心和关键。

（二）中药资源生态学研究内容及方法的特点

中药资源自身的特点决定了中药资源生态学具有以下特点：

1．以道地药材为核心　种内变异的评价和解决策略是中药资源质量评价的关键和难点。其中，由于地域因素引起的居群间质量变异是中药种内变异的主体。作为种内地理变异的优质产物，环境因素对药材道地性的形成起着决定性的作用。道地药材是中药特定产地优质中药材的代名词，其巨大的经济价值、文化价值及其在生态学上的独特地位，使得其在过去和未来都一直是中药资源生态学研究的核心和热点。

2．产量与质量并重　中药资源的药效学属性决定了其生产上质量与产量并重的特点，甚至质量第一、产量次之。这与农业、林业上主要追求快繁高产的生产目的不同，这一特点要求中药资源生态学的理论和方法在指导中药资源生产的过程中应当以优质高产为目标。

3．高度关注次生代谢　中药材药效的物质基础主要是小分子的次生代谢物。次生代谢物的种类、数量及其配比是中药资源质量评价的核心和关键。因此，中药资源生态学研究在个体水平，尤其是在生理生态研究层次更关注次生代谢，关注特殊生境的形成及其对药用生物品质形成的影响。

4．注重生态效益　作为应用生态学的分支学科，中药资源生态学知识来源于实践，其根本目的也是解决中药资源生产实践及资源保护中的生态学问题。基于中药资源的生态效应和生境依赖性特征，中药资源生态学在指导中药资源应用实践的过程中尤其注重生态效应，大力发展野生抚育、生态种植等，保护生态系统的多样性和稳定性，恢复生态系统的结构、功能以及群落演替。

二、中药资源生态学的学科地位

中药资源生态学是一门专业基础课程，与药用植物学、药用植物栽培学、中药资源学、土壤与肥料学等学科关系密切。中药资源生态学是药用植物栽培过程中种植地选择、良种选育、田间管理及合理采收加工等的理论基础；同时，中药资源生态学的基础理论和方法在中药资源可持续利用的工作中十分重要，在中药资源的野生抚育、引种保育、栽培驯化、生态恢复等方面具有重要的指导意义。

中药资源生态学旨在培养中药资源与开发专业、中草药栽培与鉴定专业以及其他中药学相关专业的学生，达到能够从事中药资源的调查、鉴定、生产、保护、管理、开发、利用等方面的工作，以及从事中药材栽培、种子种苗繁育、采收加工、储藏养护、品质鉴定、质量控制、基地建设和管理等方面的工作的要求。

三、中药资源生态学的意义

由于全球环境变化，以及人类对野生资源的掠夺式采挖，严重影响中药资源的可持续发展。如我国西部地区的沙漠化，严重破坏了野生乌拉尔甘草 *Glycyrrhiza uralensis*、中麻黄 *Ephedra intermedia* 与肉苁蓉的生境，影响了其正常生长，导致这些珍稀药用植物的贮藏量显著减少，甚至达到濒临灭绝的地步。东部地区的城市化也影响道地药用植物的生存与开发利用，一些道地药材如广藿香 *Pogostemon cablin*、浙贝母 *Fritillaria thunbergii* 等野生药用植物资源日益减少，甚至灭绝。特别是砍伐森林、开荒种植，使林下植被严重破坏，危及林下药用植物的生长发育，如霍山石斛 *Dendrobium huoshanense*。因此，目前保护野生珍稀药用植物资源已成为摆在我们面前的重大课题。

中药资源是中医药事业传承和发展的物质基础，是关系国计民生的战略性资源。随着"回归自然"与"全民健康"意识的不断增强，中药资源的需求量日益增长，中药资源在中医药事业和健康服务业发展中的基础地位更加突出。大力发展中药材规范化种植养殖，成为了解决野生资源危机、保障中药材供应、推动中药资源持续发展的必然途径。然而，由于对中药资源的生态学特性了解不够，一方面，人们在引种药用植物时存在许多盲目性，甚至因此带来了严重的经济损失和生态问题；另一方面，种植过程中没有成熟的田间管理技术和方法，大量滥用化肥和农药，导致中药材的质量和安全问题突出。

因此，了解和掌握中药资源生态学的概念、理论、特点以及研究任务、内容与方法，既是培养人才的需要，也是产业发展的需要。

第四节　中药资源生态学的研究任务、研究内容与学习方法

一、中药资源生态学的研究任务与内容

随着中药资源生态学的不断发展，其学科任务与内容也逐步明确。

（一）中药资源生态学理论与方法的完善和创新

中药资源生态学是一门新兴的学科，与其他应用生态学分支相比薄弱得多。中药资源生态学研究应一方面重视生物与环境之间的相互关系的一般规律，在中药资源学研究的基础上，借鉴普通生态学、农业生态学、化学生态学、分子生态学等相关学科的理论和方法，解决中药资源生态学研究中的样本代表性、数据分析等问题，借鉴农业生态学的原理和方法，研究中药资源微生态、气候动态变化规律对生长发育及产量的影响等；另一方面尊重中药资源种类多、基源复杂、分布范围广等特点，重视中药质量相关的环境问题，使之充分体现出生态学与中药学、药用植物学、天

然药物化学、药用植物栽培学等学科紧密结合的特点，有的放矢地展开药材质量与环境关系的研究，促进中药资源生态学理论的创新与完善。

（二）中药资源分布及生长发育的生态学研究

中药资源的分布与温度、光照、湿度及土壤等环境因素密切相关。深入了解中药资源在我国自然区域内分布的一般生物学特性，探讨中药资源，尤其是珍稀濒危中药资源分布的地域性及其生态条件，对于资源的保护与开发利用具有重要的意义。

对药用植物生长发育的生理生态的研究是药用植物栽培的理论基础，包括药用植物的光合作用、呼吸作用、代谢作用、能量转换、矿质营养等植物的基本生理过程，以及环境对这些生理过程的影响和这些生理过程的生理生态学作用。此外，药用植物生长发育从种子萌发、生根、长叶到植物体长大成熟、开花、结果，最后衰老、死亡，每个阶段都是一个复杂的过程，都是植物按照固有的遗传模式和顺序，在一定生态环境的影响下，利用外界的物质和能量生长、分化的结果，具有重要的生理生态意义。因此，解决药用植物生长发育过程所面临的生态学问题是中药资源生态学的首要任务之一。

（三）中药资源品质形成的生态学研究

中药药效学属性使得中药资源品质形成的生态学研究成为中药资源生态学的最重要、最独特的研究内容，道地药材研究则是这一领域的核心内容。环境与遗传交互作用对道地药材品质的影响，环境胁迫下道地药材次生代谢的积累，连续变异对药材道地性的影响，影响道地药材次生代谢物积累的生态主导因子和限制因子的筛选，道地药材优生生境的提取，道地药材次生代谢物积累的适宜性区划等，均是当前中药资源生态学研究领域的热点。

由于不少中药药效成分不明确，或药效的强弱通常取决于许多组分的共同作用，使得中药质量评价指标体系的建立很困难，也为研究生态对药材质量的影响带来复杂性。传统道地药材的药效作用，从中医药理论角度来看是其全部活性组分的综合效应。由于道地药材充分体现了中药资源生长发育及药效成分两者与环境的高度适宜性，因此以道地药材为研究对象，开展生境对中药质量影响的研究，是中药资源生态学研究的一个重点而极具挑战的研究领域。

（四）中药资源生产的生态学研究

中药资源生产包括一切能使中药资源量得以增加的人类活动。近年来，中药材生产发展取得了显著成效，我国已形成世界规模最大、体系最完整的中药材生产体系。据统计，2016 年全国的中药材种植面积达 3 350 多万亩（1 亩 = 667m^2），常用的 700 多种中药材中有 300 多种为人工种养。

农业生态学的理论和方法为中药资源种养提供了很好的指导和借鉴作用。但随着中药材生产的不断发展，中药栽培中面临的不同于农作物栽培的生态学问题日益突出，中药材生产模仿工业化农业的栽培模式，过分追求产量，生产中大量使用水、肥料和农药，造成了土壤恶化、病虫害失控、连作障碍严重等后果，同时严重影响中药材的质量安全。因此，中药材生态种植成为生产安全、有效的中药材的必由之路。然而，中药材生态种植的相关研究刚刚起步，相关生态学理论与方法仍有待于在实践中不断积累和完善。

（五）中药资源保护与生态修复

中药资源保护主要是针对野生药材资源保护而言的。主要沿用普通生态学的原理和方法，通过研究生态系统的稳定性和多样性，以及群落演替等，使生态系统恢复结构和功能，从而达到为野生药材资源提供良好栖息地的目的。同时，野生中药资源管理制度的研究也是中药资源保护的重要内容。

生态修复是中药资源保护的必要措施之一，主要指通过人为的调控，使生态系统向着有利于人类要求的方向发展，它既包括野生药材，也包括栽培药材生态环境的修复，后者通常指土壤环境的恢复。

二、中药资源生态学的学习方法

已如上述，中药资源生态学的研究对象是中药资源，其研究的内容是生态关系，理论依据是生态学的原理和中药资源学的理论基础。因此，要学习好中药资源生态学首先必须要掌握生态学、植物生态学、药用植物学、植物生理学、中药学、中药资源学等相关学科的一般理论基础，弄清中药资源生态学和其他学科的关系，才能正确理解和掌握中药资源生态学的特点、理论和方法，理论联系实际，为中药资源科学研究和产业发展服务。

第一章同步练习

（郭兰萍　王　升）

第二章　中药资源生态学的基础理论

第二章课件

第一节　环境对生物的影响

一、环境因子

环境（environment）是指某一特定生物体或生物群体以外的空间及直接、间接影响该生物体/生物群体生存的一切事物的总和。环境总是针对某一特定的主体或者中心而言的，主体或者中心发生变化，环境的大小、构成等也就随之不同，因此环境的概念具有相对含义。在中药资源生态学中，一般以中药资源为主体，因此环境是指围绕着中药资源个体或群体的各种要素的总和。构成环境的各种要素称为环境因子（environmental factors）。

二、生态因子

（一）生态因子及其分类

环境因子中对生物的生长发育具有直接或间接影响的外界环境要素（如食物、热量、水分、地形、气候等）称为生态因子（ecological factors）。所有的生态因子构成生物的生态环境（ecological environment），具体的生物个体或群体生活地段的生态环境称为生境（habitat）。环境因子和生态因子是两个既有区别又相互联系的概念，前者是指生物有机体以外的所有环境要素，是构成环境的基本成分；后者则是指环境因子中对生物起作用的因子。如太空环境，由于一般认为没有生命体分布，所以其中的太阳辐射、温度等要素属于环境因子，而不属于生态因子。生态因子的种类很多，根据不同的划分标准可以将生态因子分为不同的类型。

按照生态因子是否具有生物成分，生态因子可划分为：①非生物因子（abiotic factors），指生命周围的光照、温度、水分、空气、土壤等非生命的理化因子；②生物因子（biotic factors），指某一主体生物周围各等级层次的生物系统，包括同种类的系统和不同种类的生物及其子系统。

按照生态因子的组成性质，生态因子可划分为：①气候因子（climatic factors），如光照、温度、水分、空气（包括风、O_2、CO_2）、雷电、气压等。②土壤因子（edaphic factors），土壤是岩石分化后在生物参与下形成的生命与非生命的复合体，土壤因子包括土壤的物理和化学性质、土壤肥力、土壤生物等。③生物因子（biological factors），如动物、植物、微生物等。④地形因子（topographic factors），如高原、山地、平原、低地、坡度、坡向等。地形因子属于间接因子，其本身对中药资源没有直接影响，而是其变化引起其他因子如光照、温度、水分等气候因子和土壤因子、生物因子等的改变，从而间接影响中药资源的种类、分布、繁殖等。⑤人为因子（artificial factors），将人为因子从生物因子中分离出来是为了强调人作用的特殊性和重要性，其影响远远超过其他生物的作用。随着人类生产力的不断发展和进步，不受人类活动影响的纯粹的自然环境已经不存在了。如果人类的技术应用改变了植物性状，则会改变其生态位；如果改变了环境，则可以改变原有的动、植物分布状况。如人可以使沙漠适宜中生植物甚至水生植物的生长，也可以使北极有喜温植物生长。目前在人类的努力下，植物的分布地域已发生了很大的变化。但人类必须与自然因子有机结合才能发挥更大的作用，所以人类必须大力发展生态学研究，寻求规律，在运用生态学规律的基础上，通过各种手段提高植物的初级生产力，从而提高地球对生物尤其是人类的环境容纳量。应当指出的是，在植物生理生态学研究中，所指的生态因子主要是指前两种，即各类气候因子与土壤因子。对植物生长发育而言，光照、温度、水分、CO_2、O_2、矿物质（土壤）六大因子最为重要，是最基本的生态因子。

按照生态因子的稳定程度，生态因子可划分为：①稳定因子（constant factors），指终年恒定的因子，如地磁、地心引力、太阳辐射常数等，这些稳定生态因子的作用主要是决定生物的分布；②变动因子（variable factors），又可分为周期变动因子和非周期变动因子，前者如一年四季变化和潮汐涨落等，后者如刮风、降水、捕食和寄生等，这些生态因子主要影响生物的数量。

（二）生态因子的作用特点

1. 综合性　每个生态因子都在与其他因子的相互影响、相互制约中起作用，任何一个因子的变化都会在不同程度上引起其他因子的变化。例如光照强度的变化必然会引起大气和土壤温、湿度的改变；又如在相同的温度下，不同的湿度状况会造成差异迥然的气象条件。

2. 非等价性　对生物起作用的诸多因子是非等价的，其中必有少数因子起主要作用。例如光周期现象中的日照长度、植物春化阶段的低温因子等通常就是主导因子。同一中药资源在不同时期及不同地域，其生态主导因子、限制因子不同。

3. 不可替代性和互补性　生态因子虽非等价，但都不可缺少，一个因子的缺失不能完全由另一个因子来替代。但某一因子的数量不足，有时可以靠另一因子的改变而得到调剂和补偿。例如光照减弱引起的光合作用下降可依靠二氧化碳浓度的增加得到补偿。

4. 限定性　生物在生长发育的不同阶段往往需要不同的生态因子或同一生态因子的不同强度，因此某一生态因子及其强度的有益作用常常只限于生物生长发育的某一特定阶段。例如低温对某些植物的春化作用是必不可少的，但在其后的生长阶段则是有害的。

第二节　生物对环境的适应

一、生态适应的概念及类型

中药资源通过改变自身外部形态、内部结构、生理生化特性及生活方式等，与生存环境相协调的过程称为生态适应（ecological adaptation）。生态适应根据产生机制及层次水平不同，可分为多种类型。

（一）生态适应的类型

生态适应过程中，由于受不同环境条件的影响，基于遗传基础的生物表型发生变异，包括表型可塑性、化学型、生态型等。

1. 表型可塑性　表型为基因型与环境结合后实际表现出来的可见性状。表型可塑性（phenotypic plasticity）是环境对基因型表达的一种修饰。同一个基因型对不同环境应答而产生不同表型的特性又称为环境饰变（environmental modification）。

表型可塑性包括除基因自身之外的所有性状，涉及结构形态可塑性、生理生化可塑性、功能可塑性、发育可塑性、生活史可塑性、生殖可塑性等各个方面。

表型可塑性在生物界中是普遍存在的现象，迄今为止，表型可塑性在许多生物类群中都有报道，如陆生植物、藻类、地衣、海洋无脊椎动物、昆虫、鱼类、两栖类、爬行类和小型哺乳类等。但当前对可塑性的认识大部分都来自于对植物的研究，由于植物固着生长，无法通过行动趋利避害，表型可塑性对植物的生态适应的意义更明显。

2. 化学型　化学型（chemotype）指为适应不同的环境条件，同种生物体内所含次生代谢物的组成或含量不同，因而可分为多种类型的现象，属于基因型的化学表达，多用于表述植物或微生物。

3. 生态型　生态型（ecotype）是同一物种因适应不同生境而表现出的具有一定结构或功能差异的不同类群，是物种对某一特定生境发生基因型反应的产物，是与特定生境相协调的基因型集群。

（二）生态适应的方式

任何一种生物对生态因子的耐受限度都不是固定不变的。在进化过程中，生物的耐受限度和最适生存范围都可能发生变化，也可能扩大，也可能受到其他生物的竞争而被取代或移动位置。即使是在较短的时间范围内，生物对生态因子的耐受限度也能进行各种小幅度的调整。基于耐受限度调整的生态适应方式有驯化、休眠、生物节律等。

1. 驯化　驯化（acclimatization）是指生物通过调整它们对某个生态因子或某些生态因子的耐受范围来适应环境的行为。它的生物学基础是如果一种生物长期生活在它的最适生存范围偏一侧的环境条件下，久而久之就会导致该种生物耐受曲线的位置移动，并可产生一个新的最适生存范围，而适宜范围的上、下限也会发生移动。驯化也可以理解为是生物体内决定代谢速率的酶系统的适应性改变，因为酶只能在环境条件的一定范围内最有效地发挥作用，正是这一点决定着生物原来的耐受限度。

生物在不同的环境条件下可以表现出不同的生理最适状态。由于驯化过程可使生物适应环境条件的季节变化，甚至调节能力本身也可显示出季节变化，因此生物在一个时期可以比其他时期具有更强的驯化能力，或者具有更大的补偿调节能力。

2. 休眠　休眠（dormancy）是动植物在遭遇暂时不利环境条件时，将生命活动极度降低，以适应逆境的一种非常有效的生理机制。动植物进入休眠期后，它们对环境因子的耐受范围就会比正常活动时宽得多。动物的蛰伏是一种极常见的休眠现象。植物的种子在极不利的环境条件下也可以进入休眠期，并可长期保持存活能力，直到有利于种子萌发的条件重新出现为止。休眠伴随着很多生理变化，它可使动植物最大限度地减少能量消耗，从而延长植物种子的生活力。休眠30年仍能保持萌发能力的植物种子是很普遍的。

3. 生物节律　由于环境的周期性变化，植物的生命活动往往具有周期性和节奏性，称为生物节律(biological rhythm)，如昼夜节律、迁徙、休眠等。根据周期的长短，分为日节律、月节律、年节律等。许多生活在沿海潮线附近的动植物，其活动规律与潮汐时相一致，称为潮汐节律。

生物节律既是生物补偿能力周期性变化的结果，也反映环境的周期性变化，如温带地区温度的周期性变化导致动物迁徙和植物"一岁一枯荣"、热带地区旱季和雨季的周期性变化导致生物物种的更替等。虽然也有证据表明，某些耐受性的周期性变化或驯化能力的变化(无论是长期的或昼夜的)至少有一部分是由生物自身的内在节律引起的，但生物节律主要是生物对生态因子的周期性变化不断适应的结果。

二、对综合环境的长期趋同和趋异适应的生活型

生物在进化过程中，一些类群以相似的方式来适应相似的生态环境条件，表现出相似的外貌、结构、体积、行为、寿命等，不同生物对外界环境适应的外部表现形式称为生活型(life form)。生活型是生物对综合环境条件的长期适应，亲缘关系疏远的不同种类的生物由于长期生活在相同或相似的环境中，接受同样的生态环境选择，在形态结构、生理生化特征和发育节律等方面表现出相似性，这种不同生物对相同环境的适应方式称为趋同适应(convergent adaptation)。同一生活型的生物在生态上占有相似的地位，在生态系统中起着相似的作用。

同一种生物的不同个体群生活在不同的环境条件下，长期接受不同环境条件的综合影响，出现不同的形态结构、生理特性、行为和生活史等，产生生态变异并可在遗传上固定下来，这种同种生物对不同环境的适应方式称为趋异适应(divergence adaptation)。

趋同适应与趋异适应代表了植物适应性发展的两个不同的方面。趋同适应促使不同类群的植物向着同一个方向发展，结果形成具有相似适应特征的生活型；而趋异适应则是种内的分化定型过程，其结果是导致产生不同的生态型。

植物生活型有多种分类方法，最常见的是按植物的大小、形状、分枝、生命周期等分为乔木、灌木、半灌木、多年生草本、二年生草本、一年生草本等。丹麦生态学家朗克尔(Raunkiaer)根据植物芽(休眠芽或复苏芽)在不良季节的着生位置作为划分生活型的标准，建立的生活型分类系统简单、明确地反映植物对环境的适应特点，被生态学界广泛应用。Raunkiaer生活型分类系统将陆生植物分为5类生活型(图2-1)，在各类之下再按植物体的高度、常绿或落叶、芽有无芽鳞保护、茎的木质化程度以及营养贮存器官、旱生形态与肉质性等特征细分为30个小类群。

高位芽植物(phanerophyte)：植物的芽或处于较高的位置，如乔木、灌木和一些生长在湿润热带气候下的高大草本。根据芽距离地面的高度、常绿或落叶、芽有无芽鳞保护等再细分为15个亚类。杜仲 *Eucommia ulmoides*、玉兰 *Magnolia denudata*、女贞 *Ligustrum lucidum* 等属于高位芽植物。

地上芽植物（chamaephyte）：植物的芽离地面不高，不超过25cm。多为半灌木或草本植物，如牡丹 *Paeonia suffruticosa*、中麻黄 *Ephedra intermedia*、蒙古黄芪 *Astragalus membranaceus* 等。

地面芽植物（hemicryptophyte）：在环境不良时，植物的地上部分枯萎，只在枯枝落叶保护下的地面的芽还存活着。多为多年生草本植物，如芍药 *Paeonia lactiflora*、车前 *Plantago asiatica*、远志 *Polygala tenuifolia* 等。

地下芽植物（geophyte）：这类植物的地上部分在不良气候条件下全部枯死，芽位于较深的土层或水中。多为含鳞茎类、块茎类、根茎类多年生草本植物或水生植物，如芦苇 *Phragmites communis*、姜 *Zingiber officinale*、百合 *Lilium brownii* var. *viridulum* 等。

一年生种子植物（therophyte）：在恶劣气候下，以种子的形式度过不良季节，完全靠种子繁殖，如薄荷 *Mentha haplocalyx*、益母草 *Leonurus japonicus*、决明 *Cassia obtusifolia* 等。

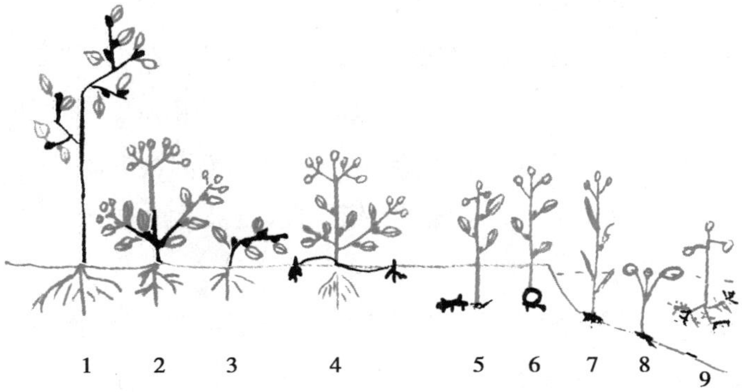

1. 高位芽植物；2、3. 地上芽植物；4. 地面芽植物；5～9. 隐芽植物（5、6. 地下芽植物；7. 沼生植物；8、9. 水生植物）。

● 图 2-1 植物生活型

第三节 生理生态学

一、植物的物质代谢和能量转换

代谢是维持各种生命活动如生长、繁殖和运动等过程的全部化学反应的总称。植物的代谢从性质上可以分为物质代谢和能量转换，从方向上可以分为同化和异化。具体来说，植物通过光合作用从环境中吸收简单的无机物形成自身组分物质并储存能量的过程称为同化作用（assimilation）；反之，植物通过呼吸作用将自身组分物质分解转换而释放能量的过程称为异化作用（disassimilation）。

（一）植物细胞对物质的转运方式

细胞膜是细胞和外界进行联系的屏障，它控制着细胞与外界的物质交换。细胞膜是由磷脂双分子层结合蛋白质构成的，这样的结构决定细胞膜具有选择通透性。选择通透性表现在膜只允许某些小分子和离子通过，某些营养物质只能进入细胞，代谢产生的废物只能排出胞外，而且细胞膜能够调节物质进出细胞的速度。依据物质进出细胞是否消耗代谢能量腺苷三磷酸（adenosine triphosphate，ATP），将物质运输的形式分为被动运输（passive transport）与主动运输（active transport）两种。

1．被动运输　被动运输是物质由高浓度向低浓度方向进行转运，转运过程中不消耗代谢ATP能量分子，动力来自于膜两侧物质的浓度梯度。被动运输包括简单扩散、易化扩散。易化扩散又根据参与转运的蛋白不同分为载体转运和通道转运（图2-2）。

简单扩散是物质的运输不需要膜转运蛋白的帮助，不需要细胞提供能量，只是分子沿着浓度梯度降低的方向进行的一种方式。以简单扩散完成跨膜转运的是疏水的小分子或小的不带电荷的极性分子，如H_2O、CO_2、尿素、甘油分子等。

大的不带电荷的极性分子以及离子（如各种矿物营养）不能直接通过磷脂双分子层，必须借助膜上蛋白质分子的帮助。细胞膜上参与物质转运的蛋白质可以分为载体蛋白和通道蛋白两类。载体蛋白介导的被动运输称为载体转运，通道蛋白介导的被动运输称为通道转运。

载体转运是被转运物质与载体蛋白结合，通过载体蛋白的构象改变来完成对被转运物质的跨膜运输。载体蛋白具有类似于酶的特性，对被转运的物质也具有高度选择性和专一性，甚至有专一的结合位点。另一个与酶相似之处是运输具有饱和性，当被运输的物质浓度过高而使载体蛋白饱和时，运输速率就不再增加。

通道转运是通道蛋白形成跨膜的离子选择性通道，离子不需要与通道蛋白结合，直接通过孔道完成跨膜转运。通道蛋白的特点是具有极高的转运速率。由于离子不需要与通道蛋白结合，因此不存在饱和值；通道蛋白具有门控性，并非持续性开放，只有在遇到特定刺激时孔道才打开。

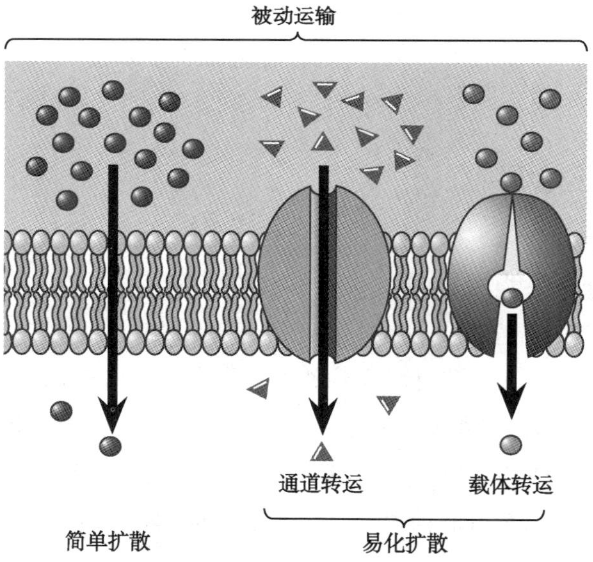

● 图2-2　被动运输示意图

2．主动运输　易化扩散只是为物质的顺浓度梯度运输提供了一个便利的通道，并不能改变物质的转运方向。可是有些物质是逆浓度梯度进行转运的，这种运输方式就需要主动运输完成（图2-3）。所谓主动运输是物质从低浓度向高浓度方向运输，需要有膜上的特异性载体蛋白参与，而且需消耗代谢能量ATP分子。根据物质转运过程对代谢能的利用方式不同，可将主动运输分为由 ATP 直接提供能量的 ATP 驱动泵转运和间接利用能量的协同运输。

（1）ATP 驱动泵转运：ATP 驱动泵的化学实质是 ATP 酶，利用 ATP 水解释放的能量，实现离子或小分子逆浓度梯度或逆电化学梯度的跨膜运输。植物细胞中的 ATP 离子泵在转运离子的过程中通过催化亚基的磷酸化与去磷酸化反应改变泵的构象，实现离子的跨膜转运。植物细胞中常见的离子泵有 H^+ 泵、Ca^{2+} 泵。离子泵具有酶和载体的双重作用，如植物细胞上的 H^+ 泵（H^+-ATPase）在结合 H^+ 后发挥其酶的作用将 ATP 水解，ATP 水解释放的磷酸基团结合到泵上使其磷酸化，H^+ 泵的空间构象改变将 H^+ 泵出细胞，维系跨膜的 H^+ 电化学梯度。H^+ 的跨膜梯度驱动其他物质的跨膜转移，同时也改变细胞周围基质中的 pH。

（2）协同运输（co-transport）：协同运输是一类由离子泵与载体蛋白协同作用，间接消耗 ATP 的主动运输方式。物质跨膜的动力不是来自于 ATP 水解，而是由存在于膜两侧的离子梯度驱动的。植物细胞维持膜两侧的离子梯度主要是依靠 H^+ 泵实现的，因此协同运输间接消耗 ATP。介导协同运输的载体蛋白使一种离子或分子的逆浓度转运与另一种离子的顺浓度转运偶联发生，在运输过程中载体蛋白同时转运两种不同的溶质，所以称为协同运输。共同转运的两种物质如果运输方向相同，则称为同向协同运输（symport）；两种物质的运输方向如果相反，称为反向协同运输（antiport）。

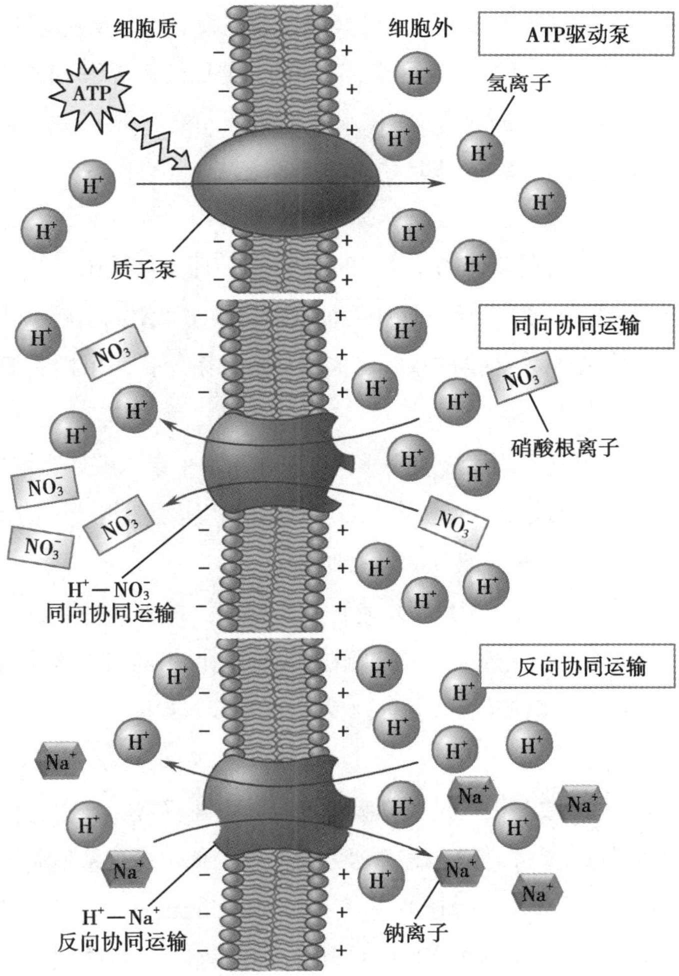

● 图 2-3　主动运输示意图

3．膜泡运输　大分子物质如蛋白质、多糖、核苷酸以及颗粒性物质不能直接穿过细胞膜，它们需要由膜囊泡包裹形成运输小泡来完成跨膜转运。这种依靠膜的形成与融合介导大分子或颗粒性物质的跨膜转运方式就是膜泡运输。根据膜包裹小泡的运动方向，膜泡运输可分为胞吞作用与胞吐作用。胞吞作用是细胞表面内陷，由细胞膜将大分子和颗粒性物质包围并脱离细胞膜，以小泡形式进入细胞内的转运过程。胞吐作用是细胞内的某些物质由膜包围成小泡，从细胞内部逐步移到细胞质膜下与质膜发生融合，同时将内容物排出细胞外的过程。细胞分泌酶类以及将未被消化的参与物质排出胞外，都是通过膜泡运输的方式完成的。

（二）植物的水分生理

水是生命之源，植物的一切正常生命活动只有在细胞有一定水分含量的状况下才能进行，否则植物的生命活动就会受阻，甚至停止。因此，植物的水分生理是植物物质代谢中重要的组成部分，它包括植物对水分的吸收、运输及散失 3 个过程。

1．植物细胞对水分的吸收　水分通过细胞膜进入植物细胞的方式包括扩散、集流和渗透 3 种，最后一种方式是前两种方式的组合。

扩散（diffusion）是一种自发过程，指由于分子的随机热运动所造成的物质从浓度高的区域向浓度低的区域移动。集流（mass flow）是指液体中成群的原子或分子在压力梯度下共同移动。水分集流与溶质浓度梯度无关。植物细胞的水分集流是通过膜上的水孔蛋白形成的水通道实施的。渗透（osmosis）是指水分从水势高的系统通过半透膜向水势低的系统移动的现象。

水势（water potential）就是每偏摩尔体积水的化学势。植物细胞的水势（ψ_w）通常由渗透势（ψ_π）、压力势（ψ_p）和衬质势（ψ_m）组成，即：

$$\psi_w = \psi_\pi + \psi_p + \psi_m \qquad \text{式(2-1)}$$

渗透势是由于溶质的存在而降低的水势，亦称溶质势；压力势是由于细胞壁压力的存在而增加的水势；衬质势是细胞胶体物质的亲水性和毛细管对自由水束缚而引起水势降低的值。细胞与外界溶液水分交换的规律是从水势高的系统流向水势低的系统。两个相邻细胞间的水分移动方向取决于两个细胞间的水势差。

植物细胞的吸水分为渗透吸水和吸胀吸水。吸胀作用是指亲水胶体吸水并使其膨胀的现象。具有液泡的植物细胞以渗透吸水为主，水势主要由渗透势和压力势组成；未形成液泡的植物细胞和干燥种子以吸胀吸水为主，水势主要由衬质势组成。

水分在植物体内通常以自由水和束缚水两种状态存在。自由水是指距离原生质胶粒较远而可以自由流动的水；束缚水是指被原生质胶体颗粒紧密吸附而不易自由流动的水。自由水参与各种代谢活动，它的数量制约着植物的代谢强度；束缚水不参与代谢活动，其含量与植物抗逆性大小密切相关。

2．植物根系对水分的吸收　根系是植物吸收水分的主要器官。植物是否能从土壤中吸收水分，取决于土壤和植物根系间的水势差。根系吸水最活跃的部位是根系顶端的根尖根毛区。根系吸水有两种动力：根压（root pressure）和蒸腾拉力（transpirational pull）。根压是根系的生理活动使液流从根部上升的压力，由此产生的吸水现象是一种主动吸水。由蒸腾失水所产生的使液流向上移动的压力称为蒸腾拉力，靠蒸腾拉力吸水是一种由叶、枝形成的吸水力传到根部引起的被动吸水。蒸腾拉力是植物吸水的主要动力。

3. 水分在植物体内的运输　水分在植物体内的运输途径可分为质外体途径和共质体途径。质外体是指没有原生质的部分，包括细胞壁、细胞间隙和导管，贯穿于各个细胞之间，是一个连续的体系，运输速度快，是运输的主要形式。共质体途径是通过胞间连丝连接的细胞到细胞的运输途径，运输速度较慢。

水分在植物体内的长距离运输主要是通过木质部的导管进行的，运输的动力也是根压和蒸腾拉力，蒸腾拉力是主要动力。水分在茎内不断上升运输的机制可以用“内聚力 - 张力学说”来解释。

4. 水分的散失　水分从植物体地上部分以水蒸气状态向外散失的过程称为蒸腾作用。蒸腾作用主要是指叶片蒸腾，包括角质层蒸腾和气孔蒸腾，其中气孔蒸腾是植物水分散失的主要方式。

（三）植物的矿质营养

矿质元素和水分一样，主要存在于土壤中，由根系吸收进入植物体内，运输到需要的部位加以同化，以满足植物生命活动的需要。植物对矿物质的吸收、转运和同化统称为矿质营养。

1. 植物体内的必需元素　通过溶液培养法，按照植物必需元素的 3 个标准，现已确定碳（C）、氧（O）、氢（H）、氮（N）、磷（P）、钾（K）、钙（Ca）、镁（Mg）、硫（S）、铁（Fe）、锰（Mn）、硼（B）、锌（Zn）、铜（Cu）、钼（Mo）、氯（Cl）、镍（Ni）17 种元素为植物的必需元素。除碳、氧、氢外，其余 14 种元素均为植物所必需的矿质元素。这些元素又可分为大量元素（碳、氧、氢、氮、磷、钾、钙、镁、硫）和微量元素（铁、锰、硼、锌、铜、钼、氯、镍）。除必需元素外，还有一些元素为有益元素，如钠（Na）、硅（Si）等。

植物必需的矿质元素在植物体内有 3 个方面的生理作用：①是细胞结构物质的组成成分；②参与调节植物细胞的各种活动，如调节酶的活动；③起电化学作用和渗透调节作用。必需矿质元素功能各异，相互间一般不能代替，当缺乏某种必需元素时，植物会表现出特定的缺素症。

2. 植物对矿质元素的吸收与运输　根据跨膜离子运输蛋白的不同，植物细胞吸收离子的方式可分为离子通道运输、离子载体运输、离子泵运输和胞饮作用。前 3 种是植物细胞吸收离子的主要方式。

离子通道运输是通过膜上的离子通道进行的，通道对离子运输具有选择性，顺电化学势梯度进行，不消耗代谢能量，是一种被动吸收过程。离子载体运输是通过膜上的离子载体进行的，载体蛋白有选择性地与质膜一侧的分子或离子结合，通过载体蛋白的构象变化将物质转移到膜的另一侧。载体运输可以是被动的，也可以是主动的。饱和效应与离子竞争性抑制是载体参与离子转运的证据。载体又可分成单向传递体、同向传递体、反向传递体等类型。离子泵运输是逆电化学势梯度进行的，运输过程需要消耗代谢能量，能量来源于水解 ATP，是一种主动吸收，植物细胞质膜上的离子泵主要有质子泵（H^+-ATPase）和钙泵（Ca^{2+}-ATPase）。胞饮作用属于膜泡运输，是细胞通过质膜吸附物质并通过质膜内陷将物质转移到细胞内的过程。

根系是植物体吸收矿质元素的主要器官，根尖的根毛区是吸收离子最活跃的部位。植物地上部分（主要是叶片）也有吸收矿质元素的作用，即根外营养，又称叶面营养。

植物吸收的矿质元素以有机物或离子形式运输到地上部分，矿质元素运输的途径是木质部，有些矿质元素也能从韧皮部横向运输到木质部，而后向上运输。根据矿质元素在植物体内的循环情况，将其分为可再利用元素（如氮、磷等）和不可再利用元素（如钙、铁、锰等）。可再利用元素的缺素症首先出现在较老的器官上，而不可再利用元素的缺素症则首先出现在幼嫩的器官上。

3. 植物对氮的同化　氮素吸收的主要形式是 NH_4^+、NO_3^- 等离子以及可溶性有机氮化合物（氨基酸、尿素等），其中 NO_3^- 经过硝酸还原酶、亚硝酸还原酶还原成 NH_4^+ 才能被植物利用。硝酸还原酶是一种氧化还原酶，可催化硝酸离子还原成亚硝酸离子的反应，还原过程在根组织或叶组织中进行。氨的同化通过谷氨酰胺合成酶、谷氨酸合成酶和谷氨酸脱氢酶等途径完成。

（四）光合作用

绿色植物的光合作用（photosynthesis）是地球上最重要的化学反应，它利用太阳能将二氧化碳（CO_2）和水（H_2O）合成有机物并产生氧气（O_2）。光合作用分为两个反应——光反应（light reaction）和碳反应（carbon reaction）。光反应是必须在光下才能进行的，由光所引起的光化学反应；碳反应是在暗处（也可在光下）进行的，由若干酶所催化的化学反应。光反应是在类囊体（光合膜）上进行的，而碳反应是在叶绿体的基质中进行的。

从能量代谢的角度看，光合作用的过程可分为三大步骤：原初反应（光能的吸收、传递和转换过程）；电子传递和光合磷酸化（电能转化为活跃的化学能的过程）；碳同化（活跃的化学能转变为稳定的化学能的过程）。

1. 原初反应（primary reaction）　原初反应包括光能的吸收、传递与转换过程，是在光合膜的光合单位上进行的。它是光合作用的第一步，速度非常快，可在皮秒（ps，10^{-12}s）与纳秒（ns，10^{-9}s）内完成，且与温度无关，甚至可在 −196℃（液氮温度）或 −271℃（液氦温度）下进行。光合单位由聚光色素系统（light-harvesting pigment system）和反应中心（reaction centre）组成。叶绿体类囊体上的色素又可区分为两种：①反应中心色素（reaction centre pigment），少数特殊状态的叶绿素 a 分子属于此类，它具有光化学活性，既是光能的“捕捉器”，又是光能的“转换器”（将光能转换为电动势）；②聚光色素（light-harvesting pigment），没有光化学活性，只有收集光能的作用，像漏斗一样将光能聚集起来，传到反应中心色素，绝大多数色素（包括大部分叶绿素 a 和全部叶绿素 b、胡萝卜素、叶黄素）都属于聚光色素。聚光色素亦称天线色素（antenna pigment），因它像收音机的天线一样，将吸收到的光能有效地集中到反应中心色素。

当波长范围为 400～700nm 的可见光照射到绿色植物时，聚光色素系统的色素分子吸收光量子，然后将光量子在色素分子之间以诱导共振的方式进行传递，聚光色素就像透镜将光束集中到焦点一样，将大量的光能吸收、聚集，并迅速传递到反应中心色素分子。

光合反应中心是指在类囊体中进行光合作用原初反应的最基本的色素蛋白结构。光合反应中心至少包括光能转换的反应中心色素分子（pigment，P）、原初电子受体（primary electron acceptor，A）和原初电子供体（primary electron donor，D）。光合作用中最初电子供体是水，最终电子受体为 $NADP^+$。

聚光色素分子将光能吸收和传递到反应中心后，使反应中心色素（P）激发而成为激发态（P^*），放出电子给原初电子受体（A），同时留下一个空位，称为“空穴”。色素分子被氧化（带正电荷，P^+），原初电子受体被还原（带负电荷，A^-）。由于氧化的色素分子有“空穴”，可以从原初电子供体

(D)得到电子来填补，于是色素恢复原来的状态(P)，而原初电子供体却被氧化(D^+)，这样不断地氧化还原(电荷分离)，就不断地将电子从原初电子供体送给原初电子受体，这就完成了光能转换为电能的过程。

$$D \cdot P \cdot A \xrightarrow{\text{光照}} D \cdot P^* \cdot A \longrightarrow D \cdot P^+ \cdot A \longrightarrow D^+ \cdot P \cdot A^-$$

光合作用原初反应的能量吸收、传递和转换关系可以用图2-4表示。

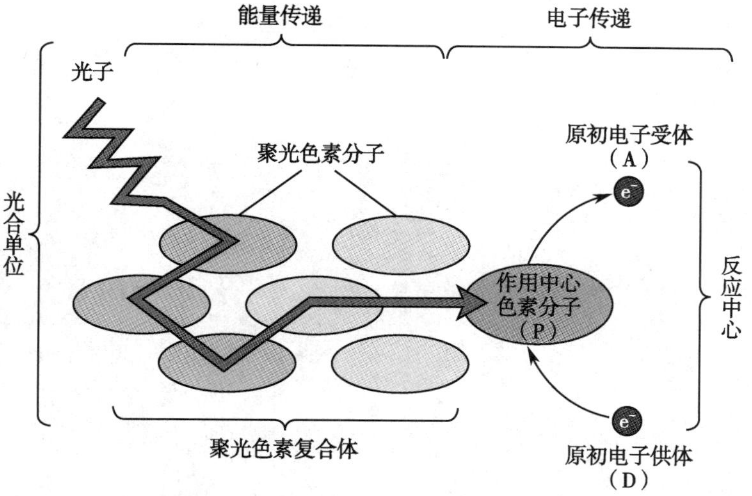

● 图2-4 光合作用原初反应的能量吸收、传递与转换图解

2. 电子传递和光合磷酸化 反应中心色素受光激发而发生电荷分离，将光能变为电能，产生的电子经过一系列电子传递体的传递，引起水裂解放氧和 $NADP^+$ 还原，并通过光合磷酸化形成ATP，将电能转化为活跃的化学能。

(1)光系统：光合作用有两个光化学反应，分别由不同的光系统完成，一个是吸收短波红光(680nm)的光系统Ⅱ(photosystem Ⅱ, PSⅡ)，另一个是吸收长波红光(700nm)的光系统Ⅰ(photosystem Ⅰ, PSⅠ)。这两个光系统是以串联的方式协同作用的。

PSⅠ的主要特征是 $NADP^+$ 还原。当PSⅠ的反应中心色素分子(P700)吸收光能而被激发后，将电子传递给各种电子受体，经铁氧还蛋白(Fd)，在NADP还原酶的参与下，将 $NADP^+$ 还原成NADPH。PSⅡ主要与水的光解和放氧有关，PSⅡ的反应中心色素分子(P680)吸收光能，将水分解，夺取水中的电子供给PSⅠ。

(2)水的光解和放氧：水的光解(water photolysis)是希尔(R. Hill)于1937年发现的。他将离体的叶绿体加到具有氢受体(A)的水溶液中，照光后即发生水的分解而放出氧气。

$$2H_2O + 2A \xrightarrow[\text{叶绿体}]{\text{光}} 2AH_2 + O_2$$

氢的接受体被称为希尔氧化剂，如2，6-二氯酚靛酚、苯醌、$NADP^+$、NAD^+ 等。锰和氯是水的光解放氧反应中必不可少的物质。锰是PSⅡ颗粒的组成成分，它具有高的氧化还原电位，直接参与水的氧化反应。氯离子在放氧过程中起活化作用。水的光解反应是植物光合作用的重要反应之一，其机制尚不完全清楚。

(3)光合电子传递：光合链(photosynthetic chain)是指类囊体膜上一系列相互衔接的电子传递体组成的电子传递的总轨道。光系统Ⅱ和光系统Ⅰ以串联的方式协同作用，完成电子从 H_2O 到

$NADP^+$ 的传递。两种光系统由细胞色素 b_6/f 复合体相连接。由 H_2O 光解产生的电子经 PSⅡ依次传递给质体醌（PQ）、细胞色素 b_6/f 复合体、质体蓝素（plastocyanin，PC）和 PSⅠ，最终交给 $NADP^+$ 产生 NADPH。这些电子载体组成成分按氧化还原电势从低到高排列时，形成所谓的 Z 图式（Z scheme，又称 Z 链，或光合电子传递链）（图 2-5）。

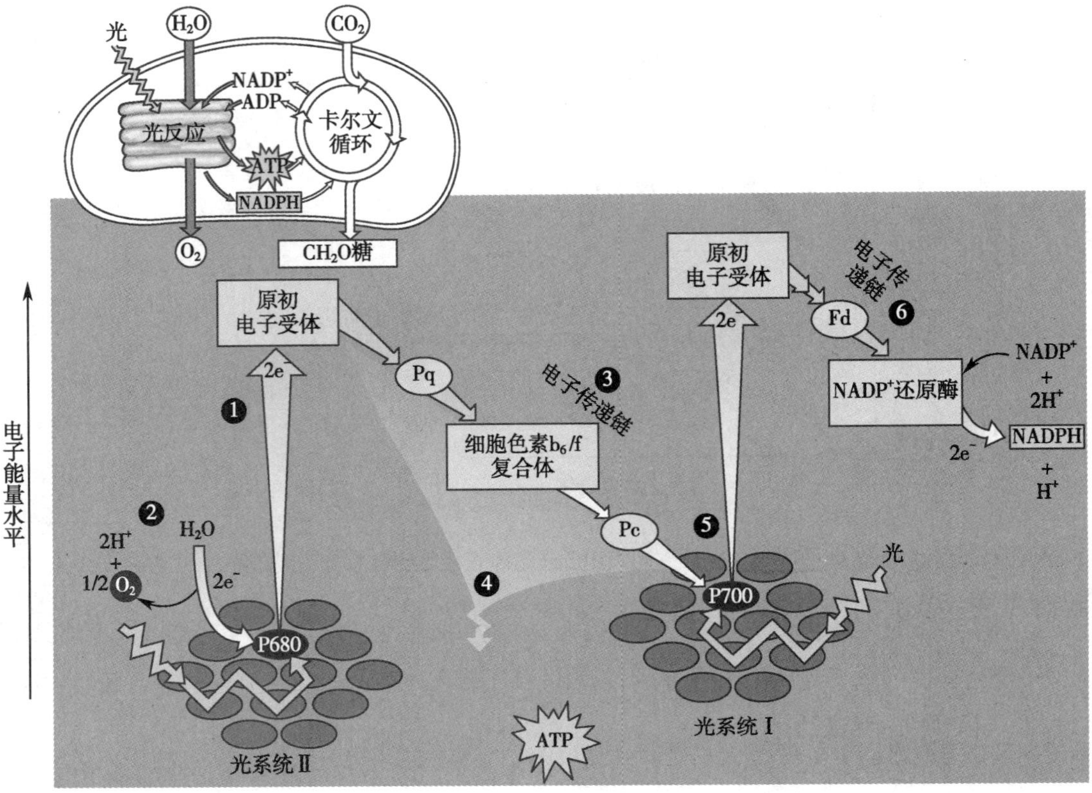

● 图 2-5　光合电子传递链

图片来源：©1999 Addison Wesley Longman，Inc.

（4）光合磷酸化：叶绿体在光照下将无机磷酸（P_i）与 ADP 合成 ATP 的过程称为光合磷酸化（photo phosphorylation）。关于光合磷酸化的反应机制，可用英国人 P. Mitchell（1961）提出的化学渗透假说（chemiosmotic hypothesis）来解释。在类囊体的电子传递体中，PQ 可传递电子和质子，而其他传递体如 PC 和 Fd 等只传递电子而不传递质子。光照引起水的裂解，水释放的质子留在膜内侧，水释放的电子进入电子传递链中的 PQ。PQ 在接受水裂解传来的电子的同时，又接受膜外侧传来的质子。PQ 将质子排入膜内侧，将电子传给 PC。这样，膜内侧的质子浓度高而膜外侧低，膜内侧的电位较膜外侧高。于是膜内外产生质子浓度差（ΔpH）和电位差（$\Delta\psi$），两者合称为质子动力（proton motive force，PMF），即为光合磷酸化的动力。当 H^+ 沿着浓度梯度返回膜外侧时，在 ATP 合酶的催化下，ADP 和 P_i 脱水形成 ATP。

经过上述变化以后，由光能转变来的电能便进一步形成活跃的化学能，暂时贮存在 ATP 和 NADPH 中。由于 ATP 和 NADPH 用于碳反应中 CO_2 的同化，所以将这两种物质合称为同化力。

3．碳同化　碳同化的生化途径有 3 条，即 C_3 途径（卡尔文循环）、C_4 途径和景天科酸代谢途径（crassulacean acid metabolism，CAM），其中最基本、最普遍的一条途径是 C_3 途径（图 2-6）。

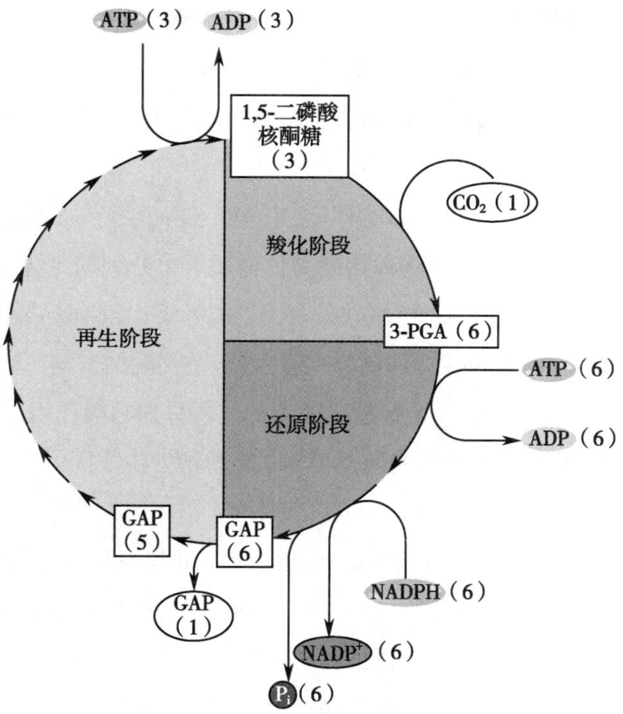

● 图 2-6　碳同化过程

C_3 途径的全过程可以分为 3 个阶段：

（1）羧化阶段：接受 CO_2 分子的受体是 1，5- 二磷酸核酮糖（ribulose-1，5-bisphosphate，RuBP），催化这步反应的酶是 1，5- 二磷酸核酮糖羧化酶（ribulose-1，5-bisphosphate carboxylase/oxygenase，rubisco）。在这种酶的作用下，RuBP 与 CO_2 发生羧化反应，形成 2 分子的 3- 磷酸甘油酸（3-phosphoglycerate，3-PGA），CO_2 就以羧基的形式被固定下来。

（2）还原阶段：这个阶段进一步依靠光反应所产生的还原型辅酶Ⅱ（nicotinamide adenine dinucleotide phosphate，NADPH）和 ATP，将含能量很低的 3-PGA 还原成 3- 磷酸甘油醛（glyceraldehyde-3-phosphate，GAP）。这样，还原型辅酶Ⅱ和 ATP 的能量也就转移到这个 GAP 中，这时光能就转变成稳定的化学能。在这以后，GAP 又经过一系列的反应，形成蔗糖和淀粉。因为这种光合途径的最初产物是三碳的 3- 磷酸甘油酸，所以这个途径称为 C_3 途径。

（3）再生阶段：在叶绿体中 RuBP 的含量极少，叶绿体中还有一套酶系统能够催化 GAP 再生为 RuBP，从而使 CO_2 的固定和还原有可能继续进行下去。再生阶段所利用的 ATP 也是由光反应阶段提供的。

C_4 和 CAM 途径都只不过是 CO_2 的固定方式不同，最后都是在植物体内再次将 CO_2 释放出来，参与卡尔文循环，合成碳水化合物。所以，这两种碳固定方式可以比喻为卡尔文循环的预备工序。

综上所述，在类囊体膜上发生的是叶绿素吸收光能，以及由此而引起的电子传递和光合磷酸化。在类囊体膜的内侧发生水的光解，释放氧，并将氧排到植物体外。在类囊体膜的外侧则发生氧化型 NADP 的还原和 ATP 的形成。在基质中发生 CO_2 的固定和还原。由此可见，光反应形成能量（NADPH 和 ATP）供应暗反应，暗反应利用能量进行碳循环，两者协调的过程是能量再分配的过程。

（五）呼吸作用

植物的呼吸作用（respiration）集物质代谢、能量代谢和信息交流为一体，它将植物体内的物质不断分解，提供植物生长发育等各种生命活动所需的能量和合成重要有机物质的原料，同时增强植物的抗病免疫能力。

呼吸作用按其需氧状况，分为有氧呼吸和无氧呼吸。有氧呼吸是高等植物呼吸的主要形式。糖酵解-三羧酸循环（EMP-TCA）是植物体内的有机物质氧化分解的主要途径，而戊糖磷酸途径（PPP途径）、乙醛酸循环（GAC途径）和抗氰呼吸在植物的呼吸代谢中也占有重要的地位。

1. 呼吸作用的概念　生物体内的有机物在细胞内一系列酶的参与下，经过一系列的氧化分解，最终生成二氧化碳或其他产物，并且释放出能量的过程称为呼吸作用。呼吸作用是所有动物和植物都具有的一项生命活动。生物体内有机物的氧化分解为生物提供生命所需要的能量，具有十分重要的意义。

（1）有氧呼吸：有氧呼吸（aerobic respiration）是指生活细胞利用分子氧（O_2）将某些有机物质彻底氧化分解，释放CO_2，同时将O_2还原为H_2O并释放能量的过程。这些有机物称为呼吸底物（respiratory substrate），糖类、有机酸、蛋白质、脂肪等均可以作为呼吸底物。有氧呼吸是高等植物进行呼吸的主要形式，通常所说的呼吸作用就是指有氧呼吸。细胞进行有氧呼吸的主要场所是线粒体。

$$\text{有机物} + O_2\text{（通过线粒体）} \longrightarrow CO_2 + H_2O + \text{能量}$$

一般来说，葡萄糖是植物细胞呼吸作用最常利用的呼吸底物，呼吸作用的过程常简括为以葡萄糖为底物的总反应式，即：

$$C_6H_{12}O_6 + 6O_2 \longrightarrow 6CO_2 + 6H_2O + \text{能量}$$

以淀粉为呼吸底物时，有氧呼吸的总反应式为：

$$(C_6H_{10}O_5)_n + 6nO_2 \longrightarrow 6nCO_2 + 5nH_2O + \text{能量}$$

上述反应式都是目前使用的通式。当呼吸底物为葡萄糖时，具体的生物化学反应过程是氧气在呼吸作用过程中并不与葡萄糖直接作用，而是需要水分子参与到葡萄糖降解的中间产物中，中间产物的氢原子与空气中的氧气结合，还原成水。为了更准确地说明其生物化学变化过程，呼吸作用的方程式常改写为下式：

$$C_6H_{12}O_6 + 6H_2O + 6O_2 \longrightarrow 6CO_2 + 12H_2O + \text{能量}$$

（2）无氧呼吸：无氧呼吸（anaerobic respiration）一般指在无氧条件下，生活细胞将某些有机物分解成为不彻底的氧化产物（乙醇、乳酸等），同时释放能量的过程。这个过程用于描述高等植物时，习惯上称为无氧呼吸；如应用于微生物研究，则习惯称为发酵（fermentation）。酵母菌的发酵产物为乙醇，称为乙醇发酵，其反应式如下：

$$C_6H_{12}O_6 \longrightarrow 2C_2H_5OH + 2CO_2 + \text{能量}$$

高等植物细胞在无氧条件下的无氧呼吸主要进行的就是乙醇发酵，如苹果、香蕉贮藏时间过长产生的酒味就是乙醇发酵的结果。

乳酸菌的发酵产物为乳酸，称为乳酸发酵。其反应式如下：

$$C_6H_{12}O_6 \longrightarrow 2CH_3CHOHCOOH + \text{能量}$$

除了乙醇以外，高等植物的无氧呼吸也可以产生乳酸，也就是乳酸发酵。如胡萝卜 *Daucus*

carota、甜菜 *Beta vulgaris* 的块根在进行无氧呼吸时产生乳酸。

2. 呼吸代谢途径的多样性　植物的呼吸代谢途径主要有 3 种：糖酵解（EMP）、三羧酸循环（TCA）和戊糖磷酸（PPP）途径，它们分别是在胞质溶胶、线粒体内、胞质溶胶和质体进行的（图 2-7）。糖酵解（EMP）是指己糖在无氧条件下被酶降解成丙酮酸，并释放能量的过程。糖酵解普遍存在于生物体中，是有氧呼吸和无氧呼吸的共同途径。三羧酸循环（TCA）是糖酵解的产物丙酮酸在有氧条件下进入线粒体，通过三羧酸和二羧酸循环而逐步氧化分解，最终形成水和二氧化碳并释放能量的过程。EMP-TCA 循环是植物体内的有机物氧化分解的主要途径。在缺氧条件下，糖酵解的产物丙酮酸在细胞质中进行乙醇发酵和乳酸发酵。戊糖磷酸途径（PPP 途径）是葡萄糖在细胞质内进行的直接氧化降解的酶促反应过程。该途径不需要通过糖酵解，对葡萄糖进行直接氧化，生成的 NADPH 也可能进入线粒体，通过氧化磷酸化作用生成 ATP。植物在衰老、染病、受伤或干旱的情况下，PPP 途径明显加强。植物呼吸代谢的多条途径方向上互相连接，在空间上互相交错，在时间上互相交替，既分工又合作，构成不同的呼吸代谢类型，执行不同的生理功能。

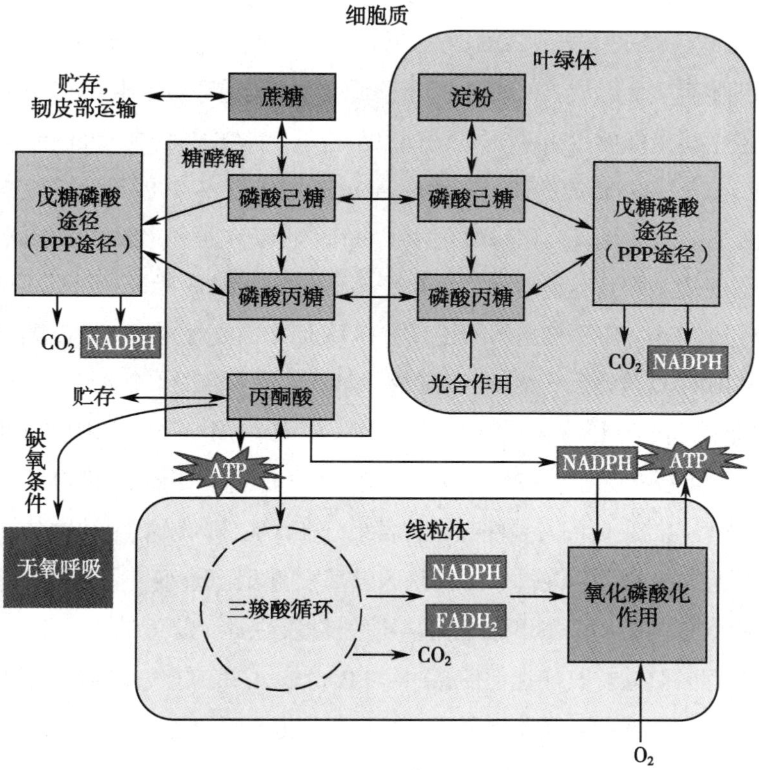

● 图 2-7　呼吸代谢途径的多样性

3. 有氧呼吸的主要过程　现以葡萄糖的有氧呼吸为例，简要说明呼吸作用的过程。

（1）糖酵解：糖酵解发生在细胞质基质中，是 1 分子葡萄糖在酶的催化下发生一系列化学反应，产生 2 分子丙酮酸的过程。在此过程消耗 2 个 ATP，化学合成 4 个 ATP，即净生成 2 个 ATP。反应过程中脱下 2 对 H（$4H^+ + 4e^-$），由受氢体 NAD 携带。由于糖酵解不需要氧气，故也称为无氧酵解。

（2）乙酰辅酶 A（乙酰 CoA）生成：丙酮酸生成后进入线粒体内，在位于线粒体内膜上的丙酮酸脱氢酶的作用下发生氧化还原反应，生成乙酰辅酶 A。此过程脱羧产生 CO_2，并脱下 1 对

H（$2H^+ + 2e^-$）交给受氢体 NAD 传递。

（3）三羧酸循环：三羧酸循环发生在线粒体基质中，由三羧酸循环酶系催化完成。从乙酰辅酶 A 与草酰乙酸缩合形成含有 3 个羧基的柠檬酸开始，在一系列的氧化脱氢、脱羧后，又重新生成草酰乙酸的过程称为三羧酸循环或柠檬酸循环。它是供能物质彻底氧化的共同途径。1 分子乙酰 CoA 每次进入三羧酸循环产生 1 个 GTP、2 个 CO_2，并脱下 4 对 H（$8H^+ + 8e^-$），其中 3 对 H 交由受氢体 NAD，另 1 对交由受氢体 FAD。

EMP-TCA 只有 CO_2 的形成，没有 H_2O 的产生，绝大部分能量还贮存在 NADH 和 $FADH_2$ 中，这些物质要经过电子传递和氧化磷酸化才能将能量贮存于 ATP 的高能键中。

（4）电子传递和氧化磷酸化偶联：上述 3 个反应过程脱下的 H 由受氢体 NAD 及 FAD 携带后，进入位于线粒体内膜上的电子传递系统进行能量转换。线粒体内膜上的电子传递系统包括 4 组复合体构成的 2 条呼吸链。呼吸链（respiratory chain）又称电子传递呼吸链，是由一系列递氢体、递电子体依次排列组成的氧化还原体系。NADH 呼吸链由复合物Ⅰ（NADH-CoQ 还原酶）、复合物Ⅲ（细胞色素还原酶）、复合物Ⅳ（细胞色素氧化酶）以及位于线粒体内膜的 CoQ 和位于线粒体内膜外表面的细胞色素 c 组成；$FADH_2$ 呼吸链由复合物Ⅱ（琥珀酸 -CoQ 还原酶）、复合物Ⅲ、复合物Ⅳ、CoQ 和细胞色素 c 组成。NADH 到分子氧的电子传递呼吸链中，有 3 个部位的自由能变化较大，是呼吸链中能量释放和 ATP 形成的偶联部位：① NADH-CoQ；②细胞色素 b-c；③细胞色素 a-O_2。每步释放的能量足够使 ADP 磷酸化形成 ATP，即 ADP + P_i + 能量⟶ATP。由于这一过程氧化和磷酸化相伴进行，所以称为氧化磷酸化偶联作用，简称为氧化磷酸化。$FADH_2$ 呼吸链上的电子传递与 NADH 呼吸链有 1 处不同，即起始电子供体是 $FADH_2$，电子传递不通过复合物Ⅰ，而是由复合物Ⅱ传递给复合物Ⅲ。因此，电子交由 FAD 传递后产生的 ATP 比经 NAD 传递少合成 1 个 ATP。

0201

呼吸电子传递与氧化磷酸化

（5）氧化磷酸化偶联的机制：英国科学家米切尔（Mitchell）于 1961 年提出的化学渗透（chemiosmosis）假说阐释了氧化磷酸化与 ATP 合成的机制，该假说也为 Mitchell 赢得了 1978 年的诺贝尔化学奖。化学渗透假说的主要内容是呼吸链的各组分在线粒体内膜中是不对称分布的，当电子在膜中迂回传递时，所释放的能量将质子（H^+）从内膜基质侧泵至膜间腔，从而使膜间腔的质子（H^+）浓度高于基质，因而在内膜的两侧形成电化学质子梯度，在这个梯度的驱动下，质子穿过内膜上的 ATP 酶复合物流回到基质，其能量促使 ADP 与 P_i 合成 ATP。线粒体内膜中的电子传递呼吸链起着质子泵的作用，大量的 ATP 是在化学渗透偶联磷酸化过程中合成的。

二、植物生长发育

植物生长发育是一个从量变到质变的复杂过程，是植物按照自身固有的遗传模式和顺序，在一定的外界环境中，利用外界的物质和能量进行生长、分生和分化的结果。植物生长发育表现为种子发芽、生根、长叶、植物体长大成熟、开花、结果，直至最后衰老、死亡。

（一）种子萌发

1. 种子萌发及种子生活力　种子萌发（seed germination）是指种子从吸水到胚根（少数情况

下是胚芽)突破种皮期间所发生的一系列生理生化变化过程。但在农业生产实践中,种子萌发是指从播种到幼苗出土之间所发生的一系列生理生化变化过程。

种子播种后能否正常萌发与许多因素有关,其中种子的内部因素起决定性作用。内部因素包括种子是否具有活力、是否处于休眠状态。

种子生活力(seed viability)是指种子能够萌发的潜在能力或种胚具有的生命力。种子从发育成熟到丧失生活力所经历的时间为种子的寿命(seed longevity)。种子的寿命长短受其自身遗传性状影响,还与种子自身状况(组成成分、成熟度等)和贮藏条件有关。

2. 影响种子萌发的环境条件　植物的种子是由受精卵经过胚胎阶段发育形成的新个体,一般要经过一个静止或休眠期后,在适宜的条件下开始萌发。种子萌发所需要的主要环境条件包括足够的水分、充足的氧气和适宜的温度,有些种子还需要适宜的光照条件。

(1)水分:吸水是种子萌发的第一步,种子只有吸收水分达到一定程度后,各种与萌发有关的生理生化作用才能逐步开始。水分在种子萌发中的作用主要有:水分能够软化种皮,有利于气体交换和胚根突破种皮;种子吸水达到一定程度时可使原生质胶体由凝胶态转化为溶胶态,促进各种新陈代谢的进行;水分可促进可溶性糖、氨基酸等物质运输到胚,供胚呼吸、生长所需;水分促进束缚型激素转变为自由型,调节胚的生长。此外,种子吸水产生的压力也有利于胚突破种皮。

(2)温度:适宜的温度是种子萌发的重要因素,因为温度影响种子吸水和气体交换、种子萌发相关酶的活性,从而影响呼吸代谢和胚的生长。温度对种子萌发的影响有三基点现象,即最低温度、最适温度和最高温度。

(3)氧气:种子萌发是非常活跃的生命活动,通过旺盛的呼吸作用不断地供给生长代谢所需的能量。因此,氧气成为种子萌发的必不可少的条件。如果种子萌发期间供氧不足,则会导致无氧呼吸,一方面使种子内有限的储藏物质消耗过多过快,另一方面会产生乙醇引起中毒。

(4)光照:光对种子萌发的影响可分为 3 种类型。①中性种子萌发时对光无严格要求,在光下或在暗中均能萌发,大多数植物的种子属于此类;②需光种子萌发时需要光,在暗中不能萌发或萌发率很低,如烟草 *Nicotiana tabacum*、莴苣 *Lactuca sativa*、桑 *Morus alba*、白花蛇舌草 *Hedyotis diffusa*、龙胆 *Gentiana scabra*、胡萝卜等植物的种子,又称喜光种子;③嫌光种子在光下抑制萌发,黑暗则促进萌发,如葫芦科和茄科植物的种子,又称喜暗种子。在需光种子和嫌光种子中,需光和嫌光的程度又因品种不同而异,与环境条件的变化及种子内部的生理状况有关。

种子对光的需要是一种保护作用。小粒种子贮藏物少(如鬼针草 *Bidens pilosa*、毛地黄 *Digitalis purpurea*),假如在埋土太深的条件下萌发,未出土前已耗尽贮藏物质,萌发对光的需要可防止这种情况的发生,使种子只能在地面或靠近地面萌发。杂草种子多是需光种子,处在深层土壤中保持休眠的杂草种子只有在耕地时被翻到地表才能萌发,因此田间杂草很难一次除净。光抑制的种子萌发也是一种保护作用,可使缓慢生长的种子免于在一次阵雨后萌发,以致在幼苗根系建成前已干燥死亡。

(二)植物的生长和分化

植物的生长是从受精卵分裂开始的,受精卵连续分裂形成遗传上同质的细胞,进而出现形态、功能及化学构成上异质的细胞。这种由受精卵或遗传上同质的细胞转变出形态、功能及化学构成上异质细胞的现象称为细胞分化。分化也是质的变化，从植物器官水平上来说，分化是新器官的出现。细胞分裂、分化多在茎（或枝）端、根端的分生组织内进行，特别是茎端分生组织，它要进行叶芽和花芽的分化，由叶芽发展为茎叶，由花芽发展为花或花序。植物分裂、分化除了顶端分生组织外，在器官发生过程中形成的侧生、居间分生组织也能分裂和分化。所以，由于分生组织的不断分裂和分化，它使植物能够不断地生长和加粗。营养器官发生阶段主要是种子萌发后根、茎、叶等营养器官的生长，其分化比较简单，分化后生长占优势。

1. 根及根的生长　植物的主根由胚根发育而来。根的生理功能是多个方面的，如固定植株，从土壤中吸收水分和养分，合成细胞分裂素、氨基酸等。生长和吸收功能良好的根系是药材高产、稳产的基本保障，并且许多药用植物的根也是药用部位，如人参 *Panax ginseng*、丹参 *Salvia miltiorrhiza*、党参 *Codonopsis pilosula*、柴胡 *Bupleurum chinense*、三七 *Panax notoginseng*、何首乌 *Polygonum multiflorum*、乌头 *Aconitum carmichaeli*、龙胆等。

根的生长部位有顶端分生组织，也具有生长周期的特征。根也有顶端优势，主根的生长抑制侧根的生长，育苗移栽时切除主根可促进侧根的生长。环境条件影响根的生长，根的生长具有向地性、向湿性、背光性和趋肥性。根生长受阻后，长度和延长区减小、变粗，构造也发生变化，如维管束变小，表皮细胞数目和大小也改变，皮层细胞增大、数目增多。土壤水分过少时，根生长慢，同时使根木质化；土壤水分过多时，通气不良，根短且侧根数增多。

2. 茎的生长　茎由胚芽发育而成，是植物体的营养器官，是绝大多数植物体地上部分的躯干。其上有芽、节和节间，并着生叶、花、果实等，具有背地性和向光性，有输导、支持、贮藏和繁殖的功能。

植物的茎有地上茎和地下茎之分。地下茎是茎的变态，在长期的进化过程中，为了适应环境的变化，形态、构造和生理功能上产生了许多变化。药用植物常见地下茎的变态有根茎（如薯蓣 *Dioscorea opposita*、黄精 *Polygonatum sibiricum* 和姜等）、块茎（如半夏 *Pinellia ternata*、天麻 *Gastrodia elata* 和马铃薯 *Solanum tuberosum* 等）、球茎（亦称实心鳞茎、鳞茎状块茎，如野慈姑 *Sagittaria trifolia*、唐菖蒲 *Gladiolus gandavensis*、番红花 *Crocus sativus* 和荸荠 *Heleocharis dulcis*）、鳞茎（如百合、川贝母 *Fritillaria cirrhosa*、洋葱 *Allium cepa*、大蒜 *A. sativum* 和水仙 *Narcissus tazetta* 等）。地下茎主要具有贮藏、繁殖的功能。地上茎的变态也很多，如叶状茎或叶状枝（如天冬 *Asparagus cochinchinensis*）、刺状茎（如山楂 *Crataegus pinnatifida*、酸橙 *Citrus aurantium* 的单刺，皂荚的分枝刺）、茎卷须（如栝楼 *Trichosanthes kirilowii*、葡萄 *Vitis vinifera* 和黄瓜 *Cucumis sativus*）等。

控制茎生长的最重要的组织是顶端分生组织和近顶端分生组织。前者控制后者的活性，而后者的细胞分裂和伸长决定茎的生长速率。茎的节通常不伸长，节间伸长部位则依植物种类而定，有均匀分布于节间的，有在节间中部的，也有在节间基部的。双子叶植物茎的增粗是形成层活动的结果，单子叶植物茎的增粗靠居间分生组织活动。

3. 叶及叶的生长　叶是植物的重要营养器官，一般为绿色扁平体，具有向光性。植物的叶有规律地着生于茎枝的节上，其主要的生理功能是进行光合作用、气体交换和蒸腾作用。叶的生长发育状况和叶的面积大小对植物生长发育及产量影响极大。

茎端分生组织的周围经过细胞分裂和扩大，产生突起，形成叶原基。整个叶原基的细胞具有分裂能力，首先是顶端部分细胞分裂进行伸长生长，使叶原基伸长形成叶轴。叶轴伸长的同时，边缘部分的细胞分裂进行边缘生长，形成扁平的叶片。基部细胞纵向生长，分化为叶柄。禾谷类叶原基顶端细胞分生能力停止后，基部居间分生组织细胞分裂成上、下两部分，上方发育成叶片，下方发育成叶鞘。当叶片各部分形成之后，各部分都有细胞保持分裂和扩大进行居间生长，直到叶片成熟。单子叶植物叶片基部保持较强的生长能力，例如禾谷类作物叶鞘能随节间的生长而伸长，百合科的番红花 *Crocus sativus*、韭菜 *Allium tuberosum*、小根蒜 *Allium macrostemon* 等叶片被切断后很快也能再次生长起来。

4. 植物生长的相关性　高等植物的各种器官是一个统一的整体。植物的生长区域在植物体内有一定的布局，器官的出现有主次、依从关系，各自具有特殊的生理功能，彼此之间存在着相互联系。任何一个器官在生长过程中都受其他器官的影响。例如根的数量与活力受到叶的光合产物的影响，花、果的数量取决于营养体的大小等。植株体内的不同器官之间这种相互依存、相互依赖、相互制约的关系称为生长的相关性。

生长相关的机制是多种多样的。有的是由于有机营养物质供应与分配的结果，有的是一种器官比其他器官消耗更多的水分与矿质盐类所致，还有的是由于各种植物激素调节造成的。在药用植物生产上，常利用肥水管理、合理密植及修剪、摘心、整形等措施调整各部分间生长的相互关系，以达到产品器官高产、优质的目的。

（1）顶芽与侧芽、主根与侧根的相关性：植物的顶芽和侧芽由于发育起始以及所处的位置不同，在生长上有着相互制约的关系。主茎顶端在生长上占有优势地位，影响侧芽的生长。植物主茎的顶芽抑制侧芽或侧枝生长的现象称为顶端优势（或先端优势）。由于顶端优势的存在，决定侧芽是否萌发生长、侧芽萌发生长的快慢及侧枝生长的角度。不同植物的顶端优势强弱不同，有的顶端优势明显，有的则不明显。

很多植物的根也有顶端优势。主根与侧根的关系也和茎相似，主根生长旺盛，使侧根生长受到抑制。一般侧根在距主根根尖一定距离处斜向生长，当主根生长受到抑制时，侧根数量增多。去掉主根，侧根生长速度则加快。育苗移栽时，主根受伤或被截断，可使侧根生长加快，根冠比（root shoot ratio，R/T）增大，肥水吸收更多，有利于地上部生长，对培育壮苗是很重要的。

（2）地上部分与地下部分的相关性：植物的地上部分与地下部分有着相互促进、相互制约的相关性。“根深叶茂”指的就是地上部分和地下部分相互促进、协调生长的现象。一般情况下，根系生长旺盛的植物地上部分枝叶也多，地上部分生长良好又会促进根系生长。植物根系与植物地上部分的相关，依赖于营养物质和生长调节物质的相互交换。通常用根冠比来表示两者的生长相关，即植物的地下部分和地上部分的质量（鲜重或干重）之比，这一比例关系称为根冠比（R/T）。

（3）营养生长与生殖生长的相关性：植物的营养生长和生殖生长之间存在着相互依赖、相互制约的辩证统一关系。营养生长是生殖生长的基础，即生殖器官的绝大部分养分是由营养器官同化合成的。只有在根、茎、叶生长良好的基础上，到一定时候才能有花芽分化、开花结实。植物体在没有达到一定年龄或生理状态之前，即使满足了所需的外界条件也不能开花。只有达到某种生理状态（花熟状态），才能感受所需求的外界条件而开花。生殖生长的生理学基础是由遗传内因所决定的。在生产上，人们用协调生殖生长和营养生长间的依赖关系，在达到提高营养生长（提高代谢源的潜力）的基础上，促进生殖器官的生长（增加代谢库的容量）。

营养生长与生殖生长之间不协调，造成相互对立，则对生产不利，表现为营养生长过旺，会推迟生殖生长。由于营养物质过多地消耗于营养器官的生长上，导致生殖器官发育不良，从而造成落花、落果等；相反，营养生长不良，生殖器官也得不到充足的养分，花果少而小、产量低。因此，对于一年生一次结实的作物，要求营养生长必须先快发、后防衰，以保证其生殖器官得到充足的养分供应而正常发育。

（三）植物的生殖

当植物生长到一定年龄后，植物体受到外界条件的刺激（主要是日照和温度的季节性变化）引起生长锥发生花芽分化，然后现蕾、开花、结实、形成种子。因此，花芽分化是营养生长到生殖生长的转折点。

春化作用和光周期现象是对成花作用的诱导过程。而开花的过程是顶端分生组织在经过光和低温等外界环境条件诱导后，从营养生长向生殖生长转换，从而分化出花芽的过程。花芽分化的时期和方式是由植物的基因型决定的，并在一定外界环境的影响下表达出来。

植物经过适宜条件的成花诱导之后产生成花反应，其明显标志就是茎尖分生组织在形态上发生显著变化，从营养生长锥转变成生殖生长锥。经过花芽分化过程，逐步形成花器官。它包括成花启动和花器官形成两个阶段。所谓花芽分化（flower bud differentiation）是指成花诱导之后，植物茎尖的分生组织不再产生叶原基和腋芽原基，而分化形成花或花序原基的过程。花的发育过程是一个非常复杂的过程，不仅仅是形态的巨大变化，而且在开花之前，植物体内发生一系列复杂的生理生化变化。

大多数植物的花芽分化都是从生长锥伸长开始的，只有伞形科植物在花芽分化时，生长锥不是伸长而是变为扁平状。无论何种情况，花芽分化时，生长锥的表面积均变大。但生长锥的形态变化是在成花诱导之后才发生的，逐渐分化形成若干轮突起，在原来叶原基的位置分化形成花被原基、雄蕊原基和雌蕊原基等。

（四）果实与种子的发育和成熟生理

1. 果实的生长和成熟生理　果实是由子房或与子房相连的附属花器官（花托、花萼、雄蕊、雌蕊等）发育而来的。多数果实是子房通过授粉、受精发育而来的。有些植物的胚珠不经受精，子房仍然能继续发育成为没有种子的果实，称为单性结实。

果实的生长过程也和营养生长一样，一般呈“S”形曲线（logistic 曲线），表现为“慢→快→慢”的生长周期，如枸杞子等。但一些核果类的药用植物，如桃 *Prunus persica*、杏 *P. vulgaris* 等果实的生长则呈双“S”形，在生长的中期有一个缓慢期，即核果的硬核生长期，此时果实膨大生长缓慢。因此，这类果实的生长可分为 3 个时期：第一期是迅速生长期，受精后子房壁、胚及胚乳的细胞分裂，使果实迅速增大；第二期是缓慢生长期，这时由茎叶运输至果实的营养物质主要供给胚、胚乳和果核的迅速生长，所以从外表看果实的体积增长较为缓慢；第三期是迅速生长期，这时果实不但体积增大，更主要的是质量的增加。

果实在生长末期发生一系列特殊的质变，称为成熟。肉质果成熟时，呼吸作用和代谢发生变化，色、香、味也都发生变化，果肉也由脆变软。但也有些植物的果实，特别是非肉质果，成熟时没有显著变化。

2. 种子的发育和成熟生理

（1）种子的发育：被子植物种子胚的发育是从卵受精形成合子开始的，经过细胞分裂，分化为成熟的胚。根据胚胎的形状可将胚胎发育分为球形期、心形期、鱼雷形期和子叶期。在球形期已分化出明显的胚和胚柄，心形期二裂片发育成子叶，而子叶期的胚已分化出根分生组织和茎分生组织。在胚发育过程中胚经由细胞扩大达到它的最终大小，这个时期是有机物的合成和贮藏期。最后，在胚发育后期，RNA 和蛋白质合成结束，种子失去 95% 以上的水分，胚进入休眠。

被子植物种子的胚乳有 4 种情况：内胚乳型、外胚乳型、内外胚乳型和无胚乳型（在种子发育过程中，胚乳被胚所吸收）。内胚乳是由受精极核发育而成的，染色体组数为 $3n$；外胚乳则是珠心细胞的残留，染色体组数为 n。胚乳的发育是在胚发育之前，其发育可分为 2 种典型类型：禾谷类种子在胚发育期间胚乳也发育并逐渐膨大；豆类种子在胚发育时胚乳组织被吸收，因此成熟时没有胚乳，营养物质贮藏在子叶中。

（2）种子成熟过程中的生理生化变化：在种子形成初期，呼吸作用旺盛，因而有足够的能量供给种子的生长并满足有机物的转化和运输。随着种子的成熟，呼吸作用逐渐降低，代谢过程也逐渐减弱。在种子成熟期间，可溶性物质如糖类、氨基酸、无机盐等大量输入种子，成为合成贮藏物质的原料。例如淀粉类种子成熟过程中，可溶性糖类的含量逐渐降低，而不溶性有机化合物不断增加；油料种子在成熟过程中，随着干物重的增加，含油率逐渐提高，但淀粉和可溶性糖类含量则相应下降。种子成熟过程中受到多种内源激素的调节和控制，因此种子中内源激素的种类与含量在不断地发生变化。

多数药用植物的果实和种子的生长时间较短、速度较快，此时若营养不足或环境条件不适宜，都会影响其正常生长和发育。因此，用果实、种子入药或用种子繁殖的药用植物必须保证适宜的营养条件和环境条件，以利于果实和种子的正常发育。

（五）植物的休眠生理

植物的休眠是指植物生长极为缓慢或暂时停顿的一种现象，是植物抵御和适应不良环境的一种保护性策略。植物只有与一定的环境条件相协调时才能维持生命、繁衍后代。在一年四季中，光照强度、日照长度、温度等外界条件差异很大，许多植物都要经历季节性的不良气候时期，需要植物具有一定的保护机制以度过这个时期。大多数植物通过停止生长（即休眠）来度过逆境。

1. 种子休眠　种子休眠是植物休眠的主要形式。有些植物的成熟种子即使处于适宜的外界条件下仍然不能够萌发，这类种子处于休眠状态。通常情况下，种子休眠主要指内部的生理抑制或种皮障碍而引起的生理休眠。

种子休眠的原因包括种皮限制、胚未完全发育、种子未完成后熟、存在发芽抑制物等。

（1）种皮限制：豆科、锦葵科、藜科、樟科、茄科、百合科植物的种子有坚厚的种皮与果皮，或上附有致密的蜡质和角质，被称为硬实种子。种子硬实一般是属于遗传性状，但硬实的形成也常受环境因子的影响。如洋槐在干旱气候中成熟时产生 100% 的硬实，在较湿润的环境下成熟只有中等程度的硬实。苋色藜在长日下形成的硬实大大多于短日下形成的硬实。苜蓿种子当采收较晚时硬实率增高。在母株上成熟的黄羽扇豆种子无硬实，经贮藏后会形成硬实。这些种子种皮往往透水、透气性差，外界的氧气和水分难以进入种子内，二氧化碳累积在种子中，抑制胚的生长而呈休眠状态，如莲 *Nelumbo nucifera*、黄芪等。在自然状态下，长期的空气接触使种皮组成物氧化；微生物在种皮上的繁殖生长使种皮组成物降解。在其他环境因素的协同作用下，种皮的透水、透气性逐渐增加，可以逐步解除种皮障碍，破除休眠。

种皮的存在对发育中的胚还常常起着物理的阻碍作用，例如狭叶泽泻、反枝苋等植物，其种皮对水虽然有透过性，但因种皮非常坚固，胚根不能穿破种皮，萌发仍不能进行。

（2）胚未完全发育：如银杏 *Ginkgo biloba* 种子成熟后从树上落下时还未受精，等到外果皮腐烂，吸水，氧气进入后，种子中的生殖细胞分裂，释放出精子后才受精。兰花、人参、当归 *Angelica sinensis*、金莲花 *Trollius chinensis*、冬青 *Ilex chinensis* 等种胚体积都很小，结构不完善，必须要经过一段时间的继续发育才达到可萌发状态。

（3）种子未完成后熟：有些种子的胚在形态上已经发育完全，但在生理上还未成熟，必须通过后熟作用（after ripening）才能够萌发。后熟作用是指成熟种子离开母体后需经过一系列的生理生化变化，才能完成生理成熟或形态后熟而具备发芽的能力。后熟期长短因植物而异，如莎草种子的后熟期长达 7 年以上，而某些大麦品种的后熟期仅有 14 天。

经过后熟处理的种子，种皮的透水、透气性增加，种子发育相关酶活性增强，有机物开始水解为可溶物，脱落酸等发芽抑制物含量下降，细胞分裂素等发芽促进物含量上升，促进种子萌发。

（4）发芽抑制物的存在：有些植物的种子不能萌发是由于种皮等部位存在抑制种子萌发的物质。这些物质多数是一些低分子量的有机物，包括氢氰酸、氨、乙烯、芥子油、精油、水杨酸、没食子酸、阿魏酸、香豆酸、生物碱和脱落酸等。萌发抑制物抑制种子萌发有重要的生物学意义。如生长在沙漠中的植物，种子中含有这类抑制物质，要经一定雨量的冲洗种子才萌发。如果雨量不足，不能完全冲洗掉抑制物，种子就不能萌发。从某些植物种子淋溶出来的抑制物还可以抑制周围的其他植物种子萌发，从而使这种植物本身在生存竞争中幸存下来。

有些种子休眠可能是多种因素引起的，如人参、西洋参 *Panax quinquefolium* 等种子需通过形态后熟和生理后熟两个发育阶段后熟，同时种子内也含有抑制发芽的物质。

2．芽休眠　多年生木本植物如遇不良环境时，节间缩短，芽停止抽出，并在芽的外层出现“芽鳞”等保护性结构，以便于度过低温或干旱的环境。当逆境结束后，芽鳞脱落，新芽伸长，或抽出新枝（叶芽），或开出花朵（花芽）。

3．地下器官的休眠　有些多年生草本植物以地下变态的器官如球茎、鳞茎、块茎、块根等进行休眠，在这些变态器官中不仅具有休眠芽（dormant bud），而且贮藏大量养分，可供应休眠后的萌发和生长。

（六）植物的衰老与器官脱落生理

1．植物的衰老生理　衰老是植物生命周期的最后阶段。在正常环境下，成熟的细胞、组织、器官和整个植株自然地发生功能衰退，逐渐终止生命的过程。衰老受植物自身遗传特性控制，但也受外界条件影响，如秋季日照长度和温度。

植物衰老常表现出水解酶活性增强，光合作用速率下降，呼吸速率下降，生物膜降解，脱落酸和乙烯含量逐步上升，生长素和赤霉素以及细胞分裂素含量下降等生理生化变化。

2．器官脱落生理　脱落是指植物器官（如叶片、花、果实或枝条）自然离开母体的现象。脱落可分为 3 种：一是由于衰老或成熟引起的脱落，称为正常脱落，如叶片和花朵的衰老脱落、果实和种子成熟后的脱落；二是由于逆境条件（如高温、低温、干旱、水涝、盐渍、污染、病害和虫害等）引起的脱落，称为胁迫脱落；三是因为植物自身的生理活动而引起的脱落，称为生理脱落，如营养生长与生殖生长的竞争、源与库的不协调、光合作用产物运输受阻或分配失调均可以引起生理脱落。胁迫脱落与生理脱落都属于异常脱落。在生产上，异常脱落现象普遍存在，常常给农业生产带来重大损失。但是在某些情况下，异常脱落或人工疏花和修剪有特定的生物学意义，实现作物的稳定优质生产。

三、植物生长物质

植物在整个生长发育过程中，除了需要大量的水分、矿质元素和有机物作为细胞生命的结构物质和营养物质外，还需要一类微量的生长活性物质来调节与控制各种代谢过程，以适应外界环境条件的变化，这类物质称为植物生长物质。

（一）植物生长物质的概念和种类

1. 植物生长物质　植物生长物质（plant growth substance）指能调节植物生长发育的一些生理活性物质，包括植物激素和植物生长调节剂。

2. 植物激素　植物激素（phytohormone 或 plant hormone）指在植物体内合成的、可移动的、对生长发育产生显著作用的微量（$<1\mu mol/L$）有机物。目前，被公认的植物激素包括生长素类、赤霉素类、细胞分裂素类、脱落酸和乙烯，即经典的五大类植物激素。近年研究还发现，多胺、茉莉酸类、水杨酸类和油菜素甾体类等天然物质对植物生长发育发挥着多个方面的调节作用。

（1）生长素：生长素（auxins，AUXs）是最早发现的植物激素。高等植物体内的生长素包括吲哚乙酸（indole-3-acetic acid，IAA）、吲哚丁酸（indole-3-butyric acid，IBA）、4- 氯吲哚乙酸（4-Cl-IAA）、苯乙酸（phenylacetic acid，PAA）等。其中，IAA 遍布高等植物界。

（2）赤霉素：赤霉素（gibberellin，GA）在植物和微生物中已发现 120 余种，其基本结构是赤霉烷（gibberellane）。其中 1/3 的 GAs 具有全部的 20 个碳原子，称为 C_{20}-GAs；其他 GAs 则失去第 20 位的碳原子，称为 C_{19}-GAs。C_{19}-GAs 的活性较 C_{20}-GAs 强。凡具有 3β- 羟化、3β- 和 13- 双羟化或 1，2- 不饱和键的 GAs 均具有更高的活性（其中兼具 3β- 羟化和 1，2- 不饱和键的 GAs 表现出最强的活性）。

值得一提的是，GAs 的编号是按照它们被发现的先后顺序来确定的，而不表示它们在化学结构上有什么关系。目前主要的商品化和农用形式的 GAs 是 GA_3，它是从赤霉菌发酵液中提取的。

（3）细胞分裂素：细胞分裂素（cytokinin，CTK）是腺嘌呤在 N^6 位置上取代的衍生物，如 6-（4-羟基 -3- 甲基 - 反式 -2- 丁烯基氨基）嘌呤[6-（4-hydroxy-3-methyl-*trans*-2-butenylamino）purine]，俗称为玉米素（zeatin）、N^6- 呋喃甲基腺嘌呤（N^6-furfurylaminopurine），被命名为激动素（kinetin）。天然的细胞分裂素包括玉米素（zeatin）、反式 - 玉米素核苷（*trans*-zeatin riboside）、异戊烯基腺嘌呤[6-（2-isopentenyl）adenine，iP]及异戊烯基腺苷[6-（2-isopentenyl）adenosine，iPA]等。

（4）脱落酸：脱落酸（abscisic acid，ABA）是一种倍半萜类化合物。植物体内的 ABA 是 2-*cis*

(+)-ABA，有时也存在痕量的2-*trans*(+)-ABA。人工合成的ABA是右旋(+或*S*表示)与左旋(-或*R*表示)各半的混合物，为外消旋型。这两种形式的ABA均能抑制种子发芽与某些蛋白质合成，只有(+)-ABA才具有促使气孔关闭的效应。ABA的化学合成成本很高，难以应用于农业生产，但可通过灰葡萄孢菌(*Botrytis cinerea*)发酵大规模生产。

(5)乙烯：乙烯(ethylene，ETH)是最简单的气态烯烃($CH_2=CH_2$)，在植物体内广泛存在，并具广泛的生理功能，其显著特征是介导植物对环境胁迫的响应，并能促进植物器官成熟与衰老。

3. 植物生长调节剂　植物生长调节剂(plant growth regulator)指人工合成的具有类似于植物激素的生理活性的化合物。这类物质能在低浓度(1mmol/L)条件下对植物生长发育表现出明显的促进或抑制作用，包括生长促进剂、生长抑制剂、生长延缓剂等，其中有一些分子结构和生理效应与植物激素类似的有机化合物，如吲哚丙酸、吲哚丁酸等；还有一些结构与植物激素完全不同，但具有类似生理效应的有机化合物，如萘乙酸、矮壮素、三碘苯甲酸、乙烯利、多效唑、烯效唑等。

(二)植物激素的代谢

1. 植物激素的代谢和运输

(1)生长素类：吲哚乙酸(IAA)的合成部位在分裂旺盛和生长的部位，如嫩叶、茎端及生长的种子。IAA的合成前体为色氨酸(tryptophan，Trp)，吲哚-3-乙醇、吲哚-3-乙酰胺、吲哚甘油磷酸也可在植物体内转化为IAA。

IAA的运输分为极性运输(polar transport)和非极性运输两种。所谓极性运输是指生长素只能从植物体的形态学上端运向形态学下端的现象。游离态的生长素具有极性运输的特点。极性运输仅局限于胚芽鞘、幼茎及幼根的薄壁细胞之间，运输距离短，运输速度仅5～20mm/h。极性运输产生IAA的梯度分布，引起极性发育现象，如向性、顶端优势和不定根形成等。IAA的极性运输是由某些载体介导的主动运输。非极性运输是指通过韧皮部的长距离运输方式，运输速度快。胚乳中的游离态IAA也可进行非极性运输，但速率较结合态的慢(1∶400)。

(2)赤霉素类：GAs合成的主要部位为未成熟的种子和果实，如开花初期果实的快速生长，以及种子生长期种子体积的迅速增加与GAs有关。幼茎顶端和根部也含有GAs。GAs合成的前体为甲羟戊酸(mevalonic acid，MVA)，具有赤霉烷结构的化合物GA_{12}-7-醛(GA_{12}-7-aldehyde)是重要的中间产物，以GA_{12}-7-醛为中心，再合成其他GAs。

GAs可与葡萄糖结合成糖苷或糖酯，这些结合物水解后可转化为游离的活性GAs。赤霉素类的运输方式为非极性运输，通过韧皮部或木质部进行。

多种化合物能抑制GAs的生物合成，表现出抑制节间伸长的效应，它们被称为植物生长延缓剂(plant growth retardant)或抗赤霉素(antigibberellins)，如矮壮素(cycocel，CCC)、phosphon-D和缩节胺(mepiquat chloride，PIX)、AMO-1618、多效唑(paclobutrazol，PP_{333})等。

(3)细胞分裂素类：CTKs的主要合成部位为根尖及生长中的种子和果实细胞内的微粒体。CTKs的合成前体为腺苷-5′-单磷酸(adenosine-5′-monophosphate，AMP)。

CTKs可与葡萄糖、氨基酸、核糖或木糖等形成3种结合物，并通过细胞分裂素氧化酶(cytokinin oxidase)的氧化作用降解。CTKs的运输为非极性运输。

(4)脱落酸：脱落酸(ABA)的合成器官是根尖、成熟的花、果实与种子等，细胞内合成ABA

的主要部位是质体。ABA 的合成前体为甲羟戊酸（mevalonic acid，MVA）或叶黄素（xanthophyll）。ABA 的生物合成主要有 2 条途径：一是 15 个碳原子的直接途径，由 MVA 途径合成而来；二是 40 个碳原子的间接途径，由叶黄素裂解而来。

植物组织中 ABA 的消长幅度与周转速率非常高。ABA 的降解主要是通过氧化作用。ABA 可以与糖结合，形成 ABA- 葡萄糖酯和 ABA- 葡萄糖苷。ABA 的运输为非极性运输，但向基部运输的速率是向顶部运输速率的 2～3 倍，主要以游离的形式运输。

（5）乙烯：植物体各部分均大量合成乙烯（ETH），以成熟组织、老化组织产生的 ETH 最多。ETH 的合成前体是甲硫氨酸（methionine），合成的直接前体是 1- 氨基环丙烷 -1- 羧酸（1-aminocyclopropane-1-carboxylic acid，ACC）。其合成过程的第一步是来自于 ATP 的腺苷基团与甲硫氨酸结合形成 SAM，由甲硫氨酸腺苷转移酶（methionine adenosyltransferase）催化；第二步是 SAM 被裂解为 5′- 甲硫基 - 腺苷（5′-methylthio-adenosine，MTA）和 ACC，由 ACC 合酶（ACC synthase）催化，ACC 合酶为乙烯合成的限速酶；第三步是 ACC 转化为 ETH，由乙烯形成酶（ethylene-formingenzyme，EFE）催化 ACC 氧化完成。EFE 的活性依赖于膜的完整性。植物体内可利用的游离型甲硫氨酸是有限的，为了维持 ETH 生成的正常速度，CH_3-S 基团需要重新被利用来合成甲硫氨酸。这个循环过程的中间产物是 5′- 甲硫基腺苷和 5′- 甲硫基核苷（methylthioribcside，MTR）。

乙烯的生物合成受多种因子的调节。①器官年龄：成熟、老化组织中的 ETH 合成多。②环境因素：高温、缺水、机械损伤等因素刺激 ETH 合成。由于蛋白质和 RNA 合成抑制剂均能阻断 ACC 合酶的诱导，说明该酶的诱导发生在转录水平上。③外源性激素：IAA 处理促进或抑制 ETH 合成，不同的植物器官及生理状况下反应不同。如成熟中的果实，IAA 促进 ETH 合成；而在其他组织中，IAA 则抑制 ETH 合成。④辅助因子的调节作用：如金属离子 Co^{2+} 抑制 EFE 合成。

乙烯的降解主要是氧化降解为二氧化碳，或者氧丙环（ethyle-neoxide）或 1，2- 亚乙基二醇（ethylene glycol）。乙烯的运输方式与距离有关，短距离时，通过胞间气体扩散，直接产生作用；长距离时，合成 ACC，沿木质部运输。

2. 植物激素代谢的相互关系　植物生长发育是受多种生长物质调节的，它们之间相互平衡，既有相互促进，也有相互拮抗作用。

（1）IAA 与 GA：低浓度的 IAA 和 GAs 对离体器官如胚芽鞘、下胚轴、茎段的生长均有促进作用，单独使用时 GA 的作用没有 IAA 的明显，合用时促进生长的作用比各自单用的效果更好，可见 IAA 和 GA 有相互促进加成的作用。

（2）IAA 与 CTK：CTK 可加强 IAA 的极性运输，从而增强 IAA 的生理效应。但在顶芽和侧芽的相互作用中，IAA 和 CTK 相互拮抗，IAA 促进顶芽生长而维持顶端优势，CTK 则促进侧芽发育而打破顶端优势。在愈伤组织培养中，当 CTK/IAA 比例高时，愈伤组织分化出芽；当 CTK/IAA 比例低时，有利于分化出根；当两者比例处于中间水平时，愈伤组织只生长而不分化。

（3）IAA 与 ETH：高浓度的 IAA 促进 ETH 合成，IAA 的浓度越高，ETH 的生成也越多。由于 IAA 促进 ACC 合酶的活性，所以高浓度的 IAA 具有抑制生长的作用。ETH 有抑制生长的作用，在 ETH 的作用下，IAA 的含量下降。ETH 对 IAA 的作用有 3 个方面：① ETH 抑制 IAA 的极性运输；② ETH 抑制 IAA 的生物合成；③ ETH 促进吲哚乙酸氧化酶的活性。

（4）GA 与 ABA：在 GA 和 ABA 的生物合成中，两种激素有着共同的前体物质，某些中间步骤也是相同的。但环境条件影响两者的合成，进而影响植物的生长。当处于长日照条件下时，合成 GA，促进生长；短日照条件下，合成 ABA，促进休眠。可见，在萌发与休眠的关系中，GA 和 ABA 的作用相反：GA 能打破休眠，而 ABA 则能抑制萌发，促进休眠。

（5）CTK 与 ABA：ABA 强烈抑制生长和加速衰老的进程可能会被 CTK 所解除。CTK 抑制叶绿素、核酸、蛋白质的降解，抑制叶片衰老；而 ABA 则抑制核酸、蛋白质的合成，并提高核酸酶的活性，促进叶片衰老。ABA 和 CTK 还可调节气孔的开闭，ABA 促进气孔关闭，而 CTK 促进气孔开放。

（三）植物激素的生理作用

1．生长素类　生长素类对植物的主要生理作用有促进根的伸长和发育、促进离体茎段的伸长、促进顶端优势、促进维管系统的分化、促进果实发育、引起植物的向性等。

（1）促进根的伸长和发育：根的伸长对 IAA 非常敏感。只有在极低的浓度下（低于 10^{-8}mol/L），IAA 才能促进离体根与完整根的伸长；高浓度的 IAA 抑制根的伸长。AUXs 还促进不定根的形成，如生产上 AUXs 可促进植物插枝生根，但较高浓度的 AUXs 却能促进侧根的发生。

（2）促进离体茎段的伸长：低浓度的 IAA 诱导离体茎段伸长，高浓度的 IAA 则抑制其生长。

（3）促进顶端优势：顶端优势的原因是由顶芽形成的生长素向下运输，使顶芽附近的生长素浓度低，促进其生长；侧芽附近的生长素浓度大，其生长被抑制，这体现生长素作用的两重性。

（4）促进维管系统的分化：低浓度的 IAA 促进韧皮部分化，高浓度的 IAA 促进木质部分化。

（5）促进果实发育：外施 AUXs 可诱导少数植物的单性结实，起到保花护果作用。正在发育的种子中的 AUXs 含量很高，子房受精后 IAA 含量大增。

（6）引起植物的向性：植物的向光性、向重力性等与 IAA 含量有关。

2．赤霉素类　赤霉素类对植物的主要生理作用有促进完整植株茎的伸长，促进种子萌发、打破休眠，促进开花、结实。

（1）促进完整植株茎的伸长：植物体内的 GAs 不足是限制节间伸长的一个内在因素，外施 GAs 可将植物的矮生型突变体恢复为正常的野生性状。

（2）促进种子萌发、打破休眠：GAs 在种子萌发中的主要作用是动员贮藏物质，诱导糊粉层细胞中的 α- 淀粉酶产生，促进种子萌发。

（3）促进开花、结实：GAs 促进瓜类雄花发育，促进多种长日照植物或需低温植物在不适宜的环境下开花，但对短日照及中间性植物一般没有效果。

3．细胞分裂素类　细胞分裂素类可促进细胞分裂和形态建成，延缓衰老，促进细胞扩大、解除顶端优势。

（1）促进细胞分裂和形态建成：愈伤组织培养中，CTKs/IAA 比值接近时不分化；CTKs/IAA 比值高时促进芽分化；CTKs/IAA 比值低时促进根分化。

（2）延缓衰老：施用外源性 CTKs 可延缓蛋白质及叶绿素的降解，从而延缓衰老。

（3）促进细胞扩大、解除顶端优势：细胞分裂素可促进一些双子叶植物如菜豆、萝卜的子叶或叶片扩大，这种扩大主要是因为促进细胞的横向增粗。CTK 能解除由生长素所引起的顶端优势，促进侧芽生长发育。如豌豆苗第一真叶腋内的侧芽一般处于潜伏状态，但若以激动素溶液滴加于叶腋部分，腋芽则可生长发育。

4. 脱落酸　脱落酸可促进种子成熟，促进气孔关闭，增强植物的抗逆性，促进休眠。

（1）促进种子成熟：ABA 能促进营养物质的积累并诱导成熟期种子的程序化脱水。ABA 促进胚在发育后期积累大量的蛋白质，即胚形成后期富有蛋白（late embryogenesis abundants，LEAs），其中一部分为种子贮藏蛋白，另一部分则与种子发育后期的脱水有关，称为脱水素。

（2）促进气孔关闭：ABA 可使保卫细胞胞质中的三磷酸肌醇（IP_3）增加，打开 Ca^{2+} 通道，使液泡贮存的 Ca^{2+} 释放到胞质中，从而抑制质膜上的内向 K^+ 通道。同时，ABA 会引起胞质溶胶的 pH 升高，从而激活质膜上的外向 K^+ 通道，使 K^+ 外流。ABA 还会活化外向 Cl^- 通道，使 Cl^- 外流，保卫细胞内的 K^+、Cl^- 减少，水势升高，水分流出，膨压下降，气孔关闭。

（3）增强植物的抗逆性：ABA 常被称为胁迫激素，在各种逆境下，植物内源性 ABA 水平都会急剧上升。

（4）促进休眠：在秋季短日下，许多木本植物叶子的 ABA 含量增多，促进芽进入休眠，将 ABA 施到这些木本植物生长旺盛的小枝上，会引起芽休眠。马铃薯的休眠芽中也含有较多的 ABA，因此可用 ABA 处理马铃薯，以延长其休眠期。

5. 乙烯　乙烯对植物的生理作用主要有：调节营养生长，促进花的分化，促进器官脱落，促进果实成熟，促进次生代谢物的积累。

（1）调节营养生长：乙烯的典型生物效应也称乙烯的三重反应，指乙烯对植物的生长具有抑制茎的伸长生长、促进茎或根的增粗、使茎横向生长（即使茎失去负向地性生长）。

（2）促进花的分化：能诱导一些植物开花，促进一些植物雌花发育，诱导一些植物雄性不育。

（3）促进器官脱落：低浓度的乙烯能促进纤维素酶及其他水解酶的合成与转运，导致器官脱落。

（4）促进果实成熟：不少果实的成熟与乙烯释放有关。

（5）乙烯还能促进一些植物次生代谢物的积累。

（四）其他天然的植物生长物质

除上述 5 类激素外，植物尚含有多种微量的天然有机化合物，以极低的浓度调节植物生长发育过程。其中主要有油菜素甾体类、茉莉酸类、水杨酸类、多胺等。

1. 油菜素甾体类　油菜素甾体类（brassinosteroid，BR）化合物是以固醇为基本结构的具有生物活性的天然产物的统称。目前，已经从植物中分离得到 40 多种油菜素甾体类化合物，分别表示为 BR_1、BR_2…BR_n。BR 在植物界中普遍存在，在植物体内的各部分都有分布。BR 在植物体内的含量极少，但生理活性很强。

BR 的生理效应与应用主要表现为：①促进细胞伸长和分裂，原因是增强 RNA 聚合酶的活性，促进核酸和蛋白质的合成；还可增强 ATP 酶的活性，促进质膜分泌 H^+ 到细胞壁，使细胞生长。②促进光合作用。③提高抗逆性。

2. 茉莉酸类　茉莉酸类是广泛存在于植物体内的一类化合物。茉莉酸（jasmonic acid，JA）和茉莉酸甲酯（jasmonic acid methyl ester，JA-Me）是植物组织中的最主要的茉莉酸类化合物，JA-Me 是茉莉等植物的香精油组分。通常 JA 在茎端、嫩叶、未成熟果实、根尖等部位含量较高，在生殖器官（特别是果实）中比营养器官叶、茎、芽的含量丰富。茉莉酸的生物合成前体是来自于膜脂中的 α- 亚麻酸。

茉莉酸类的生理效应及应用主要包括：①抑制种子和花粉的萌发；②防卫反应，茉莉酸类既可诱发植物体内的防卫反应，又可作为植株间的信息传递物质诱发植株间的防卫反应；③促进成熟衰老；④抑制幼苗和根的生长；⑤提高抗逆性。

3. 水杨酸类　水杨酸类（salicylic acid，SA）多分布于天南星科等植物的花序中，在一些植物的叶片等器官中也含有SA。在植物组织中，非结合态的SA能在韧皮部中运输。由莽草酸经苯丙氨酸形成的反式肉桂酸可经邻香豆酸或苯甲酸转化成水杨酸。

水杨酸的生理效应与应用主要包括①生热效应：由于SA能激活抗氰呼吸，SA诱导的生热效应是植物对低温环境的一种适应；②诱导开花：SA可在光诱导的某个时期与开花促进或抑制因子相互作用而促进开花；③增强抗性：某些植物受病原菌侵染后，引起非感染部位的SA含量升高，从而使其对同一病原或其他病原的再侵染产生抗性。

4. 多胺　多胺（polyamine，PA）是一类具有生物活性的低分子量的脂肪族含氮化合物，包括二胺、三胺、四胺和其他胺类。一般氨基数目越多，生物活性越强。多胺在高等植物中不仅种类多，而且分布广泛。通常，细胞分裂旺盛的部位多胺的生物合成最活跃。

多胺生物合成的前体物质为3种氨基酸：①精氨酸转化为腐胺，并为其他多胺的合成提供碳架；②蛋氨酸向腐胺提供丙氨基而逐步形成亚精胺与精胺；③赖氨酸脱羧形成尸胺。多胺在植物体内的氧化分解通过多胺氧化酶进行，在植物中已发现3种多胺氧化酶。

多胺是原核和真核生物乃至培养的哺乳动物细胞所必需的生长因子。多胺还可能充当植物激素作用的媒介，外施IAA、GA、CTK均促进多胺的生物合成，而外施ABA则抑制多胺的生物合成。多胺的生理效应与应用主要表现为：①促进生长，刺激不定根产生，提高种子生活力和发芽力，促进根系对无机离子的吸收；②延缓叶片衰老，抑制蛋白酶与RNA酶活性的提高，延缓叶绿素的分解；③提高抗逆性，如通过维持阳离子平衡，适应渗透胁迫；④调节与光敏素有关的生长和形态建成，调节开花过程。

5. 玉米赤霉烯酮　玉米赤霉烯酮（zearalenone）的主要作用为参与春化作用；促进花芽分化、营养生长；增强抗逆性。

6. 三十烷醇　三十烷醇（1-triacontanol，TRIA）可以促进细胞分裂、提高多种酶的活性等。

第四节　种群生态学

种群生态学（population ecology）是研究种群数量动态与环境的相互作用关系的科学，即研究同种生物个体群数量动态、特性分化及其发生与发展规律的科学，是以种群为研究对象的生态学分支。20世纪上半叶，生态学由一门以描述为主的学科逐渐发展成为一门实验性的、定量的、理论性的学科，里程碑之一就是Lotka（1925）和Volterra（1926）提出的种间竞争方程（Lotka-Volterra种间竞争模型），其对现代生态学理论的发展产生了重大影响，生态学由此进入黄金时代。1957年冷泉港的国际会议有关种群调节理论的讨论，标志着种群生态学成为生态学的主流。Harper（1977）提出的以植物生活史为纲的植物种群动态模型，确立了植物种群生态学学科，之后Solbring（1979）、Mortimer（1981）、Silvertown（1982）和Hedrick（1984）等相继出版了有关植物种群生态学的著作，在理论、方法等方面的研究随之更为深入和成熟。目前，尽管生态系统生态学的研究与发展成为主流，但种群生态学的研究仍然是生态学中最为活跃的一个领域。现代种群生态学研究的内容均为生态学研究的核心和基础，如种群的时空动态、种群之间的相互作用过程和种群的调节机制等。

一、种群的概念

种群（population）是指一定时空中同种生物的个体群。在自然界中，任何生物个体都难以单独生存下去，它们在一定的空间内必须以一定的数量结合成个体群。种群是物种在自然界中存在的基本单位，具有独特的性质、结构、功能，可自动调节大小。种群也是生物群落的基本组成单位，是研究生态系统的基础。

同一种群的所有生物共用一个基因库，组成种群的个体会随着时间的推移而死亡和消失，同时种群能不断地产生新个体以代替那些消失了的个体。种群也是物种进化的基本单位，一个物种可以包括多个种群。种群的空间界限通常不是十分明确的，常常要由研究者根据研究的需要予以划定。除非种群栖息地具有清楚的边界，如岛屿、湖泊等。理论上讲，同一物种内的个体可以随机交配，但由于空间隔离导致基因交流障碍，物种中的个体通常只和同一种群中的个体交配。只有极少情况下，植物的种子会被风吹送得很远，动物会远远离开它的繁殖种群，导致同一物种不同种群个体间基因交流的发生。

生物种群可以分为自然种群、半自然种群和人工种群。药用植物种群是自然种群的特例，不少中药资源都是群落中的非常见种或稀有种，只有少数中药资源如甘草 *Glycyrrhiza uralensis*、苦豆子 *Sophora alopecuroides* 等能成为种群的关键种或建群种。

种群具有不同于个体的生物学特征。种群内的个体不是孤立的，也不等于个体的简单相加，而是一个具有稳定的种内关系的有机整体。种群内个体之间的相互关系使信息相通、行为协调、共同繁衍，并表现出该种生物独特的规律性。个体的生物学特性主要表现在形态、结构、生理生化等方面，从萌芽、生长、发育、繁殖、衰老、死亡的过程中体现；而种群则具有出生率、死亡率、迁出率、迁入率、年龄结构、性比和数量变化等特征。这些群体特征都是种群内的独立个体所不会具有的。

二、种群的基本特征

种群的特征包括数量特征、空间特征和遗传特征 3 个方面。

（一）种群的数量特征

种群的数量特征指分布空间（或单位面积）上的个体数量及其变动，通常以种群大小、种群密度、初级种群参数、次级种群参数等方面的特征来考察和呈现。

1．种群大小　指一定区域内某种群生物个体的数量，也可以用生物量或能量表示。通常种群大小的数据比较准确。药用植物资源调查一般是调查在一定区域内某种药用植物的个体数量是多少、药材储量有多大。但因为自然分布的药用植物种群范围较广，准确的种群大小数据直接获取比较困难，就需要通过调查种群密度和分布面积来获得。

2．种群密度　指单位面积或体积中的某种群生物的个体数。种群密度是种群的最基本的数量特征参数，对种群的能量流动、资源利用、生物量积累和散布有较大影响。不同的种群密度差异很大，同一种群在不同条件下的密度也有差异。种群密度在生产、生活中都有重要作用，其数值一般具有统计学意义，获取方法通常也是统计或估算。种群密度可分为绝对密度、相对密度和生态密度等。

绝对密度（absolute density）是指用生物个体数表示的种群密度。绝对密度的测定方法有总量调查法和取样调查法等。总量调查法是对一个区域内种群的所有个体进行统计调查，一般比较精确；取样调查法可以用样方法、标记重捕法以及其他方法，如去除取样法、收购记录法、动物痕迹计数法、繁殖点计数法、家域估算法、叫声计数法等，一般比较粗略。

相对密度（relative density）用某物种在群落中所占的比例表示，是表示种群数量高低的相对指标，可表达该种群在该生境中的占比与地位，在研究群落生态学时具有重要意义。

$$相对密度=\frac{某一植物种的个体数}{全部植物种的个体数}\times 100$$

以某地区的总面积测算的密度称为粗密度。对实际栖息场所测算的密度称为生态密度（ecological density）或经济密度（economic density），该指标是一种间接数量指标。直接指标往往用植株数、捕获率、遇见率等表示，但在对每一单位空间的密度推测有困难或直接数量指标意义欠佳时，可以运用间接数量指标表示密度，如以植物寄生单位（植株数、叶片数、粪块等）、动物捕获数（定时采集、陷阱、网捞等）、粪堆数（多利用此估算大、中型狩猎动物如兔、鹿等）、鸣叫次数（鸟类）、毛皮或药材收购记录等作为数值表示其相对密度。

3．初级种群参数　指能反映种群数量或直接影响种群数量变化的基本数值。初级种群参数包括出生率与死亡率、迁入率与迁出率等。

（1）出生率与死亡率：出生率（birth rate）指在单位时间内，一个种群新诞生个体数占种群现存个体总数的比例，即为单位时间内平均每个个体产生（繁殖）新个体（后代）的数量。死亡率（death rate）则是在单位时间内，一个种群死亡个体数占现存个体总数的比例。出生率与死亡率是决定种群数量和种群密度的直接因素，自然状态下，出生率与死亡率决定种群密度的变化，出生率大于死亡率，种群密度增长，反之种群密度下降。

理想条件下的种群出生率称为生理出生率，又称最大出生率。特定环境条件下的种群实际繁殖的个体数量占种群现存个体总数的比例称为实际出生率或生态出生率。实际考察研究时，还会考虑特定年龄段的生物群体，单位时间内特定年龄组个体的出生率称为特定年龄出生率，能反映不同年龄组对种群数量动态的贡献及其存在的差异。出生率的影响因素有幼年期长短、繁殖力、繁殖次数和频率、繁殖期长短等。

死亡率一般以单位时间（如年等）每 1 000 个个体中的死亡数来表示。种群在最适环境下由于到达生理寿命而死亡造成的死亡率称为生理死亡率，又称最小死亡率。种群在特定环境下的实际死亡率称为生态死亡率。

（2）迁入率与迁出率：许多生物种群存在着迁入、迁出的现象，大量个体的迁入或迁出会对种群密度产生显著影响。对于一个确定的种群，单位时间内迁入或迁出种群的个体数占种群个体总数的比例分别称为种群的迁入率(in-migration rate)和迁出率(emigration rate)。迁入率与迁出率在现代生态学对城市人口的研究中占有重要地位。

4．次级种群参数　通过初级种群参数推导得出的，能反映种群特征及其变化的基本参数称为次级种群参数。随着研究的发展，会有各种新的次级种群参数涌现。

(1)年龄结构：年龄结构(age structure)是指一个种群幼年个体(繁殖前期)、成年个体(繁殖期)、老年个体(繁殖后期)的数目在种群总数中的比例关系，通常以百分数表示。分析年龄结构可以间接判定该种群的增长趋势，用金字塔图形表示(图2-8)，有3种增长趋势的种群类型，即增长型、稳定型和衰退型种群。

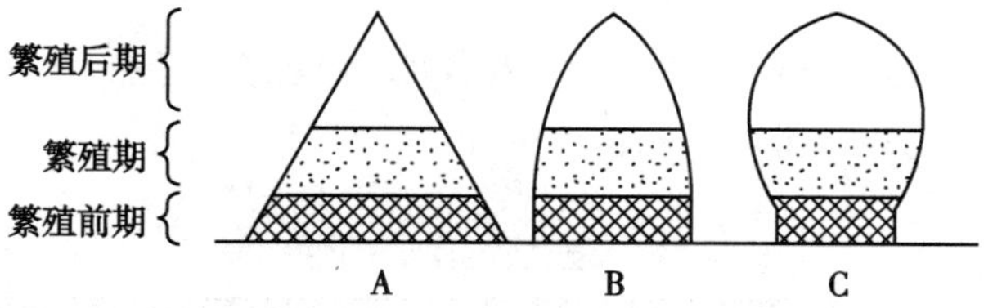

A．增长型种群；B．稳定型种群；C．衰退型种群。

● 图2-8　种群的年龄结构类型

1)增长型：在增长型种群中，老年个体数目少，幼年个体数目多，在图像上呈金字塔形，今后种群密度将不断增长，种内的个体越来越多。

2)稳定型：稳定型种群中各年龄结构适中，在一定时间内新出生个体与死亡个体数量相当，种群密度保持相对稳定。大部分种群是稳定型种群。

3)衰退型：衰退型种群多见于濒危物种，此类种群幼年个体数目少，老年个体数目多，死亡率大于出生率，这种情况往往导致恶性循环，种群最终灭绝，但也不排除生存环境突然好转、大量新个体迁入或人工繁殖等一些根本扭转发展趋势的情况出现。珍稀药用资源的保护就是首先通过多种机制改变其现有种群年龄结构的状况。

(2)性别比例：性别比例(sex ration)指种群中雌、雄个体数目的比例。在自然界中，不同种群的正常性别比例有很大差异。性别比例对种群数量动态有一定影响。

人口学研究中男、女性别比通常是以每100位女性所对应的男性数目为计算标准，第一性比指受精卵的♂/♀性别比；第二性比指刚出生婴儿的性别比；第三性比指所有成熟个体的性别比。

植物按性别考察，有单性花和两性花等不同类型，单性花中又有雄花和雌花之别。据统计，被子植物中两性花为大多数，占70%以上，如杏、百合、甘草等；单性花中雌雄同株(monoecism)占10%，如半夏、葫芦 *Lagenaria siceraria* 等，其余的以雌雄异株(dioecism)为主，如五味子 *Schisandra chinensis*、栝楼等，少数为杂性同株或杂性异株，如栾树 *Koelreuteria paniculata*、文冠果 *Xanthoceras sorbifolia*、橄榄 *Canarium album* 等。

植物的性别按单株植物考察有7种表现：①雌雄同花，一株植物上只有雌雄同花(两性花)的花，如桃、牡丹等；②雌雄同株，一株上既有雌花又有雄花，如南瓜 *Cucurbita moschata*、玉米 *Zea mays* 等；③雄株，全株只有雄花，如构树 *Broussonetia papyrifera*、杜仲等；④雌株，全株只有雌花，如大麻 *Cannabis sativa*、桑等；⑤雄花两性花同株，一株植物上既有雄花又有两性花，如榉树

Zelkova serrata、珙桐 *Davidia involucrata*、七叶树 *Aesculus chinensis* 等；⑥雌花两性花同株，一株植物上既有雌花又有两性花，如大丁草 *Gerbera anandria*、朴树 *Celtis sinensis* 等；⑦雄花雌花两性花同株，一株植物上具有雌花、雄花和两性花，如喜树 *Camptotheca acuminata* 等。上述类型中，一株植物上既有单性花又有两性花的类型统称杂性同株。

植物的性别在种群水平考察有 2 种类型：单性型和多性型。①单性型个体间没有差异，又分 5 种：雌雄同花、雌雄同株、雄花两性花同株、雌花两性花同株、雄花雌花两性花同株等；②多性型个体间有差异，又分 4 种：雌雄异株、雄花两性花异株、雌花两性花异株、雌花雄花两性花异株。

在自然条件下，植物有性生殖过程有专性自交种（自花传粉）、专性异交种（异花传粉）以及自交异交混合型种等。此外，许多植物都有无性生殖能力，即营养繁殖，可使植物保持一致的基因型。

（3）生命表：生命表（mortality table）是用来描述种群死亡过程的一种有用的工具（表 2-1）。生命表根据调查和记录的方法不同，有多种形式。

表 2-1　藤壶 *Balanus* 的生命表

年龄 x	存活数 n_x	存活率 l_x	死亡数 d_x	死亡率 q_x	平均存活数 L_x	各年龄期及以上存活的年总数 T_x	生命期望 e_x
0	142	1.000	80	0.56	102	224	1.58
1	62.0	0.437	28	0.45	48.0	122	1.97
2	34.0	0.239	14	0.41	27.0	74.0	2.18
3	20.0	0.141	4.5	0.22	17.8	47.0	2.35
4	15.5	0.109	4.5	0.29	13.3	29.2	1.89
5	11.0	0.077	4.5	0.41	8.75	16.0	1.45
6	6.50	0.046	4.5	0.69	4.25	7.25	1.12
7	2.00	0.014	0	0.00	2.00	3.00	1.50
8	2.00	0.014	2.0	1.00	1.00	1.00	0.50
9	0	0	—	—	0	0	—

生命表中的各个参数的意义：x 为按年龄的分段；n_x 为 x 期开始时的个体存活数；l_x 为 x 期开始时的个体存活率；d_x 为从 x 到 $x+1$ 的死亡数；q_x 为从 x 到 $x+1$ 的死亡率；L_x 为平均存活数；T_x 为各年期及其以上存活的年总数；e_x 为 x 期开始时的生命期望或称平均余年。

有时还增加 m_x 栏，来描述各年龄的出生率，这样的生命表称为综合生命表。

植物生命表是以植物各发育阶段为 x 做成的，植物生长发育从种子获得开始，经种子萌发、实生苗定株、生长到成株，形成典型的植物生命表（表 2-2）。

表 2-2　一种景天属植物的自然种群生命表

x	n_x	l_x	d_x	$100q_x$	e_x
种子产量	1 000	1.0	160	16	4.4
种子可得数	840	0.84	630	75	0.9
种子萌发数	210	0.21	177	84.3	1.1
实生苗定株	33	0.033	9	27.3	3.3
实生苗生长	24	0.024	10	41.3	2.2
成株植物	14	0.014	14	100	1.0

生命表从形式上可以分为两大类：动态生命表和静态生命表。

1）动态生命表：记录同一时间出生的种群存活（死亡）过程的生命表。个体经历相同的环境条件，适于寿命较短的种群，又称特定年龄生命表、水平生命表、同生群生命表，如前述的生命表。编制动态生命表需要以较长时间段的调查数据为依据。

2）静态生命表：根据某一特定时间对某一种群进行年龄结构的调查所编制的生命表。各年龄的个体经历不同的环境条件，适于稳定的种群和寿命较长的生物，又称特定时间生命表、垂直生命表。在一般的调查过程中所取得的数据如果是系统和完整的，就可以做成静态生命表。

（4）存活曲线：存活曲线（survivorship curve）是由美国生物学家雷蒙·普尔在 1928 年提出的，是生态学中依照物种的个体从幼体到老年所能存活的比率所作出的统计曲线，以存活数量的对数值为纵坐标，以年龄为横坐标作图，从而将每个种群的死亡 - 存活情况绘制成一条曲线，这条曲线就是存活曲线。

不同生物种群的存活曲线形态不同，一般可以分为Ⅰ型、Ⅱ型和Ⅲ型 3 种（图 2-9）。Ⅰ型曲线又称凸形曲线，该类型的生物绝大多数个体都能活到生理年龄，早期死亡率极低，但一旦达到一定的生理年龄，短期内几乎全部死亡，如一年生植物、人类和许多高等动物（大型兽类）多属此类。Ⅱ型曲线又称直线形曲线，呈对角线型，该类型生物各年龄的死亡基本相同，如多年生一次结实植物、水螅、小型哺乳动物、鸟类的成年阶段等。Ⅲ型曲线又称凹形曲线，该类型的生物生命早期有极高的死亡率，但是一旦活到某一年龄，死亡率就变得很低而且稳定，如多次结实的多年生植物、海产鱼类、海产无脊椎动物、低等脊椎动物和寄生虫等属此类。

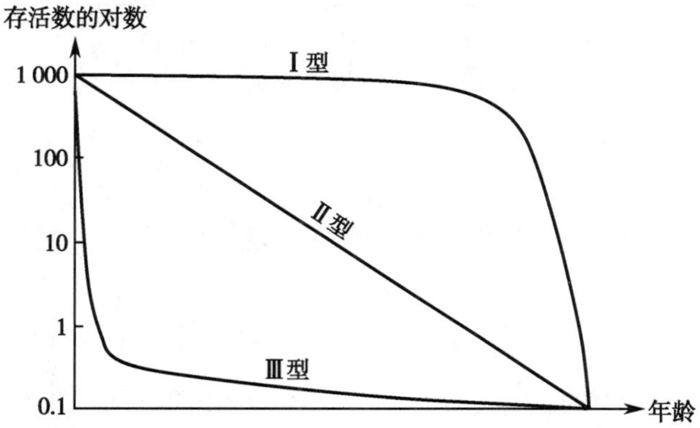

Ⅰ. 凸形曲线；Ⅱ. 直线形曲线；Ⅲ. 凹形曲线。

● 图 2-9 种群存活曲线示意图

（二）种群的空间特征

组成种群的个体在其空间中的位置状态或布局称为种群的空间格局（spatial pattern）。种群的空间格局大致可分为 3 类（图 2-10）：

1. 均匀分布　均匀分布（uniform distribution）指种群在空间按一定的间距均匀分布而产生的空间格局，是生物最大限度平衡利用资源的结果。自然种群的均匀分布是极少见的，很多均匀分布的种群是人为所致，如在中药栽培基地的黄芩 *Scutellaria baicalensis*、丹参等的均匀分布等。自然界中均匀分布是因为森林中的植物要竞争阳光和土壤中的营养物、沙漠植物竞争水分，有些植物分泌有毒物质于土壤中以阻止同种植物籽苗的生长也是形成均匀分布的另一个原因，即化感作用或他感作用（allelopathy）。

2. 随机分布　随机分布（random distribution）指每一个体在种群领域中的各个点上出现的机会是相等的，并且某一个体的存在不影响其他个体的分布。随机分布也比较少见，因为在环境资源分布均匀、种群内个体间没有彼此吸引或排斥的情况下才易产生随机分布。例如森林地被层中的一些蜘蛛、面粉中的黄粉虫等。

3. 集群分布　集群分布（clumped distribution）是最常见的内分布型。集群分布形成的可能原因有环境资源分布不均匀，富饶与贫乏相嵌呈现；植物传播种子的方式使其以母株为扩散中心；动物的社会行为使其结合成群等。

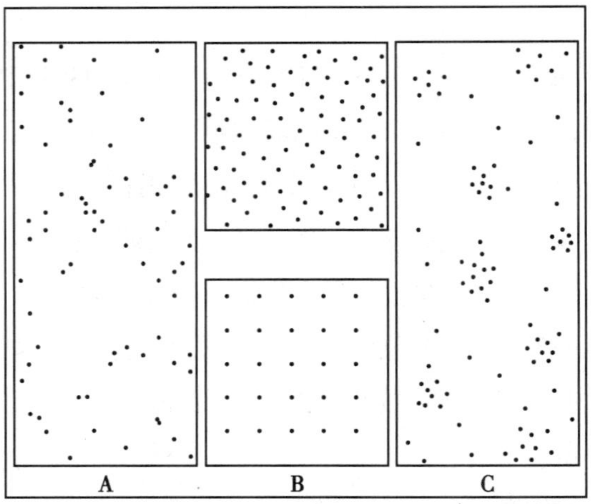

A. 随机分布；B. 均匀分布；C. 集群分布。

● 图 2-10　种群的空间格局

通过对种群数量进行调查和分析，可以进行分布型的检定。将某一种群的分布区分成许多相等的小样方，根据各小样方生物个数的平均数（m）和方差（S^2）计算出空间分布指数 I：

$$I=S^2/m \qquad \text{式(2-2)}$$

$I=1$ 时，呈随机分布（$S^2=m$）；$I=0$ 时，呈均匀分布（$S^2=0$）；$I>1$ 时，呈集群分布（$S^2>m$）。

空间分布指数 I 体现种群的空间关联，有 3 种基本方式，即空间正关联、空间无关联和空间负关联，分别对应于 3 种空间格局。集群分布和空间正关联体现种群内部个体间的正向（相互有利）的生态关系；均匀分布和空间负关联反映种群内部个体间的负向（相互排斥）的生态关系；随机分布和空间无关联则意味着种群内部个体间没有明确的生态关系。

（三）种群的遗传特征

基因（gene）是指产生一条多肽链或功能 RNA 所需的全部核苷酸序列（DNA 片段）。基因库（gene pool）是指种群中存在的所有基因和等位基因的集合。种群是同种的个体集合，有一定的基因组成，是一个基因库，不同种群的基因库不同。基因频率（gene frequency）是指在一个种群基因库中，某个基因占全部等位基因数的比率，种群中某一特定基因的频率可以从基因频率来推算。种群各基因的基因频率世代传递，在进化过程中通过改变基因频率适应环境的不断改变，使不同的地理种群存在基因差异。在一个巨大的随机交配和没有干扰基因平衡因素的种群中，基因频率将代代保持稳定不变，称为哈迪 - 温伯格定律（Hardy-Weinberg law）。

若某一遗传密码中的一个或几个核苷酸（碱基）被替换以及核苷酸增加或者丢失，就产生基因突变。在小种群中，基因频率的随机变化似乎更明显。当一个种群中生物个体的数量较少时，下一代的个体容易因为某些个体没有产生后代或者某些基因没有传给后代，而和上一代有不同的等位基因频率，那么这些等位基因在经过 1 个以上的世代后可能因此在这个种群中消失，或固定成为唯一的等位基因。这种现象称遗传漂变（genetic drift），即指基因频率在小的种群中随机增减的现象。

三、种群动态

种群动态就是研究种群数量在时间上和空间上的变动规律，即研究种群的数量和密度是怎样变动的、为什么会这样变等。种群动态研究一直是生态学研究的核心问题之一。对种群动态及影响种群数量和分布的生态因素的研究，在中药资源利用与开发、生物资源的合理利用、生物保护及病虫害防治等方面都有重要的应用价值。

种群动态研究的基本步骤是先通过野外调查掌握资料，归纳数据建立假说；然后实验研究证实假说；再通过数学模型的建立和模拟研究，对未来的动态变化作出预测。数学模型模拟研究中还会阐述样方大小对抽样结果产生偏差的本质原因，并给出消除该类偏差的条件和方法；或将具有确定生物学意义的行为特征参数导入模型，将种群动态、个体空间分布形式、物种进化特征联系起来；还能运用丰富的非线性分析方法，阐述种群极端动态产生的条件、行为特征的影响等，以探索物种行为特征、繁殖特征对种群长期动态的影响规律，推导物种进化与种群动态特征之间的关系，并在实际工作中提出适宜的生态对策。

种群动态模型就是定量描述种群动态的数学公式，可反映种群的消长以及其与种群参数（如出生、死亡、迁入、迁出等）之间的数量关系。种群动态数学模型研究过程包括建立模型、根据模型进行预测、在实际中验证预测、修正原有模型等，如此反复使模型不断完善，进而更能接近实际状况。动态模型的建立不仅有助于预测，而且对于无法进行实验的大规模的生态系统也可以通过模型在电子计算机上进行模拟实验，因而动态模型研究已成为生态学的一个重要研究方法。

在自然界中，真正单一生存的种群是极少的，每个种群的生存都要受到自然环境中其他种群的影响。但为了研究某一种群的特性，可以将其他各种群的影响以及自然环境的影响都归结为模型的参数，使得问题简化，从而建立模型，称为单种群增长模型。这种单种群增长模型可视作种群在无限环境中的增长模型，是种群生态学的基础模型，用于描述某一种群的密度（或个体数量）随时间变化而改变的基本规律。单种群增长模型又分为非密度制约型增长模型和密度制约型增长模型两类。

（一）非密度制约型种群增长模型

非密度制约型增长模型还可以分为离散型和连续型两类。前者描述世代不重叠的种群增长，后者描述世代重叠的种群增长。

1. 世代不相重叠的离散型非密度制约型增长模型　如果种群仅由 1 个世代构成或相继世代之间没有重叠，其种群增长就属于离散增长型，如一年生植物和许多一年生殖一次的昆虫，其种群增长是不连续的，一般用差分方程描述，增长曲线也是不连续的。

假定该种群的迁入率和迁出率均为 0，每个雌株（雌体）所产的种子（产仔量）为 B（出生率），种群总死亡为 D，那么从一个繁殖季节 t_0 开始计数，N_0 为初始的种群数量（忽略性比不均衡造成的种群出生率波动），则到下一世代 t_1 时其种群数量 N_1 为：

$$N_1 = N_0(1 + B - D) \quad \text{式(2-3)}$$

以 λ 代表种群 2 个世代的比率：$\lambda = N_1/N_0$，则 $\lambda = 1 + B - D$。λ 在此称为周限增长率（finite rate of increase），指在一定时间期限内的总增长率。如果种群在无限环境中一个一个世代地以这个速率 λ 增长，则差分方程式为：

$$N_1 = N_0\lambda$$

$$N_2 = N_1\lambda$$

$$N_3 = N_2\lambda$$

$$\cdots$$

$$N_{t+1} = N_t\lambda$$

$$\text{或 } N_t = N_0\lambda^t \quad \text{式(2-4)}$$

式（2-4）中，N_0 为初始种群数量；N_t 为 t 世代的种群数量；t 为世代数或时间；λ 为种群周限增长率。则离散型非密度制约型种群增长曲线呈现出台阶式 J 形（图 2-11）。种群的增长曲线是表达种群增长速率的曲线。

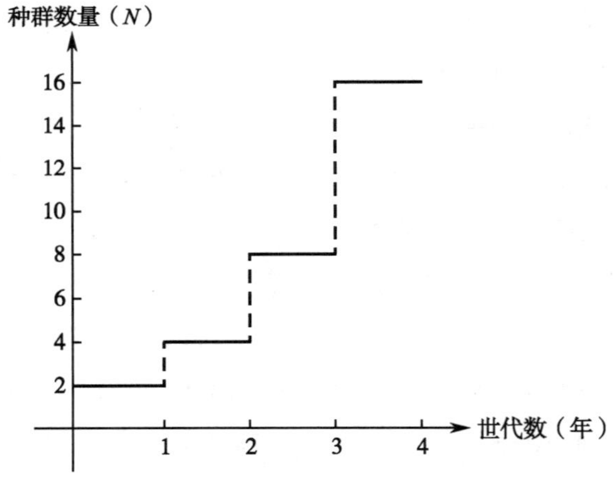

● 图 2-11　台阶式 J 形种群增长曲线

这个模型中只有 1 个参数 λ，如果 $\lambda = 1$，即 $N_{t+1}/N_t = 1$，则种群数量在 $t+1$ 时和 t 时相等，即种群稳定。其实 λ 可以有 4 种可能：$\lambda = 1$，种群稳定；$\lambda > 1$，种群数量上升；$1 > \lambda > 0$，种群数量下降；$\lambda = 0$，种群在 1 代中灭亡。

2. 世代彼此重叠的连续型非密度制约型增长模型　如果种群的各个世代彼此重叠，如人和多数兽类，其种群增长是连续的，增长曲线也是平滑的。在食物（养料）和空间条件充裕、气候适宜、没有敌害等理想条件下，假设该种群没有明显的迁入和迁出，b 和 d 为种群的瞬时出生率和瞬时死亡率，那么种群瞬时增长率 $r=b-d$。基于以上参数建立模型，种群在 t 时间的变化率为：

$$dN_t/dt=rN_0 \qquad 式(2\text{-}5)$$

式(2-5)中，N_0 为初始种群数量；N_t 为 t 时间的种群数量；t 为时间；r 为种群瞬时增长率。

以种群数量 N_t 对时间 t 作图，种群增长曲线呈平滑的“J”形(图 2-12)，种群数量增长迅速，为指数式上升。

其中瞬时增长率 r 有 3 种情况：$r>0$，种群数量上升；$r=0$，种群数量稳定；$r<0$，种群数量下降。

r 称为种群瞬时增长率。在实验状态下，种群最大的增长能力 r 称为内禀增长率，用 r_m 表示，又称马尔萨斯参数(因 T.R. 马尔萨斯于 1798 年研究人口增长模型时提出)，是种群的最大瞬时增长率。

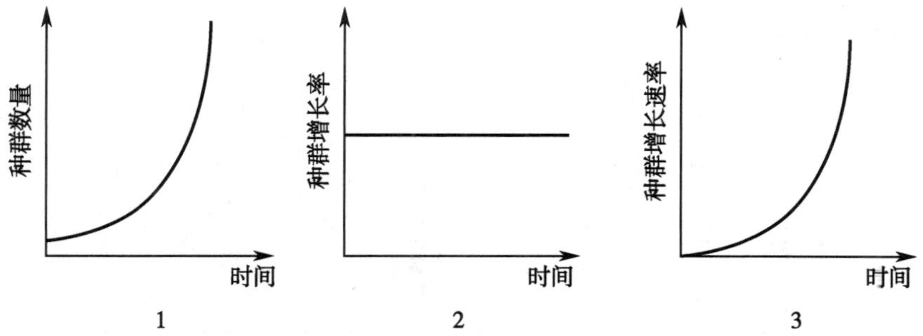

1. J 形曲线；2. J 形曲线对应的种群增长率；3. J 形曲线对应的种群增长速率。

● 图 2-12　J 形种群增长曲线

指数增长是无限的，自然种群只能在短期内、当空间和各种资源对种群数量没有明显限制的情况下才能表现出来，是与种群密度无关的种群增长模型。入侵植物在没有干扰的新环境中，最初的种群数量即为指数增长，细菌、苍蝇或蚊子繁殖时，短期内也会按此模型以指数形式增长。

(二)密度制约型种群增长模型

种群都是在有限空间内发展的，自然界中的生物种群增长不可能长期按指数增长方式进行。生物生存环境中的空间资源和其他生长条件都是有限的，且随着个体数目的增加，个体间争夺资源的斗争会逐步提高，种内竞争随之增强，直接影响种群的出生率和死亡率，瞬时出生率 b 下降，瞬时死亡率 d 提高。通常种群发生初期 $b>d$，种群数量持续增加；当种群数量增大到一定数值时，瞬时出生率 b 趋于瞬时死亡率 d，种群净瞬时增长率 $r=0$，种群数量将维持在一定水平不再增加，这个种群数量就是环境所允许的最大种群数量值，称为环境容纳量，通常以 K 表示，此时种群增长用微分方程来描述，即 $dN/dt=0$。

随着种群密度上升，种群增长率降低，且这种影响逐渐增加，每个个体利用 $1/K$ 的空间，若种群有 N 个个体，则利用 N/K 空间，此时可供利用的空间只剩 $1-N/K$。表达这一过程的方程为：

$$N/t=rN(1-N/K) \qquad 式(2\text{-}6)$$

式(2-6)中的 N 为种群数量；K 为环境容纳量；r 为瞬时增长率。此方程称为逻辑斯谛方程(logistic equation)，是与密度有关的种群增长模型。

用微分方程来描述，即：

$$dN/dt=rN(1-N/K)$$ 式(2-7)

或

$$\frac{dN}{dt}=rN\left(\frac{K-N}{K}\right)$$ 式(2-8)

以种群数量 N_t 对时间 t 作图，与密度有关的种群增长曲线呈S形(图2-13)。当 N 接近0时，r 接近1，r_m 能充分实现；当 $N=K$ 时，$r=0$，r_m 完全不能实现，种群停止增长；当 N 由0趋近 K 时，r 由1逐渐下降至0，r_m 能实现的程度逐渐降低。

逻辑斯谛方程的生物学意义是若种群个体在生态系统中有天敌，或食物、空间等资源不充足(非理想环境)时，其数量增长函数满足逻辑斯谛方程，增长曲线形似S形，描述了在资源有限的条件下种群增长的一般规律。

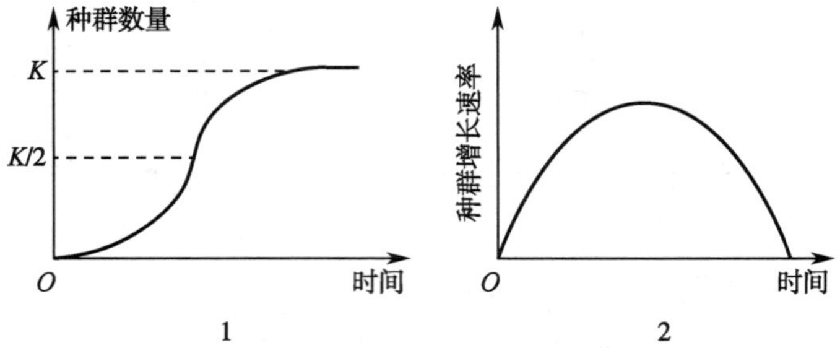

1. S形曲线；2. S形曲线对应的增长速率。

● 图2-13 S形种群增长曲线

当一个物种迁入一个新生态系统中后，其数量会发生变化。通常该物种的起始数量远小于环境的最大容纳量，所以初期种群数量会增长很快。若该物种在此生态系统中无天敌或因初始种群数量少，受天敌捕获的数量微乎其微，且食物、空间等资源充足，生态条件近乎理想状态，则种群增长函数可以用 $N_t=N_0\lambda^t$ 描述，种群数量增长幅度接近或符合"J"形指数增长模型(图2-14)；随着种群数量增多，食物、空间资源限制及天敌捕食等不利因素影响增大，导致增长率下降，种群增长函数逐渐转成 $dN/dt=rN(1-N/K)$ 描述状态，该种群数量增长曲线向"S"形靠近(图2-14)。

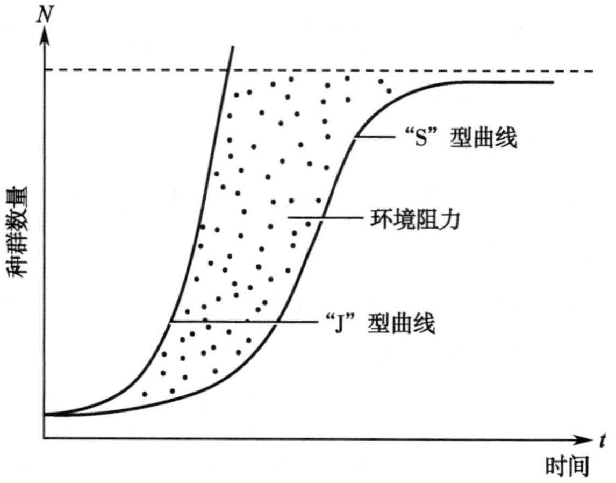

● 图2-14 单种群增长曲线

图 2-14 中"J"形和"S"形曲线之间的阴影部分，表达的就是影响种群内禀增长率 r_m（即最大值种群增长率）实现的环境因子所起作用的总和，也就是种群实际增长 r 与其内禀增长率 r_m 之间的差距，称为环境阻力。环境阻力的产生原因包括生物因子和非生物因子，如上述的食物不足、生存空间减少、水分不足等的限制，以及生物捕食的影响等。

四、种内变异、种群分化及物种形成

（一）种内变异

种内变异（intraspecific variation）是指同种生物不同个体间的表型或遗传差异。自然界中的各种生物类群中均呈现种内变异的特征，是生物进化的基本要素之一，也为自然选择提供了素材。种内变异往往是连续的，现代人类通过对种内变异的人工选择来创造具有某种特性的动植物品种。种内遗传变异的丧失也被认为是某些野生物种濒危的重要原因。

种内变异主要通过遗传性变异和表型可塑性变异两种机制产生。基因型决定可遗传的生物性状，种群在群体水平上表现为遗传多样性，基因重组会产生群体基因型丰富化，随着种群内基因型数量的增加，生物性状的个体间差异也会变得更加明显，这种种内变异称为遗传性变异，是种内变异的重要组成部分。同一个基因型对不同的环境应答而产生不同的表现型，这种应答使相同基因型的生物的表型出现差异，即为表型可塑性变异。表型变异本身不一定能被后代继承，但是这种"应变能力"常常是可以遗传的，是生物适应环境异质性的一种重要手段。

种内变异可以表现在 3 个层次水平：①种群水平的变异，即同一个物种的不同种群之间的性状等特征的差异，这种变异可能是由各种群间的遗传性变异造成的，也可能源于可塑性变异；②种群内个体间的变异，即一个种群内不同个体间的性状等特征的差异，对于大多数生物来说，个体的表现型常常是基因型和环境共同作用的结果，所以种群内个体间的变异普遍存在；③个体内的变异，指性状在个体内部不同时段的结构或生理性变化，这种变化可能是由空间环境异质性、物候变化、气候的季节性变化造成的，还可能是受到个体成长过程中所经历的干扰或疾病等影响所造成的。

种内变异可能涉及生物性状的各个方面。若为质量性状变异，可以利用各种多样性指数（如 Simpson 指数等）来估计，而数量性状变异一般采用平均值和方差（或变异系数）等统计参数来进行测度。在大多数自然种群中，个体间的遗传关系是未知的，环境也表现出明显的异质性，甚至很难进行这种定量划分。目前常用的测度指标（如丰富度和均匀度）是对种内变异不同方面或不同特性的度量，由于不同指标之间的关系是非线性的，所以利用不同的指标测算和比较种内变异可能会得到不同的结果。相比而言，在生态学研究中，度量种内变异和种间变异的相对大小可能会更有意义。当种内变异增大到一定程度，接近甚至超过种间变异时，即产生种群分化。

（二）种群分化与物种形成

种群分化（population division）是指本来是一个种群的个体，由于环境的变化而不能生活在一起并产生生殖隔离，最终分化为两个差异明显的种群的过程。这个过程终将导致新物种从旧物种中分化出来，称为物种形成（speciation），即指生物分类学上的物种诞生。

自然界的物种形成一般包括3个环节：一是突变以及基因重组，为进化提供原料（内在原因）；二是自然选择，促使种群分化（主导因素）；三是地理隔离直至生殖隔离，形成新物种（必要条件）。

物种形成从方式上又可分为渐变式物种形成和骤变式物种形成两种。

1. 渐变式物种形成　代表人物是达尔文，认为一个新物种是原物种通过微小变异的长期积累逐渐形成的，即渐变成种。渐变式物种形成过程大致分为3个步骤：①地理隔离，即由于地理屏障将种群个体隔开为两个分布区，阻碍种群间个体授粉或交配，从而使基因交流受阻；②独立进化，即两个地理上分隔的种群各自独立地进化，适应各自的特殊环境；③生殖隔离机制建立，假如地理屏障消失，两个种群的个体再次相遇和接触，基因也不可能随机交流，形成生殖隔离，物种形成随即完成。

渐变式物种形成主要有4种模型：异域性物种形成（allopatric speciation）、同域性物种形成（sympatric speciation）、边域性物种形成（peripatric speciation）、邻域性物种形成（parapatric speciation）。

（1）异域性物种形成：亦称为地理种群分化。是指种群在某地域分布扩大后，其中一部分个体因为难以逾越的地理分隔，造成与原种群个体之间的不连续分布，互相间也不再有遗传上的交换，在这种地理隔离状态下种内变异扩大，产生种群分化形成新物种，称为异域性物种形成，这个过程即为异地分化。

异域性物种形成还包括两类：一是通过大范围的地理隔离，分开的两个物种各自演化，形成生殖隔离，产生两个新物种，这一类异域性物种的形成往往和山脉或峡谷的形成、冰川活动、陆桥的形成或消失和大型水体的沉降等地质活动有关；二是通过种群中的少数个体从原种群中分离出去，到达异地并经地理隔离和独立演化而形成新物种，这一类异域性物种的形成往往和人类活动有关。

（2）同域性物种形成：在母种群分布区内部，由于生态位的分离，逐渐建立起若干子种群，经过相当长时间的种内变异的积累，子种群间逐步建立生殖隔离，形成基因库分离而形成新物种。

（3）边域性物种形成：物种分化过程中，一个小族群由于某种原因和原来的大族群隔离；隔离时，小族群的基因经历剧烈变化；当小族群再与大族群相遇时，已经形成不同的物种。

（4）邻域性物种形成：两个种化的族群虽然分开，但是相邻；从一极端到另一极端之间的各族群都有些许不同，但彼此相邻的两族群之间仍能互相杂交；不过，在两边最极端的族群已经因差异太大而形成不同的物种。

2. 骤变式物种形成　某些生物学家认为，除了渐变的物种形成方式以外，还可能存在快速的、跳跃式的骤变式物种形成方式。代表人物是古生物学家G•G•辛普森（1944），他在研究化石记录时发现某些高级分类单元在较短的地质时间内出现，因此提出“量子进化”的概念，认为物种可以通过跳跃式的“量子进化”，即新物种通过染色体突变、基因突变或其他机制在较短的时间内产生与母种群基因交流阻断的新类型或新种，一举达到生殖隔离。这种物种形成的方式是“跳跃式”一步到位的过程，称为骤变式物种形成，又称量子式物种形成（quantum speciation）。其机制是种群内的部分个体由于遗传因素或随机因素（基因突变或遗传漂变）作用，相对快速地获得生殖隔离，并形成新种。

第五节 群落生态学

群落生态学(community ecology)是研究群落与环境的相互关系的科学，是生态学的一个重要分支学科，是集中研究生态系统中有生命的部分——生物群落的科学。

群落生态学的产生比种群生态学要早。曾经在相当长的历史时期内，群落生态学和个体生态学彼此独立地发展。经典的群落生态学是描述性的，包括对群落演替过程的动态描述；而现代群落生态学的发展更注重于机制性研究，研究的主要内容包括群落的组成与结构，群落的性质与功能，群落内的种间关系，群落的丰富度、多样性与稳定性，群落的分类与排序，群落的发展及演替等内容。

一、群落的概念

生物群落(biotic community)是指在特定时间聚集在同一地域或生境中的所有生物种群的集合，包括其中的动物、植物和微生物，它们相互联系、相互影响，构成一个统一的整体单元。生物群落是一个泛指名词，允许用于指各种大小和自然特性的生物种群的集合体，边界也相对松散。生物群落中包含的多种生物虽然每种生物在结构和功能上都有其独特性，但所有物种都是彼此依赖、相互作用而共同生活在一起的。根据主要种群的类型不同，可将生物群落分为植物群落、动物群落和微生物群落等类型，其中以植物群落研究得最多、最深入，群落生态学的基本原理很多是在植物群落研究中获得的。

植物群落(plant community)是特定空间或特定生境条件下不同植物种类之间有规律地组合，形成有一定组分和层次结构、具有一定功能的集合体。药用植物群落(medicinal plant community)尚无明确定义，因为群落中的药用植物不可能脱离与其他动、植物的关联和相互影响而独立存在，所以一般所谓的“药用植物群落”研究只是对植物群落中的药用植物进行特殊关注而已。

二、群落的基本特征

群落的整体结构功能并不是所有物种结构功能的简单累加，而是具有一些比种群水平更高层次的独特特征。良好的生态环境条件能满足较多的植物同时生存，且各自利用适合自身生长的资源和条件。生态环境条件越好，群落所能容纳的植物种类越多，群落对环境资源的利用度越高，生物个体的生物量越大，群落就越稳定。

（一）群落的种类组成

每个群落都有特定的外貌，是群落对生境因素的综合反映，与相邻生物群落的界线虽不一定十分明显，但在种类组成、个体特点等方面表现出明显的差异。群落的种类组成在一定程度上反映群落的性质，也是鉴别不同群落类型的基本特征。群落成员的类型是根据各物种在群落中的数量和作用来划分的，主要有以下 4 种。

1. 优势种和建群种　对群落的结构和群落环境的形成有明显控制作用的物种称为优势种（dominant species）。优势种通常是那些个体数量多、体积较大、投影盖度大、生物量高、生活能力较强的物种。如兴安落叶松 *Larix gmelinii* 是大兴安岭落叶针叶林内乔木层的优势种；大针茅 *Stipa grandis*、异针茅 *S. aliena* 等则是我国典型草原针茅群落的优势种。我国内蒙古鄂尔多斯市、宁夏盐池县和灵武县等地分布有以甘草为优势种的甘草群落；太行山东麓丘陵地带常出现以野葛 *Pueraria lobata* 为优势种的野葛群落。

生态学上的优势种对整个群落具有控制性影响。如果将群落中的优势种去除，必然导致群落性质和环境的明显变化；但若将非优势种去除，只会发生较小的或不显著的变化。因此要保护珍稀濒危植物，就需保护那些对生态系统的稳态起重要作用的优势种和建群种植物。

群落在空间上会有垂直成层现象，即根据植物冠层的高度将群落划分层次，如森林群落中的乔木层、灌木层、草本层和地被层等。乔木种群的个体一般投影盖度大、生物量大、体积大、生活能力较强，常常成为优势层。优势层中的优势种就称为建群种（constructive species）。根据建群种的不同，群落可分为单建群种群落和共建群种群落等类型。前者指只有 1 个建群种的群落，简称“单优种群落”；后者指有 2 个或 2 个以上建群种的群落，简称“共优种群落”。

2. 亚优势种　个体数量与作用都次于优势种，但在决定群落性质和控制群落环境方面仍起着一定作用的植物种称为优势种（subdominant species）。在复层群落中，它通常居于下层，如乔木层下的灌丛。前述的内蒙古针茅草原的亚优势种是居于复层群落下层的冷蒿 *Artemisia frigida*，羊草草原的亚优势种是芦苇 *Phragmites communis*。

3. 伴生种　伴生种（companion species）为群落的常见种类，它与优势种相伴存在，但不起主要作用，如多数群落中草本层的多种植物。

4. 偶见种或罕见种　偶见种（rare species）是指在群落中出现频率很低的种类，多半是由于种群本身数量稀少的缘故，又称罕见种。

（二）群落组分的数量关系

了解了所研究群落的完整生物名录，只能说明群落中有哪些物种，想进一步说明群落特征及各物种的地位和作用，还必须研究不同物种的数量关系，即以种群的数量值表达的群落特征。

进行群落种类组成的性质分析，首先需要确定“最小面积”。所谓最小面积，是指基本能够反映出某种群落所包含的植物种类的最小面积（用 S_0 表示）。最小面积可以通过绘制“物种 - 面积曲线”的方法获得（图 2-15）。

研究群落组分数量关系的指标有多种，如多度、密度、盖度、优势度、频度、重要值等。

1. 多度　群落的多度是对物种个体数目多少的一种估测指标，用于群落野外调查，记录样地上生物的个体数量，即为群落的多度（abundance）。动物和木本植物的多度以个体数表示，但很多草本植物难以按株数计算多度，而是运用目测估算法，按照预先划分好的多度等级来表达，国内多采用德鲁特（Drude）的七级制多度来表达（表 2-3）。

一个群落中植物种类的多少及每个物种个体的数量是度量群落多样性的基础。

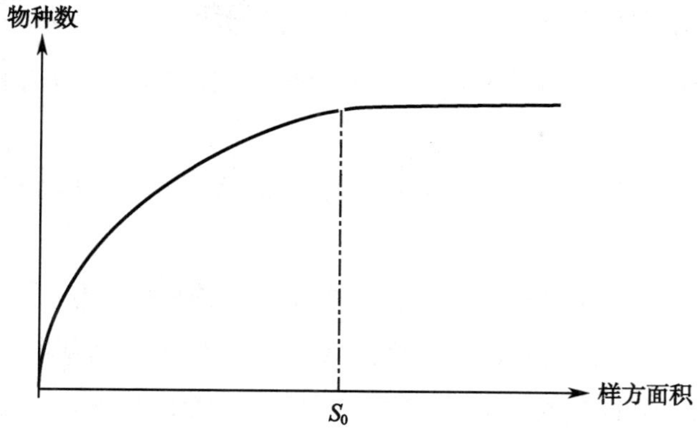

● 图 2-15 物种 - 面积曲线示意图

表 2-3 群落多度的 Drude 七级制

多度级别	多度描述	植物状态	盖度
Soc(sociales)	极多	植物地上部分郁闭	盖度 > 75%
Cop^3(copiosae)	很多	数量很多	50%~75%
Cop^2	多	数量多	25%~50%
Cop^1	较多	数量尚多	5%~25%
Sp(sparsal)	尚多	数量不多而分散	5% 左右
Sol(solitariae)	稀少	数量很少而稀疏	偶见
Un(unicum)	个别	个别或单株	单株或两三株

2. 密度 单位面积或单位空间的个体数称为密度(density),也称绝对密度(absolute density)。能够运用个体数表达多度的生物种类也可以使用密度,灌木常用株丛计算,根茎植物以地上枝条数计算。样地内某一物种的个体数占全部物种个体数的百分比称相对密度(relative density)。由于不同植物的个体差异极大,相对密度的比例只有在植物体积大小相差不大时才有意义。某一物种的密度占群落中密度最高的物种密度的百分比称为密度比(density ratio),密度最高物种的密度比设定为 1。

各种生物在群落中的分布都不会是均匀和连续的,必然有一些区域不适合某些植物生长或动物分布,留有空地。生境条件适宜某一种群生长的实际的单位空间中的种群个体数称为生态密度(ecological density)。种群的特征取决于生态密度,生态密度存在差异不仅反映种群密度差异,也是不同环境质量作用的结果。假如种群密度一致,生境条件如果较差,则此环境承载生物的能力就较差,这样的环境中生态密度是较高的。也就是说,生态密度过高说明种群实际密度过高或者是环境条件较差,生态密度低则意味着种群密度较低或生境条件较好。

3. 盖度 盖度(cover degree 或 coverage)是指植物地上部分的垂直投影面积占样地面积的百分比,即投影盖度。盖度可分为:①种盖度(分盖度),指某物种植物投影占样地面积的比值;②层盖度(种组盖度),指某一垂直分层(乔木层、灌木层、草本层或地被层等)整层植物投影占样地面积的比值,林业上常用郁闭度来表示林木层的层盖度;③基盖度(真盖度),指植物基部的覆盖面积占样地面积的百分比,草原群落常以离地面 1 英寸(2.54cm)高度的断面计算,森林群落以树木胸高(1.3m 处)断面积计算;④总盖度(群落盖度),指群落中所有植物在地面上的整体投影占样地面积的百分比，分盖度或层盖度之和常大于总盖度；⑤盖度比（cover ratio），指某一物种的盖度占盖度最大物种的盖度百分比；⑥相对盖度，指群落中某一物种的分盖度占所有分盖度之和的百分比。

乔木的基盖度又称为显著度，某种乔木的基盖度占群落所有物种基盖度总和的比率即为相对基盖度。

4. 优势度　优势度（dominance）用于表示一个物种在群落中的地位与作用，多数学者认为盖度和密度为优势度的度量指标，也有人认为优势度即盖度和多度（等级制）的综合，或使用重量、盖度和多度的乘积表示。也有人主张以盖度、所占空间大小或重量来表示优势度，并指出在不同的群落中应采用不同的指标。还有人主张多度、体积或所占据空间大小、利用和影响环境的能力、物候动态等均应作为某个物种优势度的指标。乔木的显著度有时就可直接作为其优势度。

5. 频度　频度（frequency）指某个物种在调查范围内出现的频率，常按包含该物种个体的样方数占全部样方数的百分比来计算。某物种的频度占全部物种频度之和的比例即为相对频度。

若将植物群落中不同物种的频度以 20% 为等级划分，有 A、B、C、D 和 E 共 5 个频度级，它们的关系通常为 A > E≥B > C≥D，如图 2-16 所示。稳定性较高而种类分布较均匀的群落，低频度物种的数目比高频度物种的数目多，这就是著名的 Raunkiaer 频度定律。

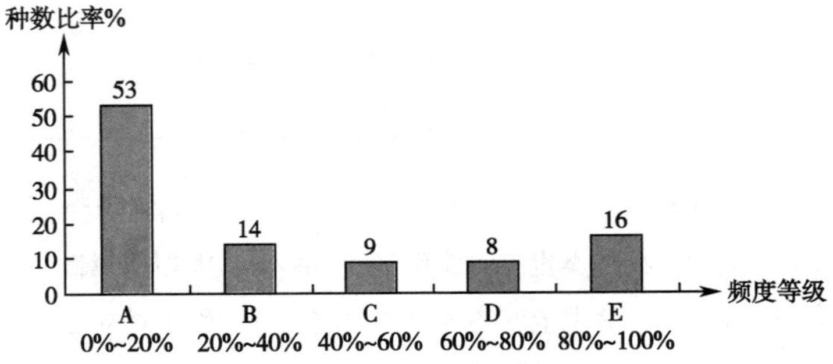

● 图 2-16　稳定群落中的物种频度分布

应用 Raunkiaer 频度定律，可以判断群落稳定性，也可以预测群落演化趋势。群落的均匀性与 A 和 E 级的大小成正比。如果 B、C 和 D 级的比例增高，则说明群落中的物种分布不均匀，暗示着植被将出现分化和演替的趋势。

6. 重要值　重要值（important value，I.V.）是用来表示某个物种在群落中的地位和作用的综合数量指标。重要值是 J.T. Curtis 和 R.P. McIntosh（1951）研究森林群落时首先使用的，计算公式为：

$$\text{重要值(I.V.)} = \text{相对密度} + \text{相对频度} + \text{相对优势度} \quad \text{式(2-9)}$$

式（2-9）用于草原群落时，相对优势度可用相对盖度代替：

$$\text{重要值(I.V.)} = \text{相对密度} + \text{相对频度} + \text{相对盖度} \quad \text{式(2-10)}$$

重要值的意义表现在：①它是一个反映种群的大小、多少和分布状况的综合性指标；②能反映种群在群落中的地位和作用；③可确定群落的优势种，表明群落的性质；④可推断群落所在地的环境特点。

除上述表示群落组分的数量指标之外，还有高度、重量、体积等个体指标也可用于表示种类的数量特征。

（三）种的确限度

种的确限度（exclusiveness）是指某一个物种局限于某一类植物群落中的程度，表示各种物种出现在特定植物群落的概率及两者的关联程度。确限度准确地应该称为“群落确限变”，可作为区分群落类型的依据。高确限度的植物就成为该群落的特征种。

确限度可以区分为下列 5 级（表 2-4），根据频度、优势度、生长势等加以判断，其中确限度 5 级的物种称为确限种（exclusive species）或专有种；4 级的为偏宜种；3 级的为适宜种；2 级的是随遇种或伴生种；1 级的是偶见种或偶生种。确限度较高，为 3 ~ 5 级的物种又称为群落的特征种。

表 2-4　种的确限度分级

确限度级别	类别名称	种群分布表现及与群落的关联度
5 级	确限种（专有种）	全部或几乎全部仅生存在特定群落，关联密切
4 级	偏宜种	最常见于某一群落中，但偶尔也在其他群落出现，关联明显
3 级	适宜种	许多群落均有出现，但该群落有其生育的最适点，可繁茂生长
2 级	随遇种（伴生种）	对该群落不表现特殊的关联，几乎在某一地区的所有群落中都能良好生长
1 级	偶见种（偶生种）	该群落中偶然出现，可能是原来群落成分的残留，也可能是偶然的侵入尚未形成大的种群

植物物种的确限度和物种自身生态幅的宽窄有关。生态幅宽的植物常出现在较多类型的群落中，易形成多种群落的特征种（确限度均较高）；生态幅窄的植物只生长在某一种特殊环境中，易形成某类群落的专有种，而在多种其他群落中则呈现出偶见种（确限度极高或极低）；大多植物的生态幅宽窄居中，易形成随遇种或适宜种。

所谓生态幅（ecological amplitude），是指每种生物对每种生态因子的耐受范围，即有一个生态上的最低点和最高点，过多或不足都会使其生命活动受到抑制，乃至死亡，在最低点和最高点（或称耐受性的上限和下限）之间的范围即为生态幅，又称生态价。生态幅较宽的植物一般是广适性植物，如芦苇在我国多生长于池沼、河岸、溪边浅水地区，常形成苇塘，但在全球热带地区、大洋洲、非洲、亚洲等地的湿、旱区域也都有分布，是植物中唯一的世界种。生态幅较窄的植物一般是狭适性植物，对生态因子具有较小的耐受范围，分布范围较狭窄，如川贝母、番红花等。

三、群落结构与生态位

群落中的各种生物在空间上的配置状况即为群落结构。相对稳定的生物群落都具有一定的空间结构。群落结构包括空间结构、时间结构和层片结构等，空间结构又分为垂直结构和水平结构 2 个方面。

（一）群落的空间结构

1. 垂直结构　垂直结构是指群落在空间中的垂直分化或成层现象。群落的垂直结构可以保证植物在单位空间中更充分地利用自然环境条件。群落中的植物因生态幅和适应性不同而各自占据一定的空间，它们的同化器官和吸收器官处于地上的不同高度和地下的不同深度（或水面下的不同深度）。这种空间上的垂直配置形成群落的层次结构或称垂直结构。

用于描述植物群落中不同层次的植物及分层现象有生活型和层片两个基本概念。生活型和层片均为植物群落的结构单元，其中生活型（图 2-1）又称生长型，是生物对于特定生境长期适应而在外貌上反映出来的类型，是生物的一种生态分类单位。

群落的成层性有地上成层和地下成层 2 个方面。层的分化主要取决于植物的生活型，热带森林的成层结构最为复杂，温带阔叶林和针叶林的分层则最为典型。森林群落一般按生活型从顶部到底部划分为乔木层、灌木层、草本层和地被层（苔藓地衣层）4 个基本层次。各层中又可按植株的高度划分亚层，如热带雨林的乔木层通常分为 2～3 个亚层，即热带常绿树、落叶阔叶树及大型木质藤本植物等；雨林中的次冠层则由小乔木、藤本植物、附生植物及蕨类植物等多种生活型植物等亚层组成。草本群落通常只有草本层和地被层，次级亚层分化不明显。

生活型不同，植物在空中占居的高度以及在土壤中到达的深度就不同，乔木和杂生其间的其他生活型植物（或幼苗）按不同高度划入实际所逗留的层中，生活在各层中的地衣、藻类、藤本等层间植物通常也归入相应的层中。群落的地下分层和地上分层一般是相对应的。森林群落中的乔木根系可分布到土壤的最深层，灌木根系稍浅，草本植物的根系大多分布在土壤的近表层。草本群落的地下分层比地上分层更为复杂。生物群落中动物的分层现象也很普遍，往往依附植物分层进行描述，如树冠层栖息动物、灌木林和幼林动物、草本层动物等。动物分层主要与食物有关，还与不同层次的微气候条件有关。水生群落则在水面以下的不同深度形成明显的物种垂直分层现象，其分布状况取决于阳光、温度、食物和含氧量等条件。

在发育成熟的森林中，上层乔木可以充分利用阳光，而林冠下的植物往往被那些能有效利用弱光的木本植物所占据，林下灌木层和草本层能够利用更微弱的光线，草本层之下还有更耐阴的苔藓层。

2．水平结构　群落的植物种类在水平方向的配置是不均匀的，外形上表现为斑块相间的现象称群落镶嵌性（community mosaic），每个斑块就是一个小群落（minor community），群落这种在水平方向上分化形成不同小群落的特征即为群落的水平结构。小群落具有一定的种类组成和生活型分化，如森林群落林下较明亮的区域会集中出现一些特有植物而形成组合，即为一个小群落。

群落镶嵌性形成的原因是由于群落内部环境因子的不均匀性，如光照的强弱、区域地形的变化、土壤温度及盐渍化程度的差异，以及人与动物的影响等。

（二）群落的时间结构

植物种类分布和生长状态表现在时间上的差异，导致群落结构在不同时段产生相应配置，形成群落的时间结构。群落的时间结构是指群落的组成和外貌随时间发生的规律性变化。

某些生物种类在某一时段对群落的外貌和结构起主要作用，而另一些生物则在另一时段起决定性作用。如森林和草原的外貌在春、夏、秋、冬等季节会有很大不同。植物群落随着气候季节性交替，在不同的季节呈现不同的外貌，称为季相。我国广大的温带区域分布的落叶阔叶林季相表现最明显。春季，天葵 *Semiaquilegia adoxoides*、延胡索 *Corydalis yanhusuo*、老鸦瓣 *Tulipa edulis* 等类短命植物生机旺盛、大量开花，大多数夏季草本植物却刚开始生长，灌木仅开始萌动，而乔木仍处在冬眠状态；夏季，早春植物被掩没，夏绿植物草木争妍，形成茂密的绿色林冠和丰富的垂直分层；秋末，植物开始干枯，呈红黄相间的秋季季相；到了冬季，树叶则几近全部脱落，呈现出一派枯黄的季相，只剩木本植物的枝丫和草本植物的地下宿根、根茎。明显的4个季相按顺序呈现周期性变化。

群落的季节性变化能使植物与传粉动物之间产生协同进化。生长在森林底层的草本植物开花时间较短，且一般在春天乔木、灌木树叶萌发之前，这种现象一定程度上是因传粉昆虫不喜欢在缺少阳光的森林底层活动的习性经过长期协调所导致的。在一个复杂的群落中，不同植物的开花时间彼此重叠，持续时间比较长，能吸引多种传粉动物盘旋其间，但不同的植物之间为吸引传粉动物也会进行激烈的竞争，甚至某些植物与特定的昆虫之间可产生协同进化，如凤梨科植物与长尾蜂鸟、"圣诞之星"兰花与长舌昆虫等典型实例。

（三）群落的层片结构

层片（synusia）是植物群落结构的基本单位之一，指由相同生活型或相似生态要求的物种组成的功能群落。层片不同于群落垂直结构中的层次分化，层片不仅强调空间的垂直位置关系，更强调某一高度范围内植物的生活型，如生活在各层中的地衣、藻类、藤本等层间植物通常可归入相应的垂直分层中，但和该层中的高大木本植物终究不是同一生活型，所以可作为该层次中的独立层片；一个垂直分层可以由几个层片组成，其中每个层片具有一定的种类组成，且有较一致的生态生物学特性，还可组成一定的小环境。所以说层片的划分在群落结构研究中常常比层次划分更有价值。

最初瑞典植物学家加姆斯（Gams）提出"层片"的概念时，就强调层片的三级含义：一级层片指同种个体的组合；二级层片指同一生活型的不同植物的组合；三级层片指不同生活型的不同种类植物的组合。我们通常所说的"层片"，是指其二级层片，即每个层片都是由同一生活型的植物所组成的。在实践中，也有以一级层片来研究植物群落的。

研究层片常用Raunkiaer系统的生活型划分，但中国学者常采用按习性和体态划分的生活型系统，即将植物分成木本植物、半木本植物、草本植物、叶状体植物四大类，再进一步划分成更小的或低级的单位。

群落层片结构的复杂性和垂直分层结构一样，保证植物能全面利用生境中的自然资源，并且最大限度地影响环境，对环境进行生物学改造。

（四）生态位

生态位（ecological niche）又称生态龛，是指自然生态系统中的一个种群在时间、空间上的位置及其与相关种群之间的功能关系。一些学者提出，生态位可以理解为一个物种所占的微环境及其与其他种群的营养关系。前者强调其空间生态位（spatial niche），后者强调其营养生态位（trophic niche）。更有学者发展了生态位概念，将研究范围扩大至种群的生物特征、活动时间、能量来源、行为规律等方面，用"生态位宽度"（niche breadth）表达该生物所利用的各种不同资源的总和，即资源利用谱（resources utilization spectra）。在没有任何竞争或其他敌害的情况下，被利用的整组资源称为原始生态位（fundamental niche）；因种间竞争，一种生物不可能利用其全部的原始生态位，而是自然界中存在的现实生态位（realized niche）。研究动物时，生态位表示其在生态系统中生存所需的最小生境条件的阈值。

两个或两个以上生态位相似的物种生活于同一空间时，分享或竞争共同资源的现象就称为生态位重叠（niche overlap）。同一生活型的生物具有相同或是相近的生态位。生物群落中，多个物种取食相同食物的现象就是生态位重叠的一种表现，由此造成物种间的竞争，而食物缺乏时竞争加剧。生态位重叠与物种之间的竞争密切相关，两个生态位重叠明显的物种因竞争排斥原理而难以长期共存，除非空间和资源极其丰富。生态位重叠物种之间的竞争总会导致重叠程度逐渐降低，最终分别占领不同的空间位置觅食，称为生态位分离（niche separation）。

四、陆生生物群落的分布格局及主要类型

（一）陆生生物群落的分布格局

植物的生存和群落的发生受多种因素制约和影响，以光照、温度、水分、土壤肥力等尤为重要。从全球范围来讲，海陆分布、大气环流、地理位置、地形地貌等因素可以通过上述多种生态因子的变化而对陆地群落的分布产生明显影响，并呈现规律性的稳定分布。这些格局性分布被称为植被的三向地带性分布，即纬度地带性（latitudinal zonality）、经度地带性（longitudinal zonality）和垂直地带性（vertical zonality）。

1．纬度地带性　气候、水文、生物和土壤等自然要素会大致沿纬线方向带状伸展形成自然带，自然带按纬度变化方向逐渐更替的分布格局称为纬度地带性，生物群落分布就有明显的纬度地带性特征。世界植被在北半球自北到南的分布带谱中，依次出现寒带苔原 - 寒温带针叶林 - 温带落叶阔叶林 - 亚热带常绿阔叶林 - 热带雨林等。

2．经度地带性　自然带沿着经度方向从沿海向内陆逐渐更替的分布规律称为经度地带性，因其主要因水分条件的变化所致，又称“干湿度地带性”。各大陆的陆地生物群落分布的经度地带性自沿海到内陆都会出现森林、矮疏林、密灌丛、草地、稀树干草原、灌木稀树干草原、树丛、稀树草地、干草原、真草原、荒原等，间或出现木本沼泽、草本沼泽、草甸、草甸草原等。这样的格局分布在不同的区域并不一定充分发育，因环境条件的特殊性，也会呈现跳跃性序列排布。

3．垂直地带性　在高山地区，从山麓到山顶的水、热状况随着高度的增加而变化形成的山地垂直气候带称为垂直地带性。处于热带区域的高山上，植物群落从低到高有如下各垂直自然带出现：热带雨林带 - 低山季雨林带 - 山地常绿阔叶林带 - 山地针阔叶混交林带 - 山地暗针叶林带 - 高山灌丛草甸带 - 高山草甸带 - 亚冰雪带 - 冰雪带等。

（二）陆生生物群落的主要类型

生态学家和生物地理学家都毫无例外地将植被的外貌和结构作为划分陆地生物群系的基础。世界上的主要生物群落包括陆地和水生两大类，前者包含森林、草地、荒漠和冻原等，后者包括淡水、海水、湿地等类型。

1．森林　地球上的森林（forest）主要有 4 种类型，即热带雨林、亚热带常绿阔叶林、温带落叶阔叶林和北方针叶林（泰加林，Taiga）。

热带雨林分布于温度和降水都很高的区域，主要出现在南北美洲的赤道带、中美洲、中部和西部赤道非洲、东南亚和印度洋与太平洋的许多岛屿上。热带雨林的气候是非季节性的，年平均温度约 28℃。降雨频繁且雨量很大，平均年降水量 > 2 220mm。巨大的降雨引起土壤淋溶和酸性化。土壤微生物活动和营养物循环十分迅速，土壤中储存的养分很少，因此很贫瘠。复杂的物理环境为许多特化物种提供了较多的生态位选择。热带雨林以众多高耸的乔木为特征，高可达到 60m 或更高，耐阴的树种生长在优势树种的林冠以下，并且其上有大量的附生植物和藤本植物。大多数动物的生活被局限在树冠下，全年以供应丰富的果实为生。

亚热带常绿阔叶林主要分布在欧亚大陆东岸，非洲东南部、美国东南部、大西洋的加那利群岛也有少量分布。我国的常绿阔叶林面积最大、发育最好。常绿阔叶林夏季热而多雨，冬季少雨而寒冷，平均年降水量为 1 000 ~ 1 500mm。亚热带常绿阔叶林结构简单，高度明显降低，以壳斗科、樟科、山茶科常绿树为主，藤本植物和附生植物仍常见。我国常绿阔叶林区多被开垦成以水稻为主的农田，是我国粮食的主要产区。

温带落叶阔叶林又称为夏绿林，分布于中纬度湿润地区，平均年降水量为 500 ~ 1 000mm。冬季寒冷，树木仅在暖季生长，入冬前叶脱落。土壤为褐色土与棕色土，较为肥沃。优势树种为壳斗科落叶乔木。动物区系基本上与常绿阔叶林相似。目前，原始的温带落叶阔叶林仅残存于山地，平原及低丘处大多都已被开垦为农田，如我国的华北平原、北美东部等，为棉花、小麦、杂粮及落叶果树的主要产区。

北方针叶林是寒冷气候的象征，广泛分布于北美、欧洲和亚洲北部，并向南延伸到高海拔的山脉上。它具有漫长而寒冷的冬季，夏季降水多，冬季降水少。水通常是有限的，因为冬季的降水主要以雪的形式出现，而且永冻层广泛分布。土壤为灰壤，偏酸性，富含有机质，积累的枯枝落叶层深厚，因为在低温下土壤微生物的活动缓慢、分解能力低下。植物以云杉、冷杉、落叶松和松树等针叶树为优势种类，其中混生少量的阔叶种类如桦木和杨树。北方针叶林有众多的食草哺乳动物，从麋鹿到姬鼠、野兔和松鼠，像狼和欧洲棕熊这样的捕食种类已经被猎杀得几乎灭绝。世界木材工业总产量有一半以上来自于针叶林。

2. 草地　草地出现在降水量介于荒漠和森林之间的区域。热带草地被称为萨旺纳（Savannah）或稀树草原，常常散生着树木，在非洲分布最广。温带草地出现在东欧和亚洲、中北美洲、南美洲等地。

热带草地湿季降水量达 1 200mm，但是在持续的旱季却可能一滴雨水都没有，限制了微生物的活动，降低了营养物的循环。旱季许多地区每年都要发生火灾。

温带草地中等干旱，气候多夏季炎热、冬季寒冷，为大陆性气候，平均年降水量为 250 ~ 600mm，土壤有大量有机物质，腐殖质含量可达森林土壤的 5 ~ 10 倍。

3. 荒漠　主要的荒漠区域有北非和纳米比亚（撒哈拉沙漠和纳米布沙漠）、中东和亚洲（戈壁荒漠）、澳大利亚、北美大湖盆地和美国西南部以及墨西哥北部等地。荒漠每年的降水量少于 500mm，甚至少于 50mm，雨水还很快渗入地下或沿着季节性河流流走。荒漠通常白天炎热，夜晚凉爽。有稀疏的植被和肉质植物，土壤养分贫瘠。

4. 冻原　冻原的温度低，生物生长季短，森林不能形成。北极冻原分布在北冰洋、极地冰盖南部与北方针叶林之间，形成一个环北极带。地衣、苔藓、禾草和莎草形成种类丰富的群落。高山树线以上也有较小的、生态学上相似的冻原，称为高山冻原，植被由很矮的垫状植物和形成小丘状的植物组成，如莎草、地衣和矮柳。

五、群落演替

在一定地段上，自然群落中的一种群落被另一种群落所取代的过程称为群落演替（community succession）。按顺序发生的一系列群落称为演替系列（succession sere）。演替过程中，最早定居下来的物种称为先锋种；演替过程中最初形成的具有一定结构和功能的群落称为先锋群落。

多数群落的演替有一定的方向性，但也有一些群落有周期性的变化，即由一个类型转变为另一个类型，然后又回到原有的类型，称为周期性演替。任何一类演替都经过迁移、定居、群聚、竞争、反应、稳定 6 个阶段，当群落达到与周围环境的平衡时（物种组合稳定状态），群落演替渐渐变得缓慢，演替系列的最后阶段称为演替顶极，演替最后阶段的群落称为顶极群落。

（一）群落演替的类型

按演替发生的起始条件，群落演替可以分为原生演替和次生演替等。发生在裸露岩石上、湖边沙丘或火山爆发后毁灭一切生命的地域上的演替属于原生演替；次生演替则开始于次生裸地（砍伐殆尽的森林、弃耕的农田）或次生芜原（不存在植被，但在土壤或基质中保留有植物繁殖体的裸地）上。

按照演替发生的时间进程，群落演替可以分为世纪演替、长期演替、快速演替等。群落演替都需要较长的时间。延续几年或十几年的，如森林火灾后或废弃农田上的次生演替一般都是快速演替；长期演替要持续几十到几百年；而世纪演替则通常要延续几百年，甚至以地质年代计算，是某一区域的植被从无到有再到成熟稳定的发生过程。原生演替常常为世纪演替。

按照引发演替的原因，群落演替可以分为内因性演替和外因性演替。由于海岸的升降、河流的冲击、冰川的影响等原因所引起的群落演替为外因性演替；气候条件和其他条件相当稳定的情况下，演替原因往往在群落内部，这样的演替便是内因性演替。

按基质性质和区域分，群落演替还可以分为水生演替和旱生演替等。

（二）群落演替顶极学说

生态学家认为，每个演替系列都是由先锋阶段开始的，经过不同的演替阶段，终将到达最终的演替阶段，即演替顶极。演替顶极理论包括单元顶极假说、多元顶极假说和顶极 - 格局假说等。

1. 单元顶极假说　由美国生态学家 Clements 于 1916 年首次提出。他认为一个地区的全部演替都将会聚为一个单一的、稳定的、成熟的植物群落或称顶极群落，并和当地的气候条件保持协调和平衡。这种顶极群落的特征只取决于气候，如若时间充足，演替过程和群落改变所造成的环境改变能克服地形位置和母质差异的影响，最终这个区域将被一种单一的植物群落所覆盖。

2. 多元顶极假说　由英国生态学家坦斯利（A.G. Tansley）于 1954 年提出。他认为气候顶极只是顶极群落的一种类型，在一个气候区域内，群落演替不一定都汇集于一个共同的气候顶极群落，根据主导因子的不同，还可有土壤顶极、地形顶极、火烧顶极、动物顶极等顶级群落，同时还可存在一些复合型顶极群落。

3. 顶极 - 格局假说　由美国学者惠特克（R. H. Whittaker）于 1953 年提出。该学说认为在任何一个区域内，环境因子都是在连续不断地发生着变化的，随着环境梯度的变化，各种类型的顶极群落如气候顶极、土壤顶极等不是截然地呈离散状态，而是连续变化的，形成连续的顶极类型，构成一个连续变化的多顶极格局。格局中分布最广泛的、位于格局中心的顶极群落称为优势顶极，它是最能反映该地区气候特征的顶极群落。

第六节　生态系统生态学

一、生态系统及其基本特征

（一）概念

在自然界中，任何生物群落都不是孤立存在的，它们总是通过能量和物质的交换，与其生存的环境不可分割地相互联系、相互作用着，共同形成一种统一的整体，这样的整体就是生态系统（ecosystem）。生态系统的概念是英国生态学家 Tansley 于 1935 年首先提出的，指在一定的空间内生物成分和非生物成分通过物质循环和能量流动相互作用、相互依存而构成的一个生态学功能单位。换句话说，生物群落与它的无机环境相互作用而形成的统一整体称为生态系统。我国的教科书一般将生态系统定义为在一定空间中共同栖居着的所有生物（即生物群落）与其环境之间由于不断进行物质循环、能量流动和信息传递过程而形成的统一整体。

生态系统的范围有大有小。地球上最大的生态系统是生物圈，它包括地球上的全部生物及其无机环境。在生物圈这个最大的生态系统中，还可以分出很多个生态系统，例如海洋和陆地，森林、草原、湖泊和小池塘。除了自然生态系统以外，还有很多人工生态系统，如农田、果园、自给自足的航天飞船和用于验证生态学原理的各种封闭的微宇宙等。

生态系统概念的提出，为观察分析复杂的自然界提供了有力的手段，为解决现代人类所面临的环境污染、人口增长、自然资源的利用与保护等重大问题提供了理论基础。

（二）生态系统的基本特征

生态系统具有以下特征：

1. 生态系统是生态学的一个主要结构和功能单位。
2. 生态系统内部具有自我调节能力。结构越复杂，物种数目越多，自我调节能力也越强。
3. 能量流动、物质循环和信息传递是生态系统的三大功能。
4. 生态系统中营养级的数目不会超过 5～6 个。
5. 生态系统是一个半开放的动态系统，要经历一个从简单到复杂、从不成熟到成熟的演变过程，其早期阶段和晚期阶段具有不同的特性。

二、生态系统的组成

任何生态系统都是由非生物成分（无机物、有机物、气候和能源）和生物成分组成的，生物成分按其在生态系统中的功能可划分为三大功能类群，即生产者、消费者和分解者。生态系统的组成可以概括为图2-17。

- 生态系统
  - Ⅰ.非生物部分（生命支持系统）
    - 1.非生物环境
      - 能源——太阳能、其他能源
      - 气候——光照、温度、降水、风等
      - 基质和介质——岩石、土壤、水、空气等
    - 2.物质代谢原料
      - CO_2、H_2O、O_2、N_2等
      - 无机盐（矿物质原料）
      - 腐殖质、脂肪、蛋白质、碳水化合物
  - Ⅱ.生物部分
    - 1.生产者——绿色植物、光合细菌、化能细菌等
    - 2.消费者（动物）
      - 食草动物——一级消费者
      - 一级食肉动物——二级消费者
      - 二级食肉动物——三级消费者
      - 杂食动物——杂食消费者
      - 腐食消费者、其他消费者
    - 3.分解者（还原者）——微生物（细菌、真菌等）

● 图2-17　生态系统的组成成分

1.非生物成分　包括太阳辐射能、水、二氧化碳、氧气、氮气、矿物盐类以及其他元素和化合物。它们是生物赖以生存的物质和能量的源泉，并共同组成大气、水和土壤环境，成为生物活动的场所。

2.生产者　又称初级生产者（primary producers），指利用无机物制造有机物的自养生物，主要指绿色植物。它们通过叶绿素吸收太阳光能进行光合作用，将从环境中摄取的无机物质合成为有机物质，并将太阳光能转化为化学能贮存在有机物质中，为地球上的其他一切生物提供得以生存的食物。生产者是生态系统中最基本和最关键的生物成分。

3.消费者　主要指以其他生物为食的各种动物，包括食草动物、食肉动物、杂食动物和寄生动物等。不能从无机物质制造有机物质，而是直接或间接地依赖于生产者所制造的有机物质，取得营养物质和能量，维持其生存。因此属于异养生物（heterotroph）。

直接吃植物的动物叫食草动物（herbivores），又称一级消费者（如蝗虫、兔、马等）；以食草动物为食的动物叫食肉动物（carnivores），又称二级消费者，如食野兔的狐和猎捕羚羊的猎豹等；以后还有三级消费者（或二级食肉动物）、四级消费者（或叫三级食肉动物），直到顶级食肉动物。杂食动物包括那些既吃植物也吃动物的动物。寄生生物靠取食其他生物的组织、营养物和分泌物为生。

4.分解者　细菌和真菌是最主要的分解者。除了此两类主要的分解者之外，还有其他大大小小以动植物残体和腐殖质为食的各种动物。如专吃兽尸的兀鹫，专食朽木、粪便和腐烂物质的甲虫、白蚁、皮蠹、粪金龟子、蚯蚓和软体动物等。有人则将这些动物称为大分解者，而将细菌和真菌称为小分解者。它们依靠分解动植物的排泄物和死亡的有机残体取得能量和营养物质，同时把复杂的有机物降解为简单的无机化合物或离子，归还到环境中，被生产者有机体再次利用，所

以它们又称为还原者有机体。分解者广泛分布于生态系统中，时刻不停地工作着 促使自然界的物质发生循环。

在自然界中，每个生态系统一般都具有上述4种组分。从理论上讲，任何一个自我维持的生态系统，只要有非生物物质、吸收外界能量的自养生产者和能使自养生物死亡之后进行腐烂的分解者这些基本成分就够了，消费者有机体并不是必要成分，它们的存在只不过使生态系统更为丰富多彩而已。

三、生态系统内能量和物质的传递

（一）生态系统中的能量传递

1. 食物链与食物网　生产者所固定的能量和物质通过一系列取食和被取食的关系而在生态系统中传递，各种生物按其取食和被食的关系而排列成前后链状顺序，称为食物链（food chain）。

理论上食物链可分为3类，即捕食食物链、寄生食物链和碎屑食物链或腐食食物链。捕食食物链以动物吃活体植物开始，然后是次级消费者、三级消费者等，如草（花）→蚱蜢→青蛙→蛇→鹰等（图2-18）。寄生食物链一般从寄生虫取食活有机体为营养源开始，如牛→狂蝇（寄生于牛）→细菌（寄生于蝇体内）→病毒（寄生于细菌）等。腐食食物链从动植物尸体或粪便的有机物质颗粒开始，如枯枝落叶→蜉蝣（滤食枯枝落叶腐烂后的碎屑）→蜻蜓（捕食蜉蝣）→小鸟（吃蜻蜓）等。

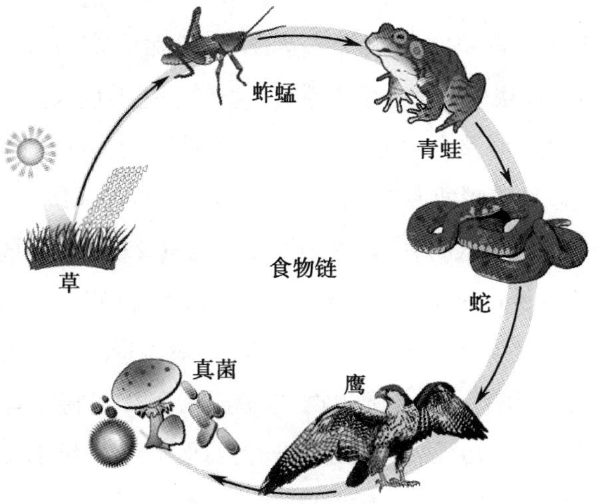

● 图2-18　捕食食物链

实际上自然界生物之间所存在的取食和被取食关系远不像食物链所表达的那么简单。食虫鸟不仅捕食蚱蜢，也捕食蛾类和其他动物，而且食虫鸟本身也是多种动物的捕食对象，可见食物链的每个环节都与周围的很多生物有着错综复杂的普遍联系。生态系统中的食物链彼此交错连接，形成一个错综复杂的相互依赖的网状结构，这就是食物网（food web）（图2-19）。

食物网中的所有生物之间形成复杂的关系，彼此相互作用、相互制约、相互影响，从而将生态系统中的所有生物都直接或间接联系起来。食物网越复杂，生态系统就越稳定；食物网越简单，生态系统就越容易发生波动和毁灭。假如在一个岛屿上只有草、鹿和狼，那么鹿一旦灭绝，狼就会饿死；如果除了鹿以外还有其他食草动物，那么鹿一旦灭绝，对狼的影响就不会那么大。反过

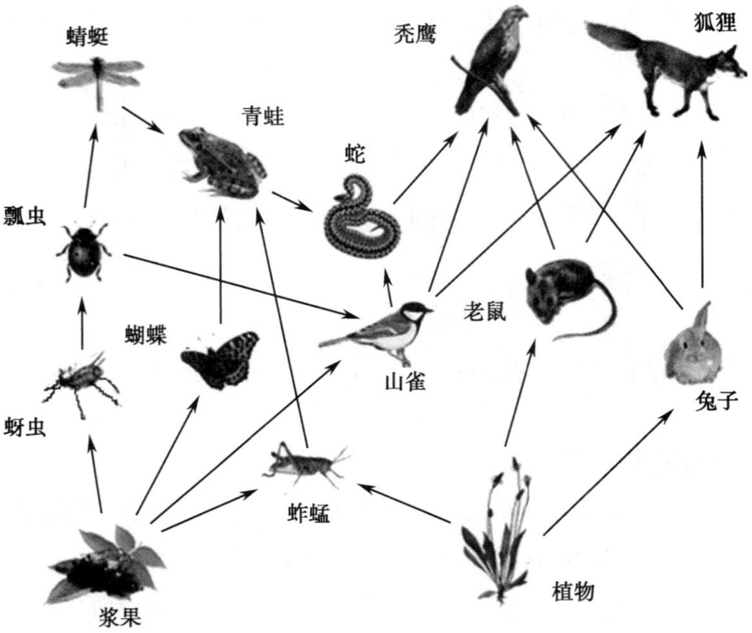

● 图2-19 食物网

来说，如果狼一旦灭绝，鹿的数量就会急剧增加，草就会遭到过度啃食，结果鹿和草的数量都会大大下降，甚至会同归于尽。但如果除了狼以外还有其他食肉动物存在，那么狼一旦消失，其他食肉动物就会增加对鹿的捕食压力而不致使鹿群发展得太大，从而防止生态系统的崩溃。苔原生态系统是地球上食物网结构比较简单的生态系统，因此个别物种的兴衰都有可能导致整个苔原生态系统的失调和毁灭。例如，如果构成苔原生态系统食物链基础的地衣因大气二氧化硫超标而导致生产力下降或完全消失，就会对整个生态系统产生灾难性影响，北极驯鹿主要以地衣为食，狼捕杀驯鹿，而因纽特人主要以狩猎驯鹿为生。因此在开发苔原生态系统的自然资源时，必须对该系统的食物链和食物网结构进行深入研究，以便于尽可能地减少对这一脆弱生态系统的损害。

2．营养级　营养级（trophic level）的概念是在食物链和食物网的基础上提出来的，是为了使生物之间复杂的营养关系变得更加简明以及便于定量地对能量流动和物质循环进行分析。一个营养级是指处于食物链某一环节上的全部生物种的总和，例如可将所有绿色植物生产者当做能量流动过程中的一个层级、所有初级消费者当做一个层级、所有次级消费者当做一个层级等。这样，生态系统中的生产者都位于食物链的起点，称为第一营养级，食草动物就为第二营养级，而以食草动物为食的食肉动物为第三营养级，以食肉动物为食的动物如吃鬣狗的狮子等可以称为第四营养级，以此类推还可以有第五营养级等。由于食物链的环节数目是有限的，所以营养级的数目也是有限的，通常是 4～5 个（图 2-20）。一般说来，营养级的位置越高，归属于这个营养级的生物种类和数量就越少，当少到一定程度时就不可能再维持另一个营养级中生物的生存了。

3．生态系统的生产力

（1）初级生产量：初级生产量又称第一性生产量（primary production）是指绿色植物借助光合作用所制造的有机物质，因为这是生态系统中最基本的能量固定形式，所以具有奠基石的作用，所有消费者和分解者都直接或间接依赖初级生产量为生，因此没有初级生产量就不会有消费者和分解者，也就不会有生态系统。

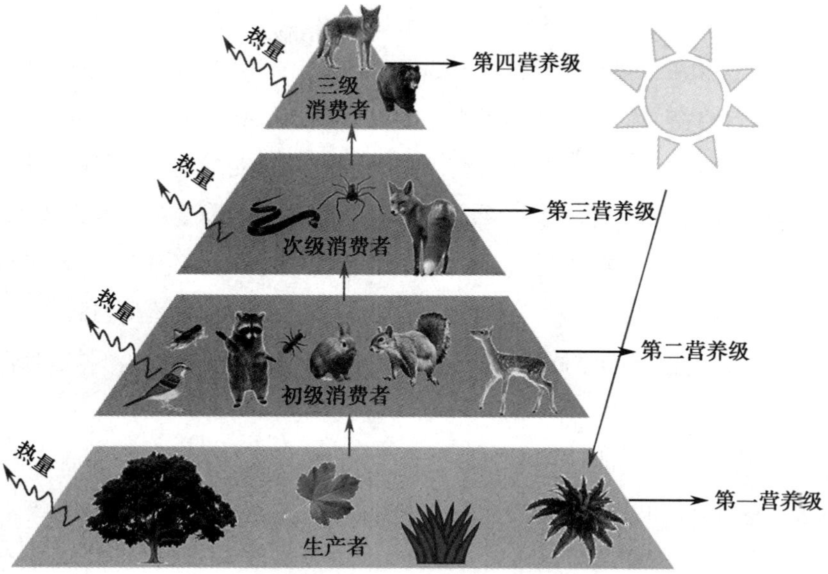

● 图 2-20　生态系统中的营养级

初级生产量大部分用于植物的生长和繁殖，因此随着时间的推移，植株越长越大，株数越来越多，而构成植物体的有机物质（根、茎、叶、花、果实等）也就越积越多。逐渐积累下来的这些净生产量就称为生物量（biomass），可见生物量实际上就是净生产量的累积量。

地球各地的净初级生产量和生物量随温度和降水量的不同而有很大差异。在陆地生产系统中，净初级生产量最高的是热带雨林，平均值为 2 000g/(m^2•a)；生物量也是热带雨林最大，平均值为 45 000g/(m^2•a)。开阔大洋的净初级生产量很低，平均只有 125g/(m^2•a)。总的来说，海洋的净初级生产量要比陆地低得多，海洋面积约比陆地大 1 倍，但其净初级生产量却只有陆地的一半。

（2）次级生产量：次级生产量或称第二性生产量（secondary production）是指动物靠吃植物、吃其他动物和吃一切现成有机物质而生产出来的有机物，包括动物的肉、蛋、奶、毛皮、血液、蹄、角以及内脏器官等。这类生产在生态系统中是有机物质的再生产，所以称为次级生产量。归根结底，次级生产量还是要依靠植物在光合作用中所生产的有机物质。所有消费者和分解者（包括大多数细菌和真菌）都属于次级生产者，因为它们都是异养生物。

4. 生态系统能量流动的特点　生态系统能量（储存在生物有机体中的化学能）是沿着食物链流动的，其流动是单一方向的（图 2-21）。

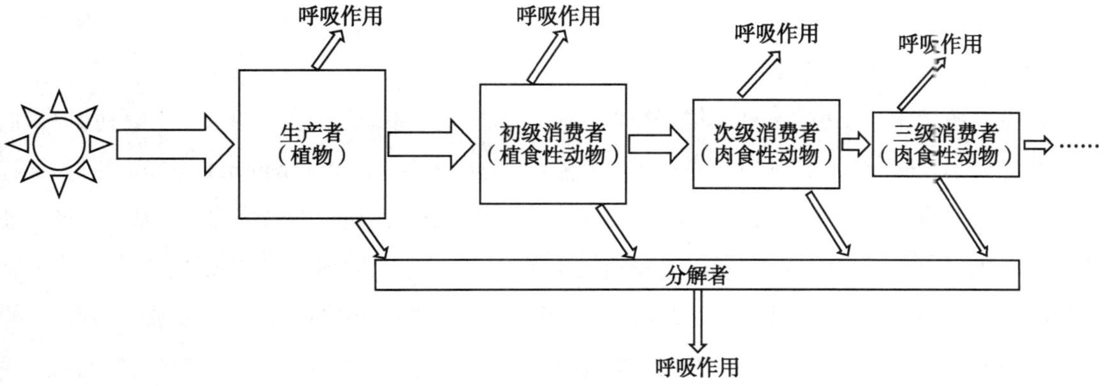

● 图 2-21　能量流动示意图

生态系统能量在通过各个营养级时其总量是逐级减少的，减少的主要原因是：①消费者不可能100%利用前一营养级的生物，它们总有一部分会自然死亡、不能被利用或被分解者所利用，如动物不可能吃光所有植物，树干、树根以及枯枝落叶等都不能被动物采食，同样猫头鹰也不可能捕食完所有老鼠等；②被各营养级取食的有机物不可能100%变成此营养级的生物量，即各营养级的同化率也不是100%的，总有一部分有机物不能被消化吸收而变成排泄物留于环境中，为分解者生物所利用，如植物性食物中的粗纤维、动物性食物中的骨头碎渣等；③被各营养级消化吸收的能量也不可能100%传递到下一个营养级，因为各营养级生物要维持自身的生命活动，总要消耗一部分能量，这部分能量会变成热能而耗散掉，如哺乳动物或鸟类要维持高体温需要消耗大量能量。

一般说来，生态系统中的能量在沿着捕食食物链传递的过程中，每从一个环节到另一个环节，能量大约要损失90%，也就是能量转化效率大约只有10%。因此，每1 000个单位的植物能量通过动物取食只能有100个单位能量转化为食草动物的组织或10个单位能量焦转化为一级食肉动物的组织或1个单位能量转化为二级食肉动物的组织。林德曼发现林德曼效率似乎是一个常数，即n营养级到$(n+1)$营养级的林德曼效率为10%，生态学家通常将10%的林德曼效率看成是一条重要的生态学规律（图2-22），即“百分之十定律”。所以，所处营养级越高的动物，其数量、生物量、能量都越少。由于能量流动在通过各营养级时会急剧地减少，所以食物链就不可能太长，生态系统中的营养级一般只有四、五级，很少有超过六级的。

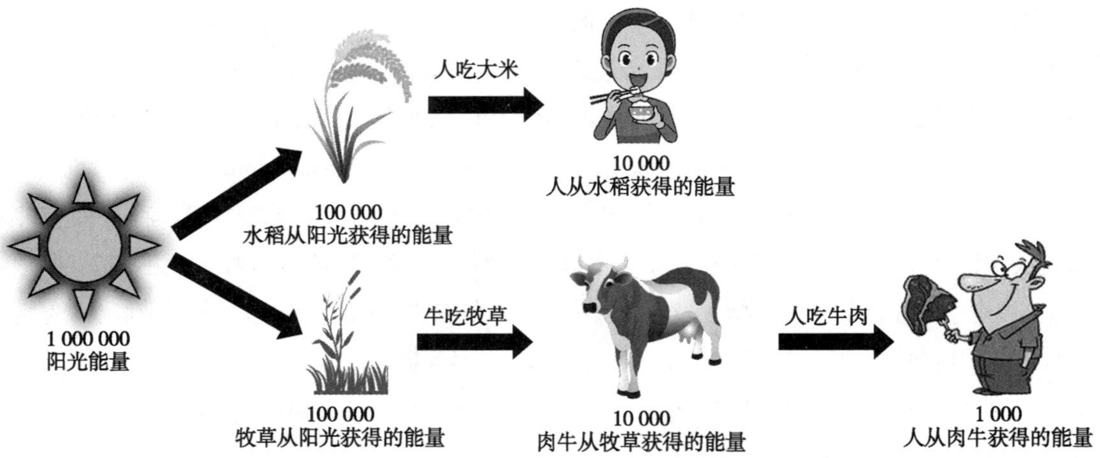

● 图2-22 林德曼效率

（二）生态系统的物质循环

在生态系统中，绿色植物从环境获得营养物质，通过食物链转移给其他生物重复利用，最后被微生物分解与转化，回到环境中进行循环，这个过程称为物质循环（material circulation），又称生物地球化学循环（biogeochemical cycle）。能量流动和物质循环是生态系统的两大基本功能。能量流动是单方向不可逆的，而物质的流动则是循环式的。各种物质和元素是不灭的，都可借助其完善的循环功能被生物反复利用，因此对于一个封闭的和功能完善的生态系统来说，无须从外界获得物质补给就可长期维持其正常功能。地球生物圈就是这样一个自给自足、自我维持的最大生态系统。

生态系统中的物质循环可分为3种基本类型，即水循环、气体型循环（gaseous cycle）和沉积型循环（sedimentary cycle）。在气体型循环中，物质的主要储存库是大气圈和海洋，其循环与大气圈和海洋密切相关，具有明显的全球性，循环性能最为完善。凡属于气体型循环的物质，其分子或化合物常以气体形式参与循环过程。属于气体型循环的物质有氧、二氧化碳、氮、氯、溴和氟等。属于沉积型循环的物质，其分子或化合物几乎无气体形态，这些物质主要是通过岩石的风化和沉积物的分解转变为可被利用的营养物质，而海底沉积物转化为岩石圈成分则是一个缓慢的单向的物质移动过程，时间要以数千年计。沉积型循环物质的主要储存库是土壤、沉积层和岩石圈，因此这类物质循环的全球性不明显，循环性能也不完善。属于沉积型循环的物质主要有磷、钙、钾、钠、镁、铁、锰、碘、铜和硅等，其中磷是最典型的沉积型循环物质，它从岩石中经风化和开矿释放出来，最终又沉积在海底转化为新的岩石。气体型循环和沉积型循环虽然各有特点，但都受能量流动的驱动并都依赖于水的循环。

1. 水循环　水和水循环对于生态系统具有特别重要的意义。水中携带着大量各种化学物质周而复始地循环，极大地影响了各类营养物质在地球上的分布。水的主要循环路线是从地球表面通过蒸发进入大气圈，同时又不断地从大气圈通过降水而回到地球表面。每年地球表面的蒸发量和降水量是相等的，但陆地的降水量大于蒸发量，而海洋的蒸发量大于降水量，因此陆地每年都将多余的水通过江河源源不断地输送给大海，以弥补海洋大量的亏损。生物在全球水循环中所起的作用很小，虽然植物在光合作用中要吸收大量的水，但通过呼吸和蒸腾作用又将大量的水送回大气圈。

每年降到陆地上的水约有1/3又以地表径流的形式流入海洋。地表径流能够溶解和携带大量营养物质，将它们从一个生态系统搬运到另一个生态系统，这对补充某些生态系统营养物质的不足起着重要作用。由于水总是从高处向低处流动，所以高地往往比较贫瘠而低地比较肥沃，如沼泽地和大陆架就是这种最肥沃的低地，也是地球上生产力最高的生态系统之一。

2. 碳的全球循环　碳对生物和生态系统的重要性仅次于水，它构成生物体干重的49%。碳分子独一无二的特性就是可以形成一个长长的碳链，这个碳链为各种复杂的有机分子（蛋白质、脂质、糖类和核酸等）提供骨架。碳不仅构成生命物质，还构成各种非生命化合物。地球上最大量的碳被固结在岩石圈中，其次是在化石燃料中，仅煤和石油中的含碳量就相当于全球生物含碳量的50倍。在生物学上有积极作用的两个碳库是水圈和大气圈（主要以CO_2的形式）。植物通过光合作用从大气中摄取碳的速率和通过呼吸作用将碳释放给大气的速率大体相等。二氧化碳是含碳的主要气体，也是碳参与全球循环的主要形式。碳循环的基本路线是从大气圈到植物和动物，再从动植物通向分解者，最后又回到大气圈。在这个循环路线中，大气圈是碳的储存库（以CO_2的形式）。

除了大气圈以外，碳的另一个储存库是海洋，其含碳量是大气圈含碳量的50倍，它对调节大气圈的含碳量起着非常重要的作用。在植物光合作用中被固定的碳主要是通过生物呼吸又以CO_2的形式回到大气圈。此外，非生物的燃烧过程（如煤、石油的燃烧以及森林失火等）也使大气圈中的CO_2含量增加。

CO_2在大气圈和水圈之间的界面上通过扩散作用而互相交换，如果大气圈中的CO_2发生局部短缺就会引起一系列的补偿反应，水圈中溶解态的CO_2就会更多地进入大气圈。同样，如果水圈中的碳酸氢根离子（HCO_3^-）在光合作用中被植物耗尽，也可及时从大气圈中得到补充。总之，碳在生态系统中的含量过高或过低，都能通过碳循环的自我调节机制而得到调整并恢复到原来的平衡状态。在大气圈和水圈之间，每年大约要相互交换 1 000 吨 CO_2。在陆地和大气圈之间，碳的交换大体上也是平衡的。森林是碳的主要吸收者，森林也是地球最主要的生物碳库，相当于目前地球大气圈含碳量的 2/3。

3. 氮循环　氮是构成生命蛋白质和核酸的主要元素，因此它与碳、氢、氧一样在生物学上具有非常重要的意义。在各种元素的生物地球化学循环中，氮的循环是最复杂的，其循环功能极为完善。虽然氮在大气圈中的含量远远高于 CO_2，但氮（N_2）却不能直接被植物利用，生物也从不会以氮气的形式排放氮废物。

就全球来讲，活生物体内的含氮量是最少的和微不足道的，大约只占全球氮量的 6×10^{-6}。由于大气成分的 79% 是氮气，所以大气圈是氮的最重要的储存地点，也是氮进行交换的主要场所。大气中的氮气只有被固定为无机氮化合物（主要是硝酸盐和氨）才能被植物所利用。虽然有物理化学和生物两种固氮法，但其中以生物固氮法最为重要。据估算全球每年的生物固氮量是 5.4×10^7 吨，约为物化固氮量的 7 倍。此外，人类每年约合成氮肥 3.0×10^7 吨，这也是一个不小的数量。

根瘤菌可将氮气转化为能被植物利用的氨，而植物蛋白质中的氮又可直接被吃植物的动物所利用，而动植物死后又可被分解者所利用。溶解在水中的氨或铵可以被植物吸收或进一步经过硝化作用形成硝酸根（NO_3^-），然后再被植物的根吸收。硝化作用的反过程是反硝化作用（也称脱氮作用），反硝化作用是在无氧条件下由反硝化细菌和真菌完成的，可将硝酸盐等较复杂的含氮化合物转化为 NO、N_2O 和 N_2，其中最重要的终结产物是分子氮。这个过程具有重要的生态学意义，氮就是通过这个过程从大气到植物到动物再到微生物，最后又回到大气圈，从而完成一次循环。

四、生态系统的自我调节及生态平衡

（一）生态系统的反馈调节

任何一个能够维持其功能正常运转的生态系统必须依赖外界环境提供输入（太阳辐射能和营养物质）和接受输出（热、排泄物等），其行为经常受到外部环境的影响，所以生态系统是一个开放系统。生态系统并不是完全被动地接受环境的影响，在正常情况下即在一定限度内，其本身都具有反馈功能，能够自动调节，逐渐修复与调整因外界干扰而受到的损伤，维持正常的结构与功能，保持其相对平衡状态。因此，它又是一个控制系统或反馈系统。

当生态系统的某一成分发生变化时，它必然引起其他成分出现一系列的相应变化，这些变化又反过来影响最初发生变化的那种成分，即一个成分或其部分的改变可以影响其他成分的改变，而后者的改变又可对原先的改变进行影响和修正。这称为反馈（feedback）。

反馈分为正反馈和负反馈。正反馈（positive feedback）指生态系统中某一成分的变化引起其他一系列变化，这些变化反过来加剧最初发生变化的成分所发生的变化，使生态系统远离平衡状态或稳态。负反馈（negative feedback）指生态系统中某一成分的变化引起其他一系列变化，这些变化反过来抑制和减弱最初发生变化的那种成分的变化，使生态系统达到或保持平衡或稳态。例如某年风大，吹起沙土，掩埋和摧毁掉很多植被，草场上的植物长得差而稀疏，而以它们为食的牛、羊等为了生存，会取食平时它们不太食用的植物茎干、根系，这会加重对植物的伤害，使其恢复更难、时间更长，一有风来就会吹起更多的沙土，草场上的风沙会越来越大、越来越严重。这是一种正反馈。而在雨水较丰沛的地区，如果草场长得较好，会养活更多的牛、羊，而它们数量的增加会抑制草场的生长，同时也会促使以它们为食的捕食动物数量增加，从而反过来减少牛、羊的数量，又会使草场长势得以恢复。这是一种负反馈。

（二）生态平衡

由于生态系统具有负反馈的自我调节机制，所以在通常情况下，生态系统会保持自身的生态平衡（ecological equilibrium 或 ecological balance）。生态平衡是指生态系统通过发育和调节所达到的一种稳定状况，它包括结构上的稳定，功能上的稳定和能量输入、输出上的稳定。生态平衡是一种动态平衡，因为能量流动和物质循环总在不间断地进行，生物个体也在不断地进行更新。在自然条件下，生态系统总是朝着种类多样化、结构复杂化和功能完善化的方向发展，直到使生态系统达到成熟的最稳定状态为止。

大量事实证明，只要给予足够的时间并在外部环境保持相对稳定的情况下，生态系统总是按照一定规律向着组成、结构和功能更加复杂化的方向演进的。通常，在发展的早期阶段，系统的生物种类成分少，结构简单，食物链短，对外界干扰反应敏感，抵御能力小，系统比较脆弱而不稳定。随后，系统在长期的演化中，通过自然选择和生态适应，各种生物都占据一定的生态位，彼此间关系逐步协调而依赖紧密，并与非生物环境共同形成结构较为完整、功能较为完善的自然整体，外来生物种的侵入比较困难。此时，由于复杂的食物网结构使能量和物质通过多种途径进行流动，一个环节或途径发生了损伤或中断，可以由其他方面的调节所抵消或得到缓冲，不致使整个系统受到伤害。当生态系统演替并逐渐进入成熟时期时，生物种类多，食物链较长，结构复杂，功能效率高，对外界的干扰压力有较强的抗御能力，因而系统内部的稳定程度高。但是生态系统的这种自我调节功能是有一定限度的，当外来干扰因素如火山爆发、地震、泥石流、雷击火烧，以及人类修建大型工程、排放有毒物质、喷洒大量农药、人为引入或消灭某些生物等超过一定限度时，生态系统的自我调节功能本身就会受到损害，从而引起生态失调，甚至导致发生生态危机。生态危机是指由于人类盲目活动而导致局部地区甚至整个生物圈结构和功能的失衡，从而威胁到人类的生存。生态平衡失调的初期往往不容易被人类所觉察，而一旦出现生态危机，就很难在短期内恢复平衡。

第二章同步练习

（严玉平　徐　雷　郭盛磊）

第三章　气候与中药资源

第三章课件

影响中药资源分布与生长的气候环境因素复杂多样，包括气候、光照、温度、水分、大气、地形以及小气候等。一方面，各种气候环境因子及其变化规律对中药资源的生长发育、产量和品质的形成具有一定的生态影响；另一方面，中药资源在长期的进化过程中对不同的生态因子产生适应性。了解气候因子对中药资源的生态作用及中药资源的生态适应性，对于中药资源的保护、野生抚育与栽培生产具有重要意义。

第一节　气候与中药资源分区

我国国土辽阔，北起北纬 53° 左右（黑龙江省漠河附近黑龙江江心），南达北纬 4° 左右（南沙群岛曾母暗沙），南北跨度近 50°，距离达 5 500 余公里。如以大陆（包括海南岛）为准，我国南北延伸也达 35° 之多。在东西方向上，我国西起东经 74° 左右（帕米尔高原），东至东经 135° 左右，东西相距 61°，跨越 5 200 多公里。我国陆疆达 2 万多公里，海疆亦长约 2 万公里。我国领土面积约 960 万平方公里，占全球陆地面积的 1/15 左右，占亚洲面积的 1/4，仅次于俄罗斯、加拿大，居世界第 3 位。由于我国国土面积大，经度和纬度的跨度很大，因此气候十分复杂。

一、中国的气候特征

我国的气候有三大特点：大陆性季风气候显著、雨热同期和气候复杂多样。

（一）大陆性季风气候显著

我国绝大多数地区一年中风向发生着规律性的季节更替，这主要是由我国的地理位置和海陆资源配置所决定的。由于陆地的热容量较海洋小，所以当太阳辐射减弱或消失时，大陆又比海洋容易降温，因此大陆温差比海洋大，这种特性我们称之为大陆性季风气候。由于大陆和海洋热力特性的差异，冬季严寒的亚洲内陆形成一个冷性高气压，东方和南方的海洋上相对成为一个热性低气压，高气压区的空气要流向低气压区，就形成我国冬季多偏北风和西北风；相反夏季大陆热于海洋，高温的大陆成为低气压区，凉爽的海洋成为高气压区，造成我国夏季盛行从海洋向大陆的东南风或西南风。我国的大陆性季风气候特点可以概括为：①大多数地方冬季寒冷干燥，夏季暖热多雨；②与同纬度其他地区比，冬温偏低，夏温偏高，气温年较差大；③降水的季节变化和年际变化较大。

（二）雨热同期

夏季，我国各地得到的太阳光热多；且由于大陆来的风带来干燥气流，海洋来的风带来湿润空气，所以我国的降水多发生在偏南风盛行的夏半年 5～9 月。因而夏季我国除高原、高山外，高温期与多雨期一致，水热配合好。

（三）气候复杂多样

我国多种多样的温度带和干湿地区是气候复杂多样的重要标志。自北向南有寒温带、中温带、暖温带、亚热带、热带和独特的青藏高寒区。从沿海向内陆有湿润地区、半湿润地区、半干旱地区和干旱地区等。而水热配合类型多又增添气候的复杂多样性。如中温带中又有中温带湿润地区、中温带半湿润地区、中温带半干旱地区、中温带干旱地区，气候类型十分复杂。我国地形复杂多样，山脉纵横，气候垂直变化显著，更增添我国气候的复杂性。复杂多样的气候为各种动植物中药资源的生长提供有利的条件。

二、气候分区

中国位于亚欧大陆的东部和中部以及太平洋的西岸，处于中纬度和低纬度地带，大部分地区属亚热带和温带，少部分属于热带。根据中国综合自然条件的重大差异，中国的自然区域可分为东部季风区域、西北干旱区域和青藏高寒区域 3 个大区。区域是中国综合自然特征分区的广域概念。中国 3 个十分广阔的自然区域是中国自然条件不均衡性的综合表现，简而言之，东部湿润，西北干旱，青藏高寒。结合不同地区的具体气候特征，我国可以进一步划分为 7 个不同的气候区域。

（一）东北寒温带、温带区

东北寒温带、温带区（简称东北区）是中国纬度最高、气候最冷的一个自然区域，也是中国最东部的地区，地理位置显著地向海洋突出。由于海洋季风的影响，给东北带来较多的降水量和较长的降水季节。由于气温较低，尽管蒸发微弱、降水量不是十分丰富，湿度仍较高，比邻近的华北区湿润得多。本区属寒温带、温带季风气候。其气候基本特征是冬季寒冷而漫长；夏季及春季温暖、湿润而短促，地表干燥而多风沙天气；秋季风速较春季小，可形成持续数日之久的晴朗而温暖的天气。降水集中在夏季，大部分地区的平均年降水量为 400～700mm，长白山地区东南侧可达 1 000mm。全区分布较广的地带性土壤有寒温带的漂灰土、温带的暗棕壤、黑土和黑钙土等。

（二）华北暖温带区

华北暖温带区（简称华北区）西邻青藏高原，东濒黄海、渤海，北面与东北区和内蒙古区相接，南界以秦岭北麓、伏牛山、淮河与华中地区接壤。华北区地处中纬度地带，介于温带和亚热带之间，具有暖温带大陆性季风气候特征。其气候基本特征是区域内四季分明，夏季气温较高而多雨；冬季较长，气温寒冷而干燥，盛行西北风；春季干旱，多风沙；秋季天高气爽，但持续时间较短。本区的降水量少于东北区，但降水比东北区集中，降水量从沿海向西北方向递减，而年平均温度则由北向南递增。这是本区中药资源种类由北向南逐渐复杂的主要原因。暖温带落叶阔叶林区的地带性土壤为褐色土和棕色森林土，黄土高原上则分布有黑垆土。除石质山地外，本区的地表覆盖物质主要是黄土，这是华北区自然地理的基本特色。本区西高东低，明显地分为山地、丘陵和平原三部分。山地分布于北部和西部，有很多高山，如太行山、沂蒙山、泰山、华山、五台山、雾灵山等，高度平均超过海拔 1 500m，有些超过 3 000m，其中秦岭主峰太白山的海拔达 3 767m，是中国东部第一高峰。丘陵分布在本区东部，包括辽东丘陵和山东丘陵。西部和东部之间的广阔地带为中国最大的华北大平原以及经渤海延伸到东北的辽河平原。

（三）华中亚热带区

华中亚热带区（简称华中区）大约介于秦岭淮河与南岭之间，西起青藏高原东侧，东及东南沿海，主要包括长江中下游流域、浙江全省、福建大部和两广北部。本区气候温暖而湿润，是中国热量条件优越、雨水丰沛的地区。其气候基本特征是冬季气温虽较低，但并无严寒，没有明显的冬季干旱现象；春季相对多雨；夏季则高温高湿，降水充沛；秋季天气凉爽，常有干旱现象；冬、夏季交替显著，具明显的亚热带季风气候特点。这种温寒适宜、雨热同季的气候特点，对喜温、好湿的药用植物的生长和发育极为有利。本区的主要地带性土壤是红壤与黄壤，以及山地黄棕壤；本区的地貌类型较多，山地、丘陵、高原、平原交错分布，总的特点是西高东低，大致可分为高山、中山和平原三部分。地势较高的山地多分布在西部，包括秦巴山地等，大部分海拔为 2 000～3 000m。中部和南部的大别山地、江南丘陵和南岭山地等除个别山峰海拔达 2 000m 以上外，多数在 1 000m 左右。长江中下游平原的洞庭湖、鄱阳湖、太湖一带水网交错，湖泊星布。广西北部还有独特的岩溶地貌。

（四）西南亚热带区

西南亚热带区（简称西南区）位于华北、华中、华南和青藏地区之间，西南部毗邻缅甸，包括秦巴山地、四川盆地、云贵高原及部分横断山地等。本区属中国地形的第三阶梯，具复杂的山原地貌，地势起伏较大，多数地区海拔为 1 500～2 000m，最高峰超出 5 000m（如玉龙雪山达 5 596m）；最低为长江河谷，在 300m 以下。本区内的云南、贵州、四川三省的山地面积均占全省的 70%～80%。

本区多数地方春季气温略高于秋季，表现出一定的大陆性，大部分地区的平均年降水量为 1 000mm 左右，一般分布规律是东部多于西部，但最西边界处的迎西南季风坡降水量也很丰富。本区的地带性土壤为黄壤、红壤和黄棕壤。

（五）华南亚热带、热带区

华南亚热带、热带区（简称华南区）位于中国最南部，北界与华中、西南两区接壤；南面包括南海和南海诸岛，与菲律宾、马来西亚、文莱等国隔海相望；西南界是中国和越南、老挝、缅甸等国的边界。本区属热带、亚热带季风气候，高温多雨，冬暖夏长，干、湿季节比较分明，水热资源丰富。平均年降水量一般为 1 200～2 000mm，居全国之冠。地带性土壤由南到北以砖红壤、赤红壤为主，其次有红壤、黄壤、石灰土、磷质石灰土等。本区以山地、丘陵为主，间有盆地（谷地）、台地、平原，东部地势西北高、东南低，主要山脉有十万大山、大容山、云开大山、戴云岭等。

（六）内蒙古季风和干旱过渡区

内蒙古季风和干旱过渡区（简称内蒙古区）区域狭长，它处于东北季风区向西北干旱区过渡的区域。全区总体具有降水量少而不匀、寒暑变化剧烈的显著特点。冬季漫长而寒冷，多数地区冷季长达 5 个月到半年之久，其中 1 月最冷；夏季温热而短暂，多数地区仅有 1～2 个月，部分地区无夏季，最热的月份在 7 月。气温变化剧烈，冷暖悬殊。降水量受地形和海洋远近的影响，自东向西由 500mm 递减为 50mm 左右；蒸发量则相反，自西向东由 3 000mm 递减到 1 000mm 左右。与之相应的气候带呈带状分布，从东向西由湿润、半湿润区逐步过渡到半干旱、干旱区。本区晴天多、阴天少，日照时数普遍都在 2 700 小时以上，长时达 3 400 小时。冬春季多风六，年平均风速在 3m/s 以上，蕴藏着丰富的光热、风能资源。

（七）西北干旱区

本区域地处中温带至暖温带，由于远离海洋，暖湿气流甚少进入内陆，因而形成干旱特征。干旱（包括半干旱）地区是我国的三大自然区域之一，占全国土地总面积的 30%（其中干旱区占 21.4%，半干旱区占 8.6%），在行政区划上包括新疆、宁夏、内蒙古 3 个自治区的全部以及甘肃、青海、陕西、山西、河北等省的部分地区。本区从东到西，由半干旱区过渡到干旱区，在中药资源分布上也有一定变化。荒漠上中含砂砾甚多，含盐量也高，土壤中的有机质含量甚低，在其周围可出现荒漠草原。

号称“世界屋脊”的青藏高原，北起昆仑山，南至喜马拉雅山，西自喀喇昆仑山，东抵横断山脉，幅员辽阔，地势高亢，土地面积在 250 万平方公里以上，约占全国土地总面积的 1/4，是我国低纬度地区的独特自然区域。

青藏高原的海拔一般超过 4 000m，比周围的平原、盆地高出 3 000m 以上，许多山峰海拔在 6 000～8 000m，主峰珠穆朗玛峰海拔为 8 844.43m。青藏高原是世界上最高的高原。本区地势高，气候独特，空气稀薄，气压低，光照充足，是全国太阳辐射量最大的地区；气温低，温度年变化小，但日变化大，平均气温大多低于 5℃，冬季 1 月的平均气温多为 0～13℃，绝大部分地区即便在最热期日平均气温也在 10℃以下；干、湿季节分明，多大风，大部分地区的降水量为 50～900mm。总之，青藏高原寒冷而干燥，气候条件极为严酷。高原地表起伏不大，面积宽广，有大面积草原，但植物生长稀疏、种类不多；植株矮小、抗风，常成为垫状、莲座状、匍匐状，叶小而被绒毛。高原东部为亚热带常绿阔叶林或常绿与阔叶混交林区，南部与东部边缘，由于河谷海拔较低，热量丰富，植被出现亚热带和热带山地垂直结构。

巨大的青藏高原的高度超过对流层的一半以上，自然植被的分布与低海拔的水平地带性植被有很大区别，属垂直地带性的高寒植被类型。由于东南太平洋季风和西南印度洋季风首先到达高原东南部，高原上降水自东南向西北递减，因而植被又与同纬度的山地植被有明显区别。植被的大陆性（旱生性）也比同纬度的山地强烈。这种地带性可称为高原地带性，以区别于一般的水平地带性和山地垂直地带性。

三、气候对中国植被分布的影响

不同生物类群的分布取决于环境因素的综合影响，主要取决于气候条件，特别是热量和水分以及两者的结合作用。热量和水分同样是决定中药资源分布的两个主要因素。地球表面的热量随纬度位置而变化，水分则随距海洋远近以及大气环流和洋流特点递变，水分和热量的结合导致植物地理分布的形成。我国位于亚欧大陆东部和太平洋西岸，向西深入欧亚大陆内部，但由于我国西部有青藏高原的存在，在一定程度上破坏了高空西风环流，以及受该环流影响的气候系统，因而对我国植被的地理分布产生了强大影响，使其具有与同纬度其他地区不同的“三向地带性”分布特点。

（一）中国植被纬度地带性分布

植被分布的纬度地带性系因气温的差异造成的，以东部湿润地区较为显著，自北向南依次出现下列植被：①寒温带针叶林，主要分布在我国最寒冷的大兴安岭北部地区，本地带永冻层广布，是我国的重要林区；②温带针叶阔叶混交林，主要分布在长白山地和小兴安岭，本地带亦是我国的重要林业基地；③暖温带落叶阔叶林，主要分布在辽东半岛及华北的山地丘陵，本地带适宜发展暖温带果木林；④北亚热带常绿阔叶、落叶阔叶混交林，主要分布于长江以北，秦岭、淮河以南的低山丘陵区，是落叶阔叶林和常绿阔叶林的过渡类型，兼有我国南北树种成分；⑤中亚热带常绿阔叶林，主要分布在江南丘陵和台湾山区坡地、云贵高原中北部和四川盆地的南缘地区，是我国珍贵用材、经济和孑遗树种最集中的地区；⑥南亚热带季风常绿阔叶林，主要分布在云南、广西和广东三省区南部及福建东南、台湾中南部地区；⑦热带季雨林、雨林，主要分布在海南、广东、广西、云南、台湾南部以及西藏南部地区，典型的植被类型为热带季雨林、热带雨林、珊瑚岛热带常绿林和红树林，本地带是我国发展热带作物的重要基地。

西部内陆腹地受强烈的大陆性气候的影响，由于青藏高原的隆起，从北至南出现的一系列东西走向的巨大山系打破原有的纬度地带性，因此自北向南的变化为温带荒漠、半荒漠带→暖温带荒漠带→高寒荒漠带→高寒草原带→高寒山地灌丛草原带。

（二）中国植被经度地带性分布

植被分布的经度地带性从沿海到内陆，因水分条件的不同，使植被类型在中纬度地区出现森林 - 草原 - 荒漠的更替，称为植被相性。这种经度地带性分布规律在秦岭、淮河以北的温带、暖温带地区表现较为显著，自东向西有：①温带森林草原、草甸草原，主要分布在东北平原东部台地平原上，草原的季相变化明显，在丘陵区的阴坡一般为落叶阔叶林，显示森林带向草原过渡的特点；②暖温带森林草原，主要分布在黄土高原；③温带干草原，主要分布在内蒙古高原东南部、鄂尔多斯高原东部与黄土高原西北部；④荒漠草原，主要分布在内蒙古高原西部、阴山山地西段，西至贺兰山西麓；⑤荒漠，主要分布在阿拉善高平原、河西走廊、准噶尔盆地等温带荒漠带和噶顺戈壁、塔里木盆地等暖温带荒漠带，以及柴达木盆地。

（三）中国植被垂直分布规律

地形地貌的变化会导致各生态因子的重新分配与组合，随着海拔高度的上升，气温将逐渐下降，降水量会增加。一般认为，海拔升高 100m 以上，相当于纬度向北移 1°，在高山、中山山地上会出现不同温度带的气候条件，分布着不同类型的药用植物与动物，在不同高度的层次上形成有规律的垂直分布带。这也就是在地处北纬 25° 左右的云贵高原分布着大量温带药用动植物的重要原因。

植被分布的垂直地带性表现为从山麓到山顶，由于海拔的升高，出现大致与等高线平行并具有一定垂直幅度的植被带，表现出有规律的组合和顺序更替。植被的水平地带性（纬度地带性与经度地带性的总称）与植被的垂直地带性是通过基带相联系的。

我国的山地植被垂直分布带谱大致可分为东部湿润区和西北部干旱区两大类型。在东部湿润区，山地植被垂直带由于受到海洋性季风的影响，各类森林植物占有优势，高山植被则以低温 - 中生的灌丛和草甸植物为代表。山地植被垂直带谱的系列特点取决于山地所处的纬度或水平植被带，带谱的结构从北向南趋向复杂，层次增多。例如黄山位于中亚热带地区，其山体植被垂直带的变化与山体所处的纬度开始自南向北植被的纬度地带性变化规律相对应。黄山植被垂直带谱如下：500～1 100m 为常绿阔叶林；900～1 250m 为常绿落叶阔叶混交林；1 200～1 500m 为落叶阔叶林；1 400～1 750m 为山地矮林和山地灌丛；1 600～1 840m 为山地草甸。

西北干旱区山地植被垂直分布带谱不同于湿润区植被垂直带谱的结构和性质。森林植物在干旱区山地植被中通常居于次要地位，甚至全然消失，而以旱生的草原或荒漠占据主要地位，即使在高山植被中也带有明显的干旱气候烙印，一般说，气候愈干燥，山地植被垂直分布带谱愈趋于简化。如天山北坡山地的植被垂直分布大致如下：500～1 000m 为荒漠带；1 000～1 700m 为山地荒漠草原和山地草原带；1 700～2 700m 为山地针叶林带；2 700～3 000m 为亚高山草甸带；3 000～3 800m 为高山草甸、高山垫状植被和终年冰雪带。

四、中药资源分区

对于绝大多数中药资源而言，气候是决定其分布的主要生态因子。换言之，当某种中药资源的生态主导因子不明确时，人们通常以实际产地对其进行分区和认识。在自然区划的基础上，我国的中药资源划分为东北区、华北区、华东区、西南区、华南区、内蒙古区、西北区、青藏区以及海洋区 9 个中药区。

（一）东北区

本区包括黑龙江省的大部分地区、吉林省和辽宁省的东半部及内蒙古自治区的北部。地貌上包括大、小兴安岭和长白山地区，以及三江平原。本区是我国最寒冷的地区，热量资源不够充足，大部分地区属于寒温带和中温带的湿润与半湿润地区。全区覆盖以针叶林为主的森林，覆盖率达 30%。

全区的中药资源有 2 000 余种，其中植物类 1 700 种左右，动物类 300 多种，矿物类 50 余种。特点是野生的种群数量大，蕴藏量丰富。野生资源有人参 *Panax ginseng*、五味子 *Schisandra chinensis*、黄檗 *Phellodendron amurense*、刺五加 *Acanthopanax senticosus*、大三叶升麻 *Cimicifuga heracleifolia*、朝鲜淫羊藿 *Epimedium koreanum*、北细辛 *Asarum heterotropoides* var. *mandshuricum*、北乌头 *Aconitum kusnezoffii*、木通马兜铃 *Aristolochia manshuriensis*、平贝母 *Fritillaria ussuriensis*、龙胆 *Gentiana scabra*、芍药 *Paeonia lactiflora*、槲寄生 *Viscum coloratum*、牛蒡 *Arctium lappa*、桔梗 *Platycodon grandiflorus*、地榆 *Sanguisorba officinalis* 以及黑熊 *Ursus thibetanus*、中华林蛙 *Rana temporaria chensinensis*、梅花鹿 *Cervus nippon* 等，蕴藏量分别占全国同品种蕴藏量的 50% 以上。其中，人参、黑熊、梅花鹿、中华林蛙等已建立种植及家养基地。

（二）华北区

本区包括辽宁南部、河北中部及南部、北京市、天津市、山西省中部及南部、山东省、陕西省北部和中部，以及宁夏回族自治区中南部、甘肃省东南部、青海省、河南省、安徽省及江苏省的小部分。地貌上西北高，东南低，夏季较热，冬季寒冷，大部分地区属于暖温带。植物种类以华北植物区系为主，森林植被是以松、柏为主的针叶林和以栎树为主的阔叶林。

全区的中药资源有 1 800 余种，其中植物类约 1 500 种，动物类约 250 种，矿物类约 30 种。野生资源中较丰富的有北苍术 *Atractylodes chinensis*、远志 *Polygala tenuifolia*、柴胡 *Bupleurum chinense*、黄芩 *Scutellaria baicalensis*、知母 *Anemarrhena asphodeloides*、薯蓣 *Dioscorea opposita*、牛膝 *Achyranthes bidentata*、菘蓝 *Isatis indigotica*、山里红 *Crataegus pinnatifida* var. *major*、酸枣 *Ziziphus jujuba* var. *spinosa*、连翘 *Forsythia suspensa*、野葛 *Pueraria lobata*、侧柏 *Platycladus orientalis*、银柴胡 *Stellaria dichotoma* var. *lanceolata*、山茱萸 *Cornus officinalis*、玉竹 *Polygonatum odoratum* 等。栽培药材产量较大者有地黄 *Rehmannia glutinosa*、忍冬 *Lonicera japonica*、杏 *Prunus vulgaris*、蒙古黄芪 *Astragalus membranaceus* var. *mongholicus*、党参 *Codonopsis pilosula*、紫菀 *Aster tataricus*、菊 *Chrysanthemum morifolium*、栝楼 *Trichosanthes kirilowii*、珊瑚菜 *Glehnia littoralis*，以及近年得到飞速发展的栽培西洋参 *Panax quinquefolium* 等。动物药资源主要有东亚钳蝎 *Buthus martensii* 等。矿物类中药主要有龙骨、赭石、磁石、炉甘石及阳起石等。

（三）华东区

本区包括浙江省、江西省、上海市、江苏省中部和南部、安徽省中部和南部、湖北省中部和东部、湖南省中部和东部、福建省中部和北部，以及河南省及广东省的小部分。全区丘陵山地占 3/4、平原占 1/4，雨量较充沛，属于北亚热带及中亚热带，前者的植被为常绿落叶阔叶混交林，后者主要为常绿阔叶林。

全区有中药资源约 3 000 种，其中植物类 2 500 余种，动物类 300 余种，矿物类约 50 种。著名的道地药材资源有种植的“浙八味”：浙贝母 *Fritillaria thunbergii*、白术 *Atractylodes macrocephala*、白芍 *Paeonia lactiflora*、菊 *Chrysanthemum morifolium*、延胡索 *Corydalis yanhusuo*、麦冬 *Ophiopogon japonicus*、玄参 *Scrophularia ningpoensis* 和温郁金 *Curcuma wenyujin*。还有产于安徽的霍山石斛 *Dendrobium huoshanense*、宣州的贴梗海棠 *Chaenomeles speciosa*、铜陵的牡丹 *Paeonia suffruticosa*，江苏的茅苍术 *Atractylodes lancea*，江西清江的酸橙 *Citrus aurantium*，湖南平江的白术，福建的泽泻 *Alisma orientale* 和莲 *Nelumbo nucifera* 等。其他较著名的中药资源

还有薄荷 *Mentha haplocalyx*、山茱萸 *Cornus officinalis*、茯苓 *Poria cocos*、孩儿参 *Pseudostellaria heterophylla*、粉防己 *Stephania tetrandra*、海风藤 *Piper kadsura*、女贞 *Ligustrum lucidum*、栀子 *Gardenia jasminoides*、夏枯草 *Prunella vulgaris* 等。动物药资源有鳖 *Trionyx sinensis*、乌龟 *Chinemys reevesii*、蜈蚣 *Scolopendra subspinipes mutilans* 等。

（四）西南区

本区包括贵州省、四川省、云南省的大部分地区，湖北及湖南省西部、甘肃省东南部、陕西省南部、广西壮族自治区北部及西藏自治区东部。全区绝大部分为山地、丘陵及高原。属于北亚热带及中亚热带，前者的植被主要为常绿落叶阔叶混交林，后者则主要为常绿阔叶林。

本区自然条件复杂，生物种类繁多，为我国中药材的主要产地。全区有中药资源约 5 000 种，其中植物类 4 500 多种，动物类 300 多种，矿物类约 80 种，且有众多的道地药材资源。例如四川产的主要有乌头 *Aconitum carmichaelii*、川牛膝 *Cyathula officinalis*、麦冬 *Ophiopogon japonicus*、川芎 *Ligusticum chuanxiong*、川郁金 *Curcuma sichuanensis*、黄皮树 *Phellodendron chinense*、黄连 *Coptis chinensis*、三角叶黄连 *C. deltoidea*、暗紫贝母 *Fritillaria unibracteata*、川贝母 *F. cirrhosa*、大黄 *Rheum officinale*、重齿毛当归 *Angelica pubescens*、等；云南产的主要有木香 *Aucklandia lappa*、三七 *Panax notogineng*、云连 *Coptis teetoides*、当归 *Angelica sinensis*、天麻 *Gastrodia elata* 等；贵州产的主要有天麻、杜仲 *Eucommia ulmoides*、半夏 *Pinellia ternata*、吴茱萸 *Evodia rutaecarpa* 等。野生药材中占全国产量的 50% 以上的主要品种有茯苓、厚朴 *Magnolia officinalis*、胡黄连 *Picrorhiza scrophulariiflora*、猪苓 *Polyporus umbellatus*、天麻、半夏、川续断 *Dipsacus asperoides*、川楝 *Melia toosendan*、天冬 *Asparagus cochinchinensis*、冬虫夏草菌 *Cordyceps sinensis*、石斛及矿物药雄黄、朱砂等。动物药资源则有乌梢蛇 *Zoacys dhumnades*、穿山甲 *Manis pentadactyla* 及黑熊等。

（五）华南区

本区包括海南省、台湾省及南海诸岛、福建省东南部、广东省南部、广西壮族自治区南部及云南省西南部。本区大陆部分的地势为西北高、东南低，气温较高，湿度大，属南亚热带及中亚热带，植被为南亚热带常绿阔叶林、热带季雨林以及赤道热带珊瑚岛植被。

全区有中药资源近 4 000 种，其中植物类 3 500 多种，动物类 200 多种，矿物药 30 种左右。区内多道地南药，著名的有广藿香 *Pogostemon cablin*、巴戟天 *Morinda officinalis*、钩藤 *Uncaria rhynchophylla*、肉桂 *Cinnamomum cassia*、槟榔 *Areca catechu*、诃子 *Terminalia chebula*、降香 *Dalbergia odorifera*、千年健 *Homalomena occulta*、胡椒 *Piper nigrum*、荜茇 *Piper longum*、白木香 *Aquilaria sinensis*、安息香 *Styrax tonkinensis*、儿茶 *Acacia catechu*、越南槐 *Sophora tonkinensis*、姜 *Zingiber officinale*、砂仁 *Amomum villosum*、益智 *Alpinia oxyphylla*、高良姜 *Alpinia officinarum*、草果 *Amomum tsaoko*、山柰 *Kaempferia galanga*、草豆蔻 *Alpinia katsumadai*、郁金、姜黄 *Curcuma longa*、蓬莪术 *C. phaeocaulis*、马钱 *Strychnos nux-vomica*、檀香 *Santalum album*、丁香 *Eugenia caryophyllata*、胖大海 *Sterculia lychnophora*、鸦胆子 *Brucea javanica*、金毛狗脊 *Cibotium barometz*、使君子 *Quisqualis indica* 以及大量引种的爪哇白豆蔻 *Aomum compactum* 等。动物药资源有蛤蚧 *Gekko gecko*、银环蛇 *Bungarus multicinctus* 及穿山甲 *Manis pentadactyla* 等。

（六）内蒙古区

本区包括黑龙江省中南部、吉林省西部、辽宁省西北部、河北及山西省北部、内蒙古自治区中部及东部。地势东部有山脉及平原，中部有山脉及高坝，南部地势也高，而北部则为大草原。大部分地区冬季干燥寒冷，而夏季凉爽。本区的北部及西部植被以蒙古植物区为主，东部及南部则有华北及长白山区系成分。

全区有中药资源 1 200 余种，其中药用植物 1 000 余种，绝大部分为草本植物。著名的道地药材资源有野生及栽培的蒙古黄芪 *Astragalus membranaceus* var. *mongholicus*、膜荚黄芪 *A. membranaceus*，产量占全国黄芪产量的 4/5 左右；其他产量较大的有草麻黄 *Ephedra sinica*、黄芩、甘草 *Glycyrrhiza uralensis*、芍药 *Paeonia lactiflora*、防风 *Saposhnikovia divaricata*、知母、远志、条叶龙胆 *Gentiana manshurica*、郁李 *Prunus humilis*、水烛香蒲 *Typha angustifolia*、东方香蒲 *Typha orientalis*、桔梗、酸枣、苍术、柴胡 *Bupleurum chinense*、秦艽 *Gentiana macrophylla* 等。动物药资源主要有黑熊、梅花鹿以及饲养的乌鸡等。矿物类药材主要有石膏、芒硝、麦饭石、龙骨、白石英等。

（七）西北区

本区包括新疆维吾尔自治区、青海及宁夏回族自治区北部、内蒙古自治区西部以及甘肃西部和北部，本区内高山、盆地及高原相间分布，但高平原占绝大部分，沙漠及戈壁也有较大面积。本区日照时间长，干旱少雨，气温的日差较大。从北到南地跨干旱中温带、干旱南温带及高原温带。

全区有中药资源 2 000 余种，其中植物类近 2 000 种，动物类约 160 种，矿物类约 60 种。不少种类的中药资源蕴藏量较大，其中在全国占重要地位的有甘草、宁夏枸杞 *Lycium barbarum*、伊犁贝母 *Fritillaria pallidiflora*、红花 *Carthamus tinctorius*、罗布麻 *Apocynum venetum*、肉苁蓉 *Cistanche deserticola*、管花肉苁蓉 *C. tubulosa*、锁阳 *Cynomorium songaricum*、草麻黄 *Ephedra sinica*、新疆紫草 *Arnebia euchroma*、新疆阿魏 *Ferula sinkiangensis* 等，均有很大的产量。其他蕴藏量较大的中药资源还有天山雪莲 *Saussurea involucrata*、银柴胡 *Stellaria dichotoma* var. *lanceolata* 及沙棘 *Hippophae rhamnoides* 等。动物类药材主要有马鹿等。

（八）青藏区

本区包括西藏自治区的大部分、青海南部、四川西北部和甘肃西南部。本区海拔高，山脉纵横，多高山峻岭，地势复杂。气候属高寒类型，日照强烈，光辐射量大。植被主要有高寒灌丛、高寒草甸、高寒荒漠草原、湿性草原以及温性干旱落叶灌丛。

全区有中药资源 1 100 余种，多高山名贵种类。其中蕴藏量占全国 60%～80% 以上的种类有冬虫夏草、掌叶大黄 *Rheum palmatum*、胡黄连 *Picrorhiza scrophulariiflora*、甘松 *Nardostachys jatamansi*。其他还有天麻、川贝母 *Fritillaria cirrhosa*、羌活 *Notopterygium incisum*、云连 *Coptis teeta*、粗茎秦艽 *Gentiana crassicaulis*、匙叶翼首草 *Pterocephalus hookeri* 等。动物类中药资源主要有马麝 *Moschus sifanicus* 等。矿物类药材主要有石膏、云母、芒硝。

（九）海洋区

本区包括我国东部和东南部广阔的海岸线，以及我国领海海域各岛屿的海岸线，总面积达

420 万平方公里。海底的地貌由西北向东北倾斜；气候由北至南呈现逐渐由暖温带向亚热带再向热带过渡的特征。

本区蕴藏着十分丰富的药用生物，总数近 700 种，其中海藻类 100 种左右，药用动物类 580 种左右，矿物及其他类药物 4 种。主要的海洋中药资源有海带 *Laminaria japonica*、海蒿子 *Sargassum pallidum*、杂色鲍 *Haliotis diversicolor*、长牡蛎 *Ostrea gigas*、刺海马 *Hippocampus histrix*、尖海龙 *Syngnathus acus*，以及中药海螵蛸、海狗肾等。

第二节　光照因子

一、光的性质和变化

（一）光质

光是太阳辐射的表现形式，是由波长范围很广的电磁波组成的，主要波长范围为 150～4 000nm。光质是指光谱成分，可分成三部分：紫外光，波长为 20～400nm；可见光，波长为 400～760nm；红外光，波长 >760nm。上述 3 种光中，红外光和紫外光属于不可见光，而可见光指的是人眼可以看得见的光，可见光谱中根据波长的不同又可分为红、橙、黄、绿、青、蓝、紫 7 种颜色的光。在全部太阳辐射中，红外光占 50%～60%，紫外光约占 1%，其余的是可见光部分。由于波长越长，增热效应越大，所以红外光可以产生大量的热，地表热量基本上就是由红外光能所产生的。紫外光对生物和人有杀伤与致癌作用，但它在穿过大气层时，波长短于 290nm 的部分将被臭氧层中的臭氧吸收，只有波长在 290～400nm 的紫外光才能到达地球表面。可见光具有最重要的生态学意义，因为只有可见光才能在光合作用中被药用植物所利用并转化为化学能。在可见光谱中，波长为 760～620nm 的红橙光能够被叶绿素吸收，波长为 490～435nm 的蓝紫光能够被叶绿素和类胡萝卜素吸收，这部分光辐射称为生理有效辐射。由于药用植物主要吸收红光和蓝光，绿光几乎不被吸收，所以植物的叶是绿色的。

（二）光照强度

光照强度是一种物理术语，指单位面积上所接受可见光的光通量（能力）。光照强度影响药用植物的光合速率和干物质积累。进入一片叶子或一个药用植物群落的光不仅取决于它的波长（光质），还与它的振幅有关系（光照强度）。如果将光比作入射能量粒子流，那么它的强度就由粒子的含量（光子或光量）和到达单位叶面的光子速率所决定。

（三）光照时间与光周期

1. 光照时间　我国位于北半球，由于地球转动，使得我国不同区域的光照时间即日照时间长短存在差异。光照时间是指白昼的持续时数或太阳的可照时数。

2. 光周期　日照长短的变化是地球上最严格和最稳定的周期性变化，是生物节律最可靠的信号系统。许多药用植物的开花与昼夜的相对长度即光周期有关，并具有明显的季节性，同一药用植物品种在同一地区种植时，尽管在不同时间播种，但开花期都差不多；同一品种在不同纬度地区种植时，开花期表现为有规律的变化。研究表明，这些植物必须经历一定时间的适宜光周期后才能开花，否则就一直处于营养生长状态。光周期（photoperiod）是指一昼夜中的光照时数与黑暗时数的节律，一般以光照小时数表示。

光周期的发现，使人们认识到光不但为植物光合作用提供能量，而且还作为环境信号调节植物的发育过程，尤其是对成花诱导起重要作用。可见，药用植物引种驯化前，必须特别注意植物开花对光周期的需要。

（四）光的变化

1. 光质的变化　光质的变化在空间上表现为短波长光随着纬度的增加而减少，随着海拔的升高而增加；在时间上表现为冬季长波长光增多，夏季短波长光增多；在一天当中则表现为中午短波长光多，早、晚长波长光多。

2. 光照强度的变化　光照强度的变化主要表现在以下 4 个方面：①光照强度在赤道地区最大，随纬度的增加而逐渐减弱，低纬度的年光照强度为中高纬度的 1～3 倍。②山的坡向和坡度对光照强度也有很大影响。北半球的温带地区，山的南坡所接受的光照比平地多，而平地所接受的光照又比北坡多。同时，随纬度的增加，在南坡上获得最大年光照量的坡度也随之增大，但在北坡上无论什么纬度都是坡度越小光照强度越大。③在一年中，夏季的光照强度最大，冬季最小。在一天中，中午的光照强度最大，早、晚的光照强度最小。④光照强度随海拔高度的增加而增强，在海拔 1 000m 可获得全部入射太阳辐射的 70%，而在海拔 0m 的海平面却只能获得 50%。光照强度的变化造成分布在不同地区的生物在长期对光照条件的适应中，形成各自独特的生态学特性和发育特点，并对光照条件产生特定的要求。例如由于冠层吸收大量太阳辐射，光照强度在森林内将会自上而下逐渐减弱，使下层植物对太阳辐射的利用受到限制，并造成森林生态系统的垂直分层现象。

3. 光照时间的变化　光照时间的变化表现为在赤道附近，终年昼夜平分。在北半球从春分到秋分是昼长夜短，夏至昼最长；从秋分到春分是昼短夜长，冬至夜最长。在两极地区则半年是白天，半年是黑夜。表 3-1 是我国不同纬度的日照长度。从表 3-1 中可以看出，我国夏季的日照

表 3-1　我国不同纬度的日照长度（小时）

地点	纬度	夏至			冬至	年变幅
		日出时间	日落时间	日照长度	日照长度	
齐齐哈尔	47°20′	3.47	19.45	15.98	8.27	7.71
长春	43°53′	3.56	19.24	15.68	8.94	6.74
沈阳	41°46′	4.12	19.24	15.12	9.08	6.04
北京	39°57′	4.46	19.47	15.01	9.20	5.81
南京	32°04′	4.59	19.14	14.55	10.03	4.74
昆明	25°02′	6.20	20.02	13.82	10.75	3.07
广州	23°	5.42	19.15	13.73	10.43	3.30
海口	20°	6.00	19.21	13.21	10.45	2.16
赤道	0°	6.00	18.00	12.00	12.00	0

时间总是多于 12 小时，而冬季的日照时间总是少于 12 小时。随着纬度的增加，夏季的日照长度也逐渐增加，而冬季的日照长度则逐渐缩短。高纬度地区的作物虽然生长期很短，但在生长季节内每天的日照时间很长，所以我国北方的作物仍然可以正常地开花结实。

二、光照对药用植物的生态作用

光照是重要的生态因子之一，其在地球上的时空分布是不均匀的，主要表现在光谱成分（光质）、光照强度和日照长度 3 个方面，对药用植物生长发育、形态建成、繁殖、生理、生态等方面起重要作用。药用植物长期生活在一定的光照环境中，形成对不同光照条件的适应特征，表现为不同的生态类型。

（一）光质对药用植物的生态作用

太阳辐射是一个连续光谱，药用植物生长发育是在全光谱下进行的。400 ~ 700nm 的可见光所携带的能量足以推动光合作用的光反应，又不会破坏有机分子，称为光合有效辐射（photosynthetically active radiation，PAR）或生理有效辐射。可见光中的绿光在光合作用中很少被吸收利用，而被叶片投射或反射，所以绿光被称为生理无效光。可见光以外的部分对药用植物也具有主要的生态作用，尤其是紫外光和红外光。不同光质对药用植物的光合作用、色素形成、向光性、形态建成、生理生化和次生代谢物合成等的诱导作用是不同的。不同光质对药用植物的生态作用如表 3-2 所示。

表 3-2　光质对药用植物的影响

波长范围 /nm	光质	对药用植物的影响
>1 000	远红外光	无特殊效应，一旦被吸收即转换成热量释放
1 000 ~ 720	红外光	吸收很少，对药用植物有伸长作用，能增加干重
720 ~ 610	橙红光	为强烈吸收光带，有强光周期效应，与叶绿体形成及叶片生长有直接关系，对叶肉及根的形成很重要
610 ~ 510	绿黄光	光合作用的弱活性带，光合效率低，对药用植物生长发育无明显影响
510 ~ 400	蓝紫光	叶绿体的强烈吸收光谱带和黄色素的吸收光谱带
400 ~ 310	长波紫外光	具有增厚叶片和抑制药用植物徒长的作用
310 ~ 280	紫外光	一定程度上可促进次生代谢物的合成，过量对药用植物造成损伤
<280	紫外光	对植物有致死作用

光质可以控制植物生长和组织分化。如红光可以打破植物种子的休眠，促进种子萌发，抑制茎伸长，促进分蘖；远红外光使种子保持休眠状态，促进茎伸长，抑制分枝；蓝光对植物生长有显著的抑制作用。通常在长波长光照下生长的植物节间较长，而茎较细；在短波长光照下生长的植物节间较短，而茎较粗。紫外线对植物的影响则表现在多个方面，可抑制植物徒长，促进果实成熟，提高蛋白质和花青素等的含量；强紫外线则对植物有致死效应。高山植物矮小，叶片厚，茎秆粗短，毛绒发达，与紫外线丰富有关。

目前，关于光质对药用植物种子萌发、生长发育、生理生化、次生代谢物等方面的影响的研究越来越多，但由于研究目的、处理方式、材料等的差异，结果也不一致。如红光有利于银杏植株的生长但抑制其黄酮和内酯类成分的积累，蓝光不利于生长但促进其黄酮和内酯类成分的积累；蓝光处理后三七种苗株高、茎粗、叶片数、主根直径、根长、根数、各部位生物量及总生物量、根冠比和根重比增加；红光有利于铁皮石斛种苗根系与苗高生长，蓝光有利于铁皮石斛种苗增粗与生物碱的积累，红蓝混合光有利于铁皮石斛叶绿素与多糖含量增加；不同光质处理对蒙古黄芪的研究表明，蓝光处理可促进蒙古黄芪根系生物量的积累，且多糖、黄酮、黄芪甲苷含量显著增加，而红光处理则抑制蒙古黄芪根系生物量和有效成分的积累；有关绞股蓝 *Gynostemma pentaphyllum* 方面的研究则表明，橙光和红光处理可促进其生长和总皂苷的积累。

（二）光照强度对药用植物的生态作用

植物光合能力的高低与其生长速度有着密切联系，净光合速度为 0 时的光照强度称为光补偿点。当光合有效辐射超过植物光合作用的光补偿点以后，光合速率随光照强度的增加而增加，当光照强度增加到一定时，光合速率不再增大，出现光饱和现象，此时的光照强度称为光饱和点。同种的不同个体、同一个体的不同发育阶段和处于不同位置的光合器官及不同生长环境下的个体，光补偿点、光饱和点等光合生理特征会有很大差异。

光照强度对药用植物的影响也因为植物种类的不同而表现出不同的结果。对于喜光药用植物而言，其生长随着光照强度的降低而受到抑制，表现为生物量下降。如对库页红景天 *Rhodiola sachalinensis* 的研究表明，随着光照强度减弱，其全株生物量、根生物量、根中的红景天苷含量和产量都显著降低。对于喜阴药用植物来说，适当的遮阴可以促进其生长和发育速度。如对水田七 *Schizocapsa plantaginea*、牛耳枫 *Daphniphyllum calycinum* 和凉粉草 *Mesona chinensis* 进行遮阴处理后，3 种药用植物的株高变长、茎粗和折干率降低。光照强度还可以调节药用植物次生代谢物的积累，但也因物种种类和自然生长环境中的光照强度不同而呈现出差异性。如催吐萝芙木 *Rauvolfia vomitoria* 粗根中的利血平含量与其光合能力之间存在一定的相关性，在遮阴与光抑制的条件下，生物碱的合成受到抑制；细根中的利血平含量在中等光照强度下最高；催吐萝芙木在 75% 光照强度下可实现最高的利血平产量；萝芙木在 20% 和 52% 光照强度下粗根中的利血平含量显著高于 75% 和 100% 光照强度下，与其光合能力成正比，萝芙木在 25%～52% 光照强度下可实现最高的利血平产量。黄檗幼苗在不同光照强度处理初期，茎外皮中的小檗碱含量差异不显著，在处理末期不同处理间呈现显著性差异，小檗碱含量随着光照强度的降低而降低；根中的小檗碱含量随处理时间进程逐渐升高，而在处理后期有下降趋势，全光照处理下小檗碱含量显著高于遮阴处理。在氮素供应量相同的情况下，蒲公英 *Taraxacum mongolicum* 叶片中的绿原酸含量随着光照强度的降低而降低。低光胁迫可显著促进甘草根中的甘草酸和甘草苷含量；喜树幼苗叶片的喜树碱含量随着遮阴程度的增加而增加，但严重遮阴时喜树碱含量降低；小豆蔻在栽培中需荫蔽才能生长良好，含油量也高。阳光充足地方的薄荷叶的腺毛密度多，挥发油含量高；而阳光不足时，薄荷含薄荷脑较多而薄荷酮较少。露天栽培的颠茄 *Atropa belladonna* 中的阿托品含量为 0.703%，而荫蔽条件下栽培的颠茄含量为 0.38%。晴天中午 12 时至下午 16 时青蒿素含量处于最高状态，表明光照强度大有利于青蒿素的合成。

（三）光照时间对药用植物的生态作用

光照时间对药用植物生长发育和分布有较大的影响。药用植物生长发育需要一定的日照时数，才能完成正常的生长发育、积累有效成分。一般情况下，如果日照不足，则药用植物的产量、有效成分含量受到限制。在一定地区和一定季节，日长和夜长在年际相对较为稳定，适生的药用植物只有在合适的昼夜交替环境中才能正常生长，完成种子萌发、植株开放、落叶休眠及次生代谢物积累等过程，具有明显的季节性，这与光的周期性变化有密切关系。植物对光周期的反应称为光周期现象，由于植物光周期现象对日照长度有着特殊要求，常常是限制药用植物自然迁移和扩展，也是有些药用植物在异地栽培的主要障碍。因此，药用植物南北引种时，尤其要注意被引种药用植物对光周期的要求。

光照时间与纬度、坡向、季节密切相关，如在一定范围内，随纬度的升高，日照时间相应延长。当光照强度适宜时，光照时间越长越有利于药用植物生长、次生代谢物合成与积累。如麻黄茎枝的生物碱含量随光照时间的延长而显著增加。对于黄芩，光照时间可提高关键酶活性，刺激酶基因表达，最终促进其次生代谢物合成。同时，对青蒿进行短日照处理，发现现蕾前期随着短日照处理天数的增加，青蒿素含量快速提高。8～10 月的日照时数对苍术挥发油的积累有显著影响，且对挥发油中不同组分的影响不同。穿心莲原产于热带雨林区，其总内酯含量与温度、日照条件有关，全日照条件下蕾期时叶总内酯较遮阴条件下高 10%～20%。洋地黄 *Digitalis purpurea* 通常生活在向阳处，光不仅对其种子萌发有促进作用，日照时间也可影响洋地黄生长期的长短。

三、药用植物对光的生态适应

（一）药用植物对光质的生态适应

在林下尤其是密林环境中，光谱中的蓝色成分较多，阴生环境下的药用植物叶片为了提高细胞捕捉光量子的效率，除了细胞中叶绿素的数量增多外，叶绿素中吸收蓝光能力强的叶绿素 b 数量也会增多。在高原、高山等紫外辐射强的地区，药用植物可通过黄酮类、酚类等次生代谢物的合成产生相应的保护效应，同时用于防御紫外线伤害的资源会增加，如增加表皮厚度、表皮腔中的鞣质含量和外表皮酚醛树脂含量等。此外，喜光、种子细小的药用植物其种子都具有在远红外光丰富的环境中保持休眠的特性。

（二）药用植物对光照强度的生态适应

药用植物对光照强度的反应因种类不同而存在差异，根据药用植物对光照强度适应的生态类型，可分为喜光药用植物、喜阴药用植物和耐阴药用植物。

1. 喜光药用植物　指在强光照环境中生长健壮，而在弱光或荫蔽环境中生长发育不良的药用植物类型。此类型对光照需求的最低限度为全光照的 10%～20%，光补偿点为全光照的 3%～5%。喜光药用植物的光补偿点、光饱和点、光合速率和代谢速率都较高，要求全光照，通常生长在旷野、阳坡等光照充足的地区。常见的喜光药用植物有甘草、黄芪、白术、杜仲、薏苡 *Coix lacryma-jobi* var. *ma-yuen*、芍药、山茱萸、党参、红花、薄荷、檀香、补骨脂 *Psoralea corylifolia*、木瓜、栀子、决明 *Cassia obtusifolia* 等。

2. 喜阴药用植物　喜阴药用植物指在较弱的光照条件下比在强光下生长良好的药用植物类型。此类型药用植物可在全光照 2% 的条件下正常生长，光补偿点不超过全光照的 1%。喜阴药用植物的光补偿点、光饱和点、光合速率和代谢速率都较低，通常生长在林下、潮湿背阳等弱光照的地区。常见的喜阴药用植物有三七、人参、西洋参、半夏、细辛、黄连、砂仁、白豆蔻等。

3. 耐阴药用植物　耐阴药用植物是指在全光照条件下生长最好，尤其是成熟植株，但也能忍受适度的荫蔽或其幼苗可在较荫蔽的环境中生长的药用植物类型。此类型药用植物对光照具有较广的适应能力，既能在全光照条件下生长，也能在较荫蔽的地方生长，只是不同药用植物的耐阴性不同。常见的耐阴药用植物有郁金、姜黄、桔梗、黄精 *Polygonatum sibiricum*、肉桂等。

药用植物对光照强度的生态适应主要表现在以下几个方面。

（1）形态适应：喜光药用植物和喜阴药用植物在植株生长状态、茎叶等形态结构上有明显的区别。喜光药用植物叶片小而厚，叶子排列稀疏，角质层发达，表明具蜡质或绒毛，细胞较小，细胞壁较厚，排列紧密，细胞间隙小，单位面积上气孔多，叶脉细密而长，叶肉细胞强烈分化，栅栏组织较发达，而海绵组织不发达。喜光药用植物通常茎较粗，节间短，分枝也多，细胞壁厚，木质部和机械组织发达，维管束数目较多。喜阴药用植物与喜光药用植物刚好相反，枝叶茂盛，没有角质层或很薄，气孔与叶绿素比较少，茎通常细长，节间较长，分枝较少，茎的体积较大，细胞壁薄，木质化程度低，机械组织不发达，维管束数目较少。同种药用植物的同一个体上，不同部位的叶片对光照的耐受能力也会表现出差异性。

（2）光合特性：在自然光照下，处于不同生态环境中的同种药用植物其光合能力存在差异，光饱和点不同，表明药用植物可以通过改变光合特性来适应相应的外界环境，以捕获更多的光能来完成其生命活动。

（3）生理特性：处于不同光照环境中的同种药用植物，叶绿素含量会存在差异以适应环境的变化。同时，相同生境中，灰绿色药用植物与黄绿色药用植物的光饱和点与光补偿点不同。前者对光响应相对较快，饱和光合速率较高，但光补偿点和光饱和点低于黄绿色药用植物。

（4）生化特性：药用植物可通过生化物质调节以适应新环境，主要包括游离脯氨酸、可溶性糖、可溶性蛋白等渗透调节物质；超氧化物歧化酶（SOD）、过氧化氢酶（CAT）、过氧化物酶（POD）、谷胱甘肽还原酶（glutathione reductase，GR）、抗坏血酸过氧化物酶（ascorbic peroxidase，APX）和丙二醛（MDA）等细胞保护酶和脂质过氧化酶；赤霉素（GA）、生长素（IAA）、脱落酸（ABA）、乙烯等植物内源激素；生物碱类、酚类、黄酮类、萜类等多种次生代谢物。

（三）药用植物对光周期的生态适应

根据药用植物花芽形成对光周期的响应，可将药用植物分为短日照药用植物、长日照药用植物和中间型药用植物。

1. 短日照药用植物　是指只在日照长度短于一定时数时才能开花的药用植物，或在连续光照下也开花但被短日照促进的药用植物，如菊花、苍耳 *Xanthium sibiricum*、裂叶牵牛 *Pharbitis nil*、紫苏 *Perilla frutescens* 等。这类药用植物如果适当地缩短光照或延长黑暗，可提早开花；相反，如果延长光照或缩短黑暗，可推迟开花或不能开花。短日照药用植物一般在秋、冬季开花。

2. 长日照药用植物　是指只在长日照开花的药用植物或开花被长日照促进的药用植物，如牛蒡、紫菀、凤仙花 *Impatiens balsamina*、莨菪 *Hyoscyamus niger*、木槿 *Hibiscus syriacus* 等。这类药用植物如果适当地延长光照，可提早开花；相反，如果缩短光照，则推迟开花或不能开花。长日照药用植物一般在春季开花。

3．中间型药用植物　是指不受日长控制，只要生活周期达到开花成熟状态即可开花的药用植物，如千里光 *Senecio scandens*、栀子、蒲公英等。这类药用植物的开花对日照长度要求的范围很广，一年四季都能开花。

短日照药用植物和长日照药用植物只有在短于或长于某一定日长时才能开花，这一日长称为临界日长。不同药用植物临界日长不同。长日照药用植物开花的临界日长不总是长于短日照药用植物的临界日长。因此，区分短日照、长日照药用植物不是根据它们的绝对临界日长，而是取决于它们是超过还是短于临界日长才开花。

在每日和每季都在变化的环境中，药用植物能否生存下去取决于能否成功地利用有利时机，避开不利环境。生长在地球上不同地区的药用植物在长期适应和进化过程中表现出生长发育的周期性变化。在太阳辐射变化中，日照长度的变化最稳定和最显著，而植物对昼夜长短发生反应的现象称为光周期现象（photoperiodism）。药用植物的开花、休眠和落叶，以及鳞茎、块茎、球茎等的形成都受昼夜长度的调节。药用植物对光照时间的适应性主要表现在其与光周期特性的关系上。

（1）药用植物的地理起源和分布与光周期特性：光周期决定药用植物的地理分布和生长季节，而药用植物对光周期的反应类型是对自然界的光周期长期适应的结果。低纬度地区的日照时间较短，一般分布短日照药用植物；高纬度地区植物的生长季节是长日照条件，多分布长日照药用植物；而中纬度地区日照介于两者中间，因此长日照、短日照药用植物共存。在同一纬度地区，长日照药用植物多在日照时间较长的春末和夏季开花，如蕺菜 *Houttuynia cordata*、夏枯草等；而短日照药用植物则多在日照较多的秋季开花，如菊花等。

（2）药用植物与光周期诱导：对光周期敏感的药用植物只有在经过适宜的日照条件诱导后才能开花，但是这种光周期处理并不需要一直持续到花芽分化。药用植物在达到一定的生理年龄时，经过适宜的光周期处理，以后即使处于不适宜的光周期下，仍能保持这种刺激的效果而开花，称之为光周期诱导。药用植物的光周期诱导因种类差异而不同，如苍耳、日本牵牛等只要 1 个短日照的光周期，而红叶紫苏和菊花等短日照药用植物需要 12 天；毒麦 *Lolium temulentum* 等要求 1 个长日照的光周期，而莨菪、胡萝卜 *Daucus carota* 等需要多日。

（3）光周期诱导在药用植物中的应用：通过人工光周期诱导，可以①加快药用植物良种繁育、缩短育种年限，如进行杂交育种时，可人为地缩短光照，使开花整齐，以便于有性杂交；花期不育的药用植物可以通过人工控制光周期，使雌、雄亲本同时开花；短日照药用植物可以在海南加快繁育种子；长日照药用植物可以夏季在黑龙江，冬季在云南繁育种子，一年内繁殖 2～3 代。②调控花类药材的采收时间，如短日照药用植物菊花在自然条件下秋季开花，给予遮光等缩短光照时间，使其提前至夏季开花；长日照植物金银花进行人工延长光照时间处理，可提早开花。③促进以营养体为主的药用植物的产量，如原产于热带或亚热带的长日照叶用药用植物引种至温带，可提前至春节播种，利用夏季的长日照促进营养生长，提高叶的产量；短日照茎用药用植物南种北用可推迟开花，促进茎的生长，提高产量和质量。

第三节　温度因子

温度是植物生长发育的重要环境因子之一，植物的生理生化反应必须在一定的温度条件下才能进行。当温度升高时，生理生化反应加快；温度降低时，生理生化反应减速；温度过高或过低都会导致植物生长发育受阻，甚至死亡。另外，温度的变化会导致湿度、土壤肥力等其他环境因子的变化，从而间接影响植物生长发育。

一、温度及其变化规律

地球上的温度是多变的，造成温度变化的原因很多，大致可以从以下方面来分析。

（一）温度在空间上的变化

1．纬度　随着纬度增高，太阳高度角减小，太阳辐射量随之减少，温度也逐渐降低。一般纬度每增高 1°（约 111km），年平均气温下降 0.5～0.9℃（1 月为 0.7℃，6 月为 0.3℃）。我国领土辽阔，最南端为北纬 3° 59′，最北端为北纬 53° 32′，南北纬度相差 49° 33′，因此我国南北各地的太阳辐射量和热量相差很大。另外，随着纬度增加及季节不同，昼夜长短变化较大，冬季昼短夜长，夏季昼长夜短，高纬度地区所接受的太阳辐射变化较大，致使温度的变幅增加。

2．海陆位置　我国位于欧亚大陆东南部，东邻太平洋，南近印度洋，西面和北面是广阔的大陆，因之气候受大陆、大洋的影响非常显著，形成气候复杂多样和大陆性季风气候显著的特征。冬季盛行偏北风，夏季盛行偏南风，四季分明，雨热同季。每年 9 月到次年 4 月间，干寒的冬季风从西伯利亚和蒙古高原吹来，由北向南势力逐渐减弱，形成寒冷干燥、南北温差很大的状况。夏季风影响时间较短，每年的 4～9 月暖湿气流从海洋上吹来，形成普遍高温多雨、南北温差很小的状况。

复杂多样的气候使世界上的大多数动植物都能在我国找到适宜生长的地方，动植物资源非常丰富。

3．海拔高度　海拔高度是影响温度变化的一个重要原因。随着海拔升高，虽然太阳辐射增强，但由于大气层变薄、大气密度下降，导致大气逆辐射下降，地面有效辐射增多，因此温度下降。一般海拔每升高 100m，气温下降 0.5～0.6℃。北京市海拔 52.3m，年均温为 11.8℃，最冷月均温为 −4.7℃；而处于相同纬度的五台山海拔 2 894m，年均温为 −4.2℃，最冷月均温为 −19℃。

4．地形特征　我国是个多山的国家，地形复杂多样，导致气候复杂多变。我国的天山、秦岭、阴山、南岭等东西走向的山系往往造成南北暖、冷气团运动的障碍，它们削弱冬季风的南侵，也阻碍夏季暖湿气流的北上，对季风有特殊的作用。这种作用也影响热量传递和湿润状况的地区分配，对气候形成和自然环境地带性的划分起到很大的作用。山体的不同坡向热量分配不均，北半球南坡接受的太阳辐射量高，空气和土壤温度比北坡高，土壤温度则表现为西南坡比东坡、南坡高，这是因为西南坡散发的热量少，用于土壤和空气增温的热量较多造成的。山体的不同坡向因所得的热量不同，也影响植物的分布。生长于温暖、干燥、低海拔的植物向山上扩展时，其分布最高点在阳坡；而生长在高海拔、冷湿环境中的植物，其最低分布界线在北坡或谷地。封闭谷地和盆地的温度变化有其独特的规律。

封闭盆地和谷地的温度变化较独特。在封闭的山谷中，白天由于受热强烈，热空气难以输出，致使谷中白天的气温远比周围山地的高，如河谷城市南京、武汉、重庆为我国的三大“火炉”城市。在夜间，因地面辐射冷却，近地面形成一层冷空气，冷空气密度较大，顺山坡向下沉降聚于谷底，而将暖空气抬高至一定高度，形成气温下低上高的逆温现象。有人将前者称为“霜穴”或“冷湖”，后者称为“暖带”。暖带是喜暖植物栽种的安全带，而霜穴处容易发生低温危害。

（二）温度在时间上的变化

温度在时间上分周期性变化和非周期性变化两大类。周期性变化是指由地球自转和公转所引起的气温变化，在时间上以一天（昼夜变化）和一年（季节变化）为周期。非周期性变化在时间上没有周期性变化那么有规律，可以发生在一天或一年的任何时间，多由气团的交替、空气的平流所引起，表现为气温的突然升高或降低。在中纬度和高纬度地区多发生非周期性气温变化，如我国江南3～4月的“倒春寒”和10月的“小阳春”就是典型的例子。

1．昼夜变化　温度在一天之内有一个最高值和最低值，最高值和最低值之差称为气温的日较差或日温振幅，它代表气温在一天之内的变化。气温的最低值发生在将近日出时，日出之后气温升高，在13～14时达到最高值。

气温日较差的大小因纬度、季节、海陆和天气状况不同而异。由于太阳高度角的日变幅随纬度的升高而减小，所以气温日较差一般随纬度的升高而减小。在热带平均为12℃，温带为8～10℃，极地只有3～4℃或更低。日较差在夏季最大，冬季最小；晴天比阴天大。气温日较差还受海拔影响，其数值随海拔的升高而减小，在海拔2 000m以上为1～2℃或更低。

2．季节变化　在地球绕太阳公转的过程中，太阳高度角在一年内有规律地变化，这是形成一年四季温度变化的原因。根据一年中气候冷暖、昼夜长短的有节律的变化，将一年分为春、夏、秋、冬四季。我国的大部分地区一般是春季温暖，昼夜长短相差不大；夏季炎热，昼长夜短；秋季与春季相似；冬季则寒冷，昼短夜长。但由于各地的纬度、海陆位置、地形和大气环流等条件不同，气候也就表现得很复杂。因此，历法上的季节（3～5月为春季，6～8月为夏季，9～11月为秋季，12月至次年2月为冬季）在全国很难统一，目前一般用温度作为划分季节的标准。

与昼夜变化的道理相同，温度在一年内有一个最高值和最低值。一年中最热月与最冷月的平均气温之差称为气温的年较差。气温的年较差也是温度季节变化的一个重要指标。

二、温度对药用植物的生态作用

药用植物只能在一定的温度范围内进行正常的生长发育。植物生长和温度的关系存在“三基点”——最低温度、最适温度、最高温度。超过两个极限温度范围，植物的生理活动就会停止，甚至全株死亡。了解每种药用植物对温度适应的范围及其与生长发育的关系，是确定其生产分布范围、安排生产季节、制订作物布局和种植制度的重要依据。

（一）药用植物的温度适应型

药用植物种类繁多，对温度的要求也各不相同。依据药用植物对温度的不同要求，可将其分为4类：

1．耐寒药用植物　一般能耐 −2～−1℃的低温，短期内可以忍耐 −10～−5℃的低温，最适同化作用温度为15～20℃。如人参、细辛、百合、平贝母、大黄、羌活、五味子、小根蒜 *Allium macrostemon*、石刁柏 *Asparagus officinalis* 及刺五加等。特别是根茎类药用植物在冬季地上部分枯死，地下部分越冬仍能耐0℃以下，甚至 −10℃的低温。

2．半耐寒药用植物　通常能耐短时间 −2～−1℃的低温，最适同化作用温度为17～23℃。如萝卜 *Raphanus sativus*、菘蓝、黄连、宁夏枸杞、知母及芥菜 *Brassica juncea* 等。在长江以南可以露地越冬，在华南各地冬季可以露地生长。

3．喜温药用植物　种子萌发、幼苗生长、开花结果都要求较高的温度，最适同化作用温度为20～30℃，花期气温低于10～15℃则不宜授粉或落花落果。如颠茄、枳壳、川芎、金银花等。

4．抗热药用植物　生长发育要求温度较高，最适同化作用温度多在30℃左右，个别药用植物可在40℃下正常生长。如槟榔、砂仁、苏木 *Caesalpinia sappan*、丝瓜 *Luffa cylindrica*、罗汉果 *Siraitia grosvenorii*、刀豆、冬瓜 *Benincasa hispida* 及南瓜 *Cucurbita moschata* 等。

药用植物生长发育对温度的要求因品种、生长发育的阶段不同而不同。一般种子萌发时期、幼苗时期要求温度略低，营养生长期对温度要求逐渐增高，生殖生长期要求温度较高。了解药用植物各生育时期对温度要求的特性，是合理安排播期和科学管理的依据。

（二）有效积温法则

年平均温度或时段平均温度不能反映年或时段温度的周期性变化和变差，所以往往用植物发育期间所需的温度总和——积温来表示植物对温度的要求。积温指标同时反映某一指标温度持续日数、温度强度两个因素，持续的时数愈长，温度愈高，积温愈大。

积温分为活动积温和有效积温两种。活动积温是指高于最低生物学有效温度的日平均气温的总和，通常是用日平均气温≥10℃持续期的积温作为衡量大多数作物热量条件的基本指标。有效积温即有效温度的总和，有效温度等于活动温度减去生物学最低温度。

有效积温法则最初是在研究植物发育时总结出来的。其主要含义是植物在生长发育过程中必须从环境摄取一定的热量才能完成某一阶段的发育，而且植物各发育阶段所需要的总热量是一个常数，因此可用公式 $N \cdot T = K$ 表示，其中 N 为发育周期即生长发育的时间，T 为发育期间的平均温度，K 是总积温（常数）。无论是植物还是变温动物，其发育都是从某一温度开始的，而不是从0℃开始的，生物开始发育的温度就称为发育起点温度（或最低有效温度），由于只有在发育起点温度以上的温度对发育才是有效的（C 表示发育起点温度），所以上述公式必须改写为：

$$N(T-C)=K \quad \text{式(3-1)}$$

$$T-C=\frac{K}{N}，\text{即 } T=C+\frac{K}{N} \quad \text{式(3-2)}$$

$$T=C+\frac{K}{N}=C+KV \quad \text{式(3-3)}$$

式中，V 是发育速率，它是发育时间（N）的倒数，所以 $V=1/N$。式（3-2）表示温度与发育历期呈双曲线关系，而式（3-3）表示温度与发育速度呈直线关系。

求 C 值和 K 值的简便方法是在两种实验温度 T_1 和 T_2 下，分别观察和记录两个相应的发育时间 N_1 值和 N_2 值，代入式（3-1），解方程即可。

有效积温法则的应用也有一定的局限性，如有效积温法则是以温度与发育速率呈直线关系为前提的，但事实上在最适温度的两侧生物发育速率均减慢；再如生物发育同时还受其他生态因子的影响，而有效积温法则只考虑温度这 1 个因子的影响；又如积温法则不能用于有休眠和滞育生物的世代数计算等。但这一概念的生态学意义不容置疑。通常，有效积温法则的实际应用可包括以下几个方面：①预测生物地理分布的北界。根据有效积温法则，一种生物分布所到之地的全年有效总积温必须满足该种生物完成 1 个世代所需要的 K 值，否则该种生物就不会分布在那里。②预测生物发生的世代数。用某地的年总积温 K 除以某种生物的发育周期 N，即得该生物的发生世代数。③可根据有效积温制定农业气候区划。根据不同作物所要求的有效积温不同，可以合理安排作物。应用积温预报农时。依据作物的总积温和当地节令、苗情以及气温资料就可以估算出作物的成熟收刈期，以便制订整个栽培措施。用有效积温预报农时远比其他温度指标和植物生育期天数更准确、可靠。

（三）植物的温周期现象

植物都生活在温度有日变化的环境中，除赤道地区外，植物也受季节温度变化的影响。植物对温度的这两种节律性变化敏感，而且只有在已适应的昼夜和季节温度变化的条件下才能正常生长，这一现象称为温周期现象。主要表现在：①变温影响种子萌发。多数植物变温下发芽良好，幼芽常能适应春季十几摄氏度的昼夜温差。②变温影响植物生长。植物生长要求一定的温差配合，多数植物在较大的昼夜温差下日增量较高。一定范围内，日温差越大，干物质的积累越多，产量也就越高，而且品质也越好，表现在蛋白质、糖分含量提高等方面。

1. 温度的昼夜节律　在自然界中，温度受太阳辐射的影响，存在昼夜之间及季节之间温度差异的周期性变化。一天中，最高气温在 14～15 时，而最低气温出现在日出前后。在北半球，气温日较差随纬度的增高而减小。

2. 温度的物候节律　在季节明显的地区，植物适应气候条件的这种节律性变化，形成与此相应的植物发育节律，称为物候。植物发芽、生长、现蕾、开花、结实、果实成熟、落叶与休眠等生长、发育阶段的开始和结束称为物候期。物候期受纬度、经度和海拔高度的影响。物候的纬度差异主要是由于南北温度的不同所导致的。例如北京、南京的纬度相差 7° 多，在 3～4 月桃李开始开花，先后相差 19 天。物候的经度差异主要由于气候的大陆性强弱不同所致。在海拔高的地方物候较迟，古诗写道“人间四月芳菲尽，山寺桃花始盛开”也是说明了这个道理。

药用植物的品质形成与温度等生态因子密切相关，在药用植物栽培上，也常根据其物候期来确定产品的采收期。我国劳动人民在长期采药中积累了丰富的经验，例如“正月茵陈二月蒿，三月四月当柴烧”“五月益母六月枯”“秋桔梗，冬沙参”等，都说明在药用植物的最佳采收期其药材的药效最好。又如浙贝母鳞茎中的生物碱含量百分率在 4 月上旬最高，绝对含量在 4 月以后随着鳞茎的增加而减少；地上部分的生物碱则 4 月下旬最高，以后便急速下降。薄荷含油量在开花盛期最高。野生白屈菜的生物碱含量在花芽形成时最高。水蓼 *Polygonum hydropiper* 的芦丁(rutin)含量在幼株茎部伸长前约等于全株干重的 9%，成熟后的枯枝含量却很低。根茎类植物如泽泻、黄连、人参、党参、沙参等一般在秋冬地上部分枯萎后或春季生长前，根部累积的有机物最丰富，有效成分含量最高。收获太早，有效成分还未全部转移到根部；收获过晚，则植物已消耗掉一部分养分，有效成分又降低。但甘草在开花前有效成分含量最高，甘草苷含量在生长初期为 6.5%，开花前为 10%，开花期为 4.5%，秋季(生长末期)仅 3.5%。花类药用植物如忍冬以花蕾期产量最高，干蕾重大，品质好；而开花后采收其品质迅速下降。因此，根据不同物候期与产品质量的关系，适时采收，才能保证产品优质、高产。

三、药用植物对温度的生态适应

长期生活在低温和高温环境中的植物通过自然选择，在形态、生理等方面表现出很多明显的适应。

(一)药用植物对温度的形态适应

形态适应是植物对温度适应的方式之一。北极和高山植物的芽及叶片常受到油脂类物质的保护。芽具芽鳞，植物体器官表面生有蜡粉和密毛，树皮有较发达的木栓组织，植物矮小并常呈匍匐状、垫状或莲座状。木本药用植物在冬季来临时往往发生落叶，如满山红；一年生草本植物在冬季来临之前完成生命周期，如紫苏；多年生草本植物具有块茎、鳞茎、根状茎等多种地下茎，如百合、玉竹、半夏。这种形态有利于保持较高的温度，减轻严寒的影响。植物对高温环境的形态适应主要指植物体形成适应高温环境的外部形态。比如有些植物体表具有密生的绒毛、鳞片，能够过滤一部分阳光；有些植物体呈白色、银白色，叶片革质发亮，能够反射一大部分阳光，使植物体免受热伤害；有些植物叶片垂直排列，使叶缘向光或在高温条件下叶片折叠，减少光的吸收面积；有些植物树干、根茎附生有很厚的木栓层，具有绝热和保护作用。生长在沙漠中的仙人掌类药用植物的叶片退化成针状，形成能够贮存大量水分的肉质茎，与其高温干旱的环境相适应(图 3-1)。

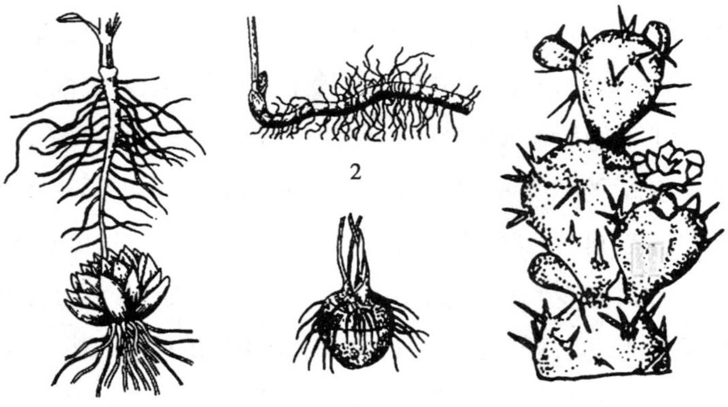

1. 百合(鳞茎)；2. 玉竹(根状茎)；3. 半夏(块茎)；4. 仙人掌(针叶)。

● 图 3-1　药用植物对温度的形态适应

（二）药用植物对温度的生理适应

生理适应是植物对温度适应的主要方式。生活在低温环境中的植物常通过减少细胞中的水分及增加细胞中的糖类、脂肪和色素等物质来降低植物的冰点，增加抗寒能力。同时，会增加对热量的吸收来提高植物体温度，例如极地和高山植物在可见光谱中的吸收带较宽，并能吸收更多的红外线；又如虎耳草 *Saxifraga stolonifera* 和十大功劳 *Mahonia fortunei* 等植物的叶片在冬季时由于叶绿素破坏和其他色素增加而变为红色，有利于吸收更多的热量。植物对高温的适应主要是降低细胞含水量，增加糖或盐的浓度，减缓代谢速率和增加原生质的抗凝结力；加快蒸腾作用以避免植物体因过热受害。

第四节　水分因子

水是生命之源，也是影响药用植物生存的重要生态因子，在生命活动的各个环节中发挥着极大的作用，对药用植物的品质形成至关重要。一般植物的含水量占组织鲜重的 70%～90%，不同药用植物对水分的要求不同，形成不同适应能力和适应方式的水分生态类型。

一、水分及其变化规律

水分是维持药用植物正常生活的必要条件之一。水主要通过不同形态、不同量以及持续时间长短 3 个方面的变化影响药用植物的生长、发育、繁殖和分布。

（一）水分的形态变化

不同形态的水是指液态水（雾、露、雨等）、固态水（霜、雪、冰雹等）和气态水（大气湿度）；不同的量是指降水量的多少、大气湿度的高低以及田间持水量的多少；持续时间长短是指降水、淹水、干旱等的持续时间。水分对植物生长在量上有最高、最适、最低三基点。

自然界中的水常因蒸发（包括植物蒸腾）将水汽送入大气，而大气中的水汽又以雨、雪等形式降落到地面，液态、固态、气态 3 种形态的水因空间和时间的不同，相互转化构成水循环。水循环是导致地球上各地区水分再分配的原因，降水量、蒸发量和径流量是水循环的 3 个重要环节，同时也是水量平衡的 3 个重要因素。

影响药用植物生态的水有降水、大气湿度和土壤水分。

降水是指当空气中的水汽处于过饱和状态时，水汽的过饱和部分就会发生凝结现象，从而形成液态水和固态水。雨对大部分地区来说是最重要的一种降水形式，雨对植物的影响与雨量多少及在四季的分配有关。除降水外，空气中的水汽也是药用植物得以利用的重要部分。空气中水汽含量的多少称为大气湿度。大气湿度的高低影响降水的多少，同时影响蒸发作用和植物的蒸腾作用。

（二）水分的空间变化

降水量的空间变化受地理纬度、海陆位置、地形、气流运动、天气系统等诸因素的影响。就全球范围水分循环总体来说，海洋和陆地的水量保持不变，达到平衡。大气环流对赤道及中纬度的降水造成有利条件，在赤道带上因雨水多而使陆地、海上的蒸发量都低于降水量；在北纬 20°～40° 的亚热带地区，因高气压环流而不利于降水形成，陆地上的降水少，蒸发也少，而海洋面上的蒸发量却远远大于降水量，这一带洋面所蒸发的水分一部分随气流带到赤道或者中纬度地区；在中纬度和部分极地区域的降水又多于蒸发；在高纬度地区，因温度低，空气中的含水量少，降水量和蒸发量都小。

我国降水呈现东南多、西北少的趋势，其主要原因是来自于东南方海洋上携带大量水汽的季风气流先经东南后到西北，水汽所经之处相继形成降水，随着水汽含量减少，降水强度也越来越小。对于我国的西部内陆地区来说，从太平洋上来的东南季风已经鞭长莫及，而来自于印度洋上的西南季风又被青藏高原所屏蔽，从而成为全国也是亚洲地区降水最少的区域。

受季风、海陆分布和地形的影响，我国各地区的降水量差异很大。全国降水量的自然分布自东南沿海向西北内陆减少，南方多于北方，山地多于平地，年等雨量线大致由东北至西南延伸。平均年降水量为 400mm 等雨线，沿大兴安岭西麓南下，经太行山麓向西南延伸至青海的同德、西藏的那曲和拉萨。此线以北和以西地区，基本上不受夏季湿润季风的影响，平均年降水量 <400mm。其中吐鲁番盆地的平均年降水量只有 20mm。此线以南和以东，普遍受夏季季风的影响，平均年降水量为 400～2 000m。其中黄河中下游和渭河流域在 500～700mm，东北大部分地区在 400～700mm，长江中下游地区在 1 000～1 400mm，台湾、广东、浙江、江西大部分地区在 1 500～2 000mm 以上，云贵高原除云南北部外其余地区为 1 000～1 500mm。蒸发量与降水量的地区分布恰好相反，西北干旱地区的年蒸发量（蒸发能力）较大，为 2 500mm 以上，东北地区约在 1 500mm，长江流域地区的年蒸发量一般只有 1 000～1 500mm，青藏高原、川西、云南大部分地区的年蒸发量都在 2 000mm 以上。

（三）水分的时间变化

单位时间内的降水量称为降水强度。我国的降水强度随季节不同差别也很大，一般是夏季降水量最多，约占全年降水量的一半，其次是春季和秋季，冬季降水量最少。全国夏季（6～8 月）的降水量占年降水量的 53.3%，冬季（12 月至次年 2 月）占 8.6%。夏半年（春分至秋分）和冬半年（秋分至春分）的降水量分别占年降水量的 78.5% 和 21.5%。

降水的季节分配在不同地区差异很大，北方雨季短，降水明显集中在夏季；南方雨季长，降水量全年分配较均匀。春季（3～5 月）的降水量，淮河流域至东南沿海占年降水量的 20%～30%；东北、华北、西北大部分以及西藏、云南等广大地区占 10%～15%。夏季（6～8 月）的降水量，长江以南地区一般占年降水量的 40% 以下；其他地区一般在 40% 以上。其中，华北、东北、内蒙古地区占到 60% 以上；西藏高原中北部约占 65%。秋季（9～11 月）的降水量，东北、华北、内蒙古等地以及淮河流域以南广大地区占年降水量的 10%～15%；宁夏、甘肃、陕西大部，四川以及云南等地占 20%～25% 以上。冬季（12 月至次年 2 月）的降水量，在我国大部分地区均不足年降水量的 10%。

降水除了有季节变化外，年际变化也明显，年际水分变化主要有平水年、丰水年和枯水年 3 种情况。其中，平水年的年径流量或降水量与多年的平均值相近，丰水年和枯水年的年径流量或降水量则分别大于和小于多年的平均值。

（四）植物个体和群落的水分平衡

植物个体的水分平衡包含的基本过程是水分吸收、水分运输和水分损失。在一定时间内，植物吸收的水的数量与蒸腾损失的水的数量之间的差值即为水分平衡（water balance），其值的大小表示系统（植物体）偏离平衡点的方向和大小。当根系的水分吸收不能满足叶的蒸腾需求时，水分平衡为负值，或称为负平衡；相反，当叶导度降低导致蒸腾作用减弱时，如果根系吸水没有变化，则水分平衡可能变为正值或称为正平衡。这种动态水分平衡是药用植物体内的水分调节机制和环境中的各生态因子间相互调节、制约的结果。植物的水分平衡表现出明显的日变化和季节变化特点。植物相对含水量（relative water content，RWC）变化常被用作水分平衡的指标，它是相对于饱和含水量的百分比。组织的水分饱和亏缺（water-saturated deficit，WSD）以及组织水势也可以反映出植物体的水分平衡状态。

植物群落的水分收支状况可以用水分平衡方程式来表示。假定大气降水（P）是群落唯一的水分输入，并且不存在侧向水分补给，群落内的植物有机体、枯萎落叶层以及土壤中贮存有一定的水分（ΔW），而群落的水分输出包括蒸散量（evapotranspiration，ET）、地表径流和地下渗漏（L），则水分平衡式就可表述为：

$$P=\Delta W+ET+L \qquad \text{式(3-4)}$$

在水分平衡方程式中，与植物群落特征直接相关的输出项是蒸散量，它是群落内的土壤蒸发量（evaporative，E）与群落本身的蒸腾量（T）之和。两者之间的比例（T/E）或者蒸腾量和蒸散量的比例（T/ET）代表着重要的生态学意义（Larcher，1997）。可以通过测定蒸腾、蒸发并计算（T/ET）来了解群落本身的生物学过程（蒸腾作用）对水分散失的贡献。植物群落的水分平衡基本上决定其所在生态系统的水分平衡，由于各气候区、植被区降水多少、蒸散强弱不同，地球上陆生植物群落的水分平衡状况存在显著性差异。

（五）土壤-植物-大气中的水分流动

在陆地生态系统中，植物凭借其发达的根系从土壤中吸取水分，水分进入根系后沿木质部向上运输，经过茎干到达叶中，最终通过气孔和角质层蒸腾到大气中，形成一个连续的水分运输体系，称为土壤-植物-大气连续体（soil-plant-atmosphere continuum，SPAC）。水分通过这个体系的数量和速度取决于土壤中水分的可利用性、根系吸收水分的能力、水分通过导管或管胞的运输能力、叶片导性或阻力的大小、空气中的水汽压差。

根据土壤的持水能力和水分移动情况，可将土壤水分分为重力水、毛管水和吸湿水3种状态。其中毛管水是药用植物最能利用的有效水分，它能保证根系吸水的不断补给，在生产上要尽量减少毛管水的无益损耗。影响根系吸水的主要因素是根系分布和吸水活力，改善土壤中的根系合理分布、增强根系吸水活力是提高土壤水分利用效率的主要途径。只要根对水分吸收不受阻碍，木质部的蒸腾流就随蒸腾强度的加大而提高。如果植物与大气间的水势梯度很低，木质部的水分移动也可通过渗透力来加以保持。水分在土壤、植物和大气之间虽形成一个连续的体系，但植物蒸腾的速度却只能在整个途径的气相部分被直接控制，土壤含水量或根对水的阻力发生变化，也只有通过气孔运动来间接影响蒸腾的速度。提高作物叶面积指数（leaf area index，LAI）可有效降低土壤蒸发占蒸散量的比例。

二、水分对药用植物的生态作用

水分在药用植物生命活动的各个环节中发挥极大的作用，影响药用植物生长发育、分布以及药用植物的产量和品质等诸多方面，主要体现在以下几个方面。

（一）水分在药用植物生命活动中的作用

水是原生质的主要成分，原生质的含水量一般在 80% ~ 90%；水使原生质呈溶胶状态，从而保证各种生理生化过程正常进行；水是光合作用的原料，直接参与光合作用、呼吸作用、有机物的合成和分解；水是植物对物质吸收和运输的溶剂；水能够维持细胞的紧张度，从而保持植物体的固有姿态；植物细胞的分裂和伸长都需要充足的水分；水具有很高的汽化热和比热容，能够维持植物体的正常体温；水能够软化种皮，增加其透性，使胚容易突破种皮；水可使种子中的凝胶物质转变为溶胶物质，促进种子萌发；水还能增加大气湿度，改善土壤和地表空气的温度，进而影响植物生长发育。

（二）水分对药用植物分布的影响

水分是制约药用植物分布的一个重要气象因子。从全球来看，各大陆的降水量分布基本上呈经度性变化，因此水对药用植物分布的影响也主要表现在群落分布的经度地带性。根据我国的降水特点，可明显地分为干旱和湿润两部分，其界限相当于 400mm 的年降水量等雨线。在东部湿润地区，降水量由南向北逐渐减少。界线东、西两侧的药用植物分布呈现明显不同的特征，此线以东主要受夏季季风影响大，降水较丰富，分布有我国绝大多数的栽培药用植物；以西的大部分地区受夏季季风影响很小，则属半干旱和干旱气候，分布有许多野生干旱药用植物，如甘草、麻黄等，它们主要凭借很长的根系利用地下水。其中甘草分布区的东部边缘与年降水量为 400mm 等雨线基本一致，在哈尔滨、长春和沈阳一线以西约 200km 处。

雨量的不同季节分配与药用植物分布也有一定关系。我国除台湾东北部外，全国均是雨热同期，主要属于夏雨型，降水量主要集中在夏季，特别是我国东南部是夏季风控制时间最长的地区，夏季降水量是世界上同纬度雨量较多的地区，因此引进地中海和美国西海岸冬雨型的植物往往不易成功，如月桂 *Laurus nobilis* 等。南方药用植物，尤其是常绿阔叶药用植物不能在我国华北地区越冬，除了因该地区冬季寒冷外，与冬季干旱也有密切关系。

雾、露、雪等降水形式对药用植物的分布可产生不同的影响。雾和露在干燥地区可被浅根系植物所利用，以补充土壤和空气中水分的不足。金钗石斛 *Dendrobium nobile* 等附生型药用植物主要分布于我国南方，与该地区湿润的气候密切相关。地表积雪可以保护药用植物越冬，而且可以提供大量的水分。如天麻当土壤温度长时间低于 −5℃时易发生冻害，所以多分布在温暖湿润的南方地区，但在东北高寒山区因为冬季有积雪覆盖，天麻也能安全越冬。

水分因子对药用植物分布的影响还取决于地形变化。在山地的一定高度范围内，降水量随海拔的升高而递增。在新疆，由于塔城、伊犁地区的降水量比周围其他地区高，因而贝母的种类较丰富，分布密度也高；在天山北坡中海拔地区（2 000m 左右）的年降水量较丰富，贝母的种类也较多；而在其他地区由于受大陆性温带沙漠气候的影响，降雨较少，因此种类很少，分布密度也很低。

（三）水分对药用植物产量的影响

水分是影响药用植物产量的至关重要的因素，只有满足药用植物的需水量，才能保证其正常生长发育，才能保证药用植物的产量。

药用植物的需水量是指生产 1g 干物质所需的水量，其受药用植物水分的消耗和干物质的积累两方面的制约。药用植物在不同的生长发育阶段对水分的需求量不同。总的来说，前期需水量少，中期需水量多，后期需水量居中。

药用植物的需水临界期对药用植物的产量形成起非常重要的作用，在这个时期药用植物对水分最敏感。药用植物从种子萌发到出苗期虽然需水量不大，但对水分很敏感，在临界期水分不足则会导致出苗不齐、缺苗；水分过多又会发生烂种、烂芽现象，对药用植物的产量有明显的影响，后期无法弥补。多数药用植物在生育中期需水较多，其需水临界期多在开花前后阶段，例如薏苡的需水临界期是孕穗期和抽穗期，在此时期如果缺水，叶片会向生殖器官抽取水分，从而阻碍幼穗分化、受精和胚胎发育，严重影响产量。药用植物的最大需水量一般是在繁殖期，这时要求有足够的土壤水分和大气湿度，因为这个时期药用植物生长旺盛、蒸腾面积大，同时花朵开放、花丝伸长、花粉散发、花粉管发育等生命活动都需要足够的水分。所以在此时期提高灌溉量，既能满足药用植物对水分的需求，还能增加叶片光合作用的强度，延长叶片寿命，从而大大提高光合生产率。

（四）水分对药用植物品质的影响

水分影响药用植物的各种生理代谢过程，制约次生代谢产物的生物合成，与药用植物的有效成分形成密切相关。

不同的药用植物对水分的需求不一样。据报道，人参的生长发育与土壤水分密切相关，当土壤的相对含水量为 80% 时，人参的光合速率高，参根增重快，生长健壮，药材品质好；当土壤的相对含水量在 60% 以下时，参根生长缓慢；土壤过湿（相对含水量为 100%）则出现烂根现象。菘蓝的叶和根在不同的水分条件下，其有效成分含量有明显差异，根中的靛玉红含量在土壤含水量为 45% 时最高，而在 90% 时最低；叶中的靛玉红含量在土壤含水量为 70% 时最高，而在 30% 时最低。土壤含水量在 55%～75% 时，生长在高山上的红景天其红景天苷含量最高。薄荷从苗期至营养生长期都需要一定水分，但进入开花期则要求较干燥的气候，若阴雨连绵或久雨初晴，都可以使薄荷油的含量下降至正常量的 75% 左右。

对陆生药用植物来说，水分过多对有效成分的形成是不利的，尤其是对生物碱的形成不利。金鸡纳树 *Cinchona ledgeriana* 在雨季不形成奎宁，在高温干燥条件下奎宁含量较高，而在土壤湿度过大的环境下含量就显著降低，甚至不能形成。欧莨菪 *Scopolia carniolica* 在干燥条件下阿托品含量可高达 1% 左右，而在湿润环境下只有 0.4% 左右。麻黄中的生物碱含量在雨季急剧下降，而在干燥的秋季上升到最高值。羽扇豆 *Lupinus micranthus* 种子和其他器官的生物碱含量在湿润年份较干燥年份少。另外，水分过多也影响其他代谢产物的形成。当归中的挥发油含量，甘肃武都为 0.66%，云南丽江为 0.50%，四川为 0.25%。武都属半干旱气候环境，武都当归长期生长于多光、干燥环境下，挥发油含量高；而四川当归生长在少光、潮湿环境下，挥发油含量较低。

另外，环境湿度对病原物的影响最大，大多数真菌的孢子必须在水中才能萌发，其中经气流传播的病原菌，湿度越高，对入侵越有利。南方的梅雨季节和北方的雨季病害发生普遍而且严重，少雨干旱的季节发病较轻或不发病。而存在于土壤中的病原物，湿度过高，影响氧气供应，对侵入不利。

三、药用植物对水分的生态适应

对于大多数药用植物来说，生境中的可利用水分与植物的吸水速度和植物蒸发力是不平衡的，不同的药用植物对水分的要求有很大差异。根据药用植物对水分的适应能力和适应方式，可将药用植物划分为水生、湿生、中生和旱生 4 种类型。

0301
药用植物的水分生态类型

（一）水生药用植物

生长在水中的药用植物称为水生药用植物。该类药用植物通常根的吸收能力很弱，输导组织简单，通气组织发达。由于水体与陆地环境差别很大，水体中光照弱，氧的含量很低，水生药用植物的根、茎、叶内形成一整套相互连接的通气组织系统，以适应缺少氧气的外界环境。如莲，气孔进入的空气能通过叶柄、茎的通气组织进入地下茎和根部的气室，形成一个完整的开放型通气系统，以满足地下各器官、组织对氧的需要；另一类药用植物如金鱼藻 *Ceratophyllum demersum*，属封闭式的通气组织系统，这个系统不和植物体外的大气直接相通，但可贮存由呼吸作用释放出来的二氧化碳，以供光合作用的需要，还贮存由光合作用释放出来的氧供呼吸用。药用植物体内存在大量通气组织能减轻体重，增加药用植物体积，特别是叶片的漂浮能力。

水生药用植物由于长期适应水中弱光、缺氧的环境，水下的叶片常分裂成带状、线状或者很薄，以增加对光线、无机盐和二氧化碳的吸收表面积。例如狸藻属 *Utricularia*、金鱼藻属 *Ceratophyllum*、狐尾藻属 *Myriophyllum* 植物沉没在水中的叶呈线状或带状；有些药用植物叶片非常薄，只有 1～2 层细胞，这不仅能增加受光面积，并且使水中的二氧化碳和无机盐类容易直接进入植物细胞内。异形叶型可作为水生药用植物叶片形态建成的一个典型例子，例如菱 *Trapa natans* 在同一植株上有两种以上类型的叶片，水面上的叶片执行光合作用的任务，而沉没在水下、高度分裂的叶片还能执行无机营养的使命。水中虽然光照很弱，但二氧化碳含量很高，约比大气中的二氧化碳高 700 倍，这多少能补偿水下光照强度的不足。

水生药用植物对环境和气候没有陆生药用植物那么敏感，主要是水生环境较陆地环境稳定得多，所以有些药用植物种类分布较为广泛，如芡 *Euryale ferox*、睡莲 *Nymphaea tetragona*、莲、泽泻、石菖蒲 *Acortw tatarinowii*、宽叶香蒲 *Typha latifolia* 等。另一些水生药用植物对环境有一定的选择性，如黑三棱属 *Sparganium* 主要生长在黄河以北，在南方的高山区或高原地带仅有少数种类。

水能溶解各种无机盐类，按照水中所含盐的成分和量的不同，可以将水体划分为海水和淡水。海水中的药用植物具有等渗透特点，因此缺乏调节渗透压的能力。淡水药用植物生活在低渗透的水环境中，必须具有自动调节渗透压的能力，才能保证其生存。

根据水生药用植物对水的深度适应性不同，可分为沉水药用植物、浮水药用植物和挺水药用植物。

1. 沉水药用植物　整个药用植物体沉没在水下，与大气完全隔绝，如海带 *Laminaria japonica*、甘紫菜 *Porphyra tenera*、海蒿子 *Sargassum pallidum*、羊栖菜 *Sargassum fusiforme*、螺旋藻 *Spirulina platensis*、金鱼藻、黑藻 *Hydrilla verticillata* 等。沉水药用植物是典型的水生药用植物，表皮细胞不具角质层、蜡质层，能直接吸收水分、矿质营养和水中的气体，这些表皮细胞逐步取代根的功能，根逐渐退化甚至消失，如狸藻、金鱼藻等。沉水药用植物长期适应弱光的结果和阴性药用植物很相似，叶绿体大而多，栅栏组织极度退化，皮层很大而中柱很小。沉水药用植物适应水中氧的缺乏，形成一整套的通气组织。此外，沉水药用植物无性繁殖比有性繁殖发达，有性繁殖的受粉过程是在水面或水面以上进行的。

2. 浮水药用植物　浮水药用植物的叶片都漂浮在水面。根据浮水药用植物在水下扎根与否又可划分为两类：完全漂浮的如菱、紫萍 *Spirodela polyrrhiza*、槐叶萍 *Salvinia natans*、满江红 *Azolla imbricata*、芜萍 *Wolffia arrhiza* 等；扎根的如睡莲、芡、莼菜 *Brasenia schreberi* 等。

浮水药用植物的气孔通常长在叶的上面，叶上表皮有蜡质，栅栏组织比较发达，但厚度常不及海绵组织，维管束和机械组织不发达，有完善的通气组织。

3. 挺水药用植物　植物的根和根状茎在水下土壤中，茎、叶露出水面，如水菖蒲、泽泻、莲、香蒲、芦苇等。挺水药用植物的外部形态很像中生药用植物，但由于根部长期生长在水中，具有发达的通气组织。

（二）湿生药用植物

湿生药用植物多生长在水边和潮湿的环境中，如沼泽、河滩、山谷等地，地下水在地表附近，或有季节性淹水。该类在潮湿环境中生长好，不能忍受较长时间的水分不足，是抗旱能力最小的陆生药用植物。水分缺乏将影响药用植物生长发育以致萎蔫。该类植物由于长期适应水分充沛的环境，蒸腾强度大，叶片两面均有气孔分布。根据环境的特点，湿生药用植物可以分为阳性湿生药用植物（强光，土壤潮湿）和阴性湿生药用植物（弱光，大气潮湿）两类。

1. 阳性湿生药用植物　主要生长在阳光充沛、土壤水分经常饱和的环境中，最典型的代表有毛茛 *Ranunculus japonicus*、半边莲 *Lobelia chinensis*、三白草 *Saururus chinensis*、鱼腥草、薄荷、薏苡、灯心草 *Juncus effusus* 等。这类药用植物虽生长在潮湿的土壤中，但由于土壤常发生短期缺水，特别是大气湿度较低时，因而这类药用植物的湿生形态结构不明显。叶片有角质层等防止蒸腾的各种适应结构，输导组织较发达。由于适应潮湿土壤的结果，根系不发达，没有根毛，根部有通气组织和茎叶的通气组织相连，以保证根部取得氧气。这些药用植物通常抗涝性强，根部通过通气组织取得游离氧，同时根系氧化能力强，能阻止铁离子进入根内。

2. 阴性湿生药用植物　是典型的湿生药用植物，主要分布在阴湿的森林下层，如热带雨林中的各种附生蕨类和附生兰科药用植物。这类药用植物或者由于叶片极薄，或者由于气生根外有根被，都能直接从空气中吸收水汽；还有一类阴性湿生药用植物，如各种海芋 *Alocasia macrorrhiza*、天南星 *Arisaema erubescens*、七叶一枝花 *Paris polyphylla*、八角莲 *Dysosma versipellis*、粗茎鳞毛蕨 *Dryopteris crassirhizoma*、井栏边草 *Pteris multifida* 等，它们生长在森林下层荫蔽湿润的环境中，由于所处的环境光照弱，大气湿度大，蒸腾弱，容易保持水分平衡。这些药用植物根系极不发达，叶片质地柔软，海绵组织发达，栅栏组织和机械组织不发达，防止蒸腾、调节水分平衡的能力极差。

（三）中生药用植物

中生药用植物对水的适应性介于旱生药用植物与湿生药用植物之间，多生长在水湿条件适中的陆地上。绝大多数陆生的药用植物均属此类，其抗旱与抗涝能力不强，原生质的黏性及弹性均小于旱生植物，故其耐高温及抗脱水能力均不如旱生植物。

由于环境中水分的减少，中生药用植物逐步发展和形成一整套保持水分平衡的结构与功能。其根系、输导系统机械组织和节制蒸腾作用的各种结构都比湿生药用植物发达，这样就保证能吸收、供应更多的水分；叶片表面具角质层，栅栏组织一般只有 1 层，比湿生药用植物发达，中生药用植物细胞的渗透压介于湿生和旱生药用植物，一般是 5～25 个大气压，能抵抗短期内的轻微干旱；中生药用植物的叶片虽有细胞间隙，但没有完整的通气系统，故不能在长期积水、缺氧的土壤上生长。中生药用植物如芍药、桔梗、白芷 *Angelica dahurica*、丹参、菊花、牛蒡、白术、地黄、浙贝母、延胡索、孩儿参等，它们的生产率很高，在保证合适的营养条件下均能获得高产。

（四）旱生药用植物

旱生药用植物在干旱的气候和土壤环境中仍能维持水分平衡和正常的生长发育，抗旱能力很强。这类药用植物在形态和生理上常发生变化，表现出特殊的适应性。在干热的草原和荒漠地区，旱生药用植物的种类特别丰富。根据形态、生理特征和抗旱方式不同，旱生药用植物可进一步分为真旱生、深根性和肉质药用植物。

1. 真旱生药用植物　这类药用植物一般叶面积小，叶表面常具有厚的毛茸，蒸腾强度较低。如麻黄叶片退化成不明显的小鳞片状，刺叶 *Acanthophyllum pungens* 叶片极度退化成针刺状，中亚苦蒿 *Artemisia absinthium* 叶面有较多的毛茸，这些都在一定程度上缩小了蒸腾面积。真旱生药用植物通常在叶片上设有减少蒸腾的防御结构，如叶表皮细胞角质层发达，叶表面密被厚绒毛，或有一层光泽的蜡质反射部分光线等。这类植物叶片栅栏组织多层、排列紧密，细胞孔隙少，海绵组织不发达，气孔数量多且大多下陷，并有特殊的保护结构。有些禾本科叶片有多条棱和槽，气孔深陷在沟内，干燥时叶缘向内反卷或由中脉向下叠合起来，能大大地降低蒸腾量。总之，减少水分的消耗是真旱生药用植物的主要特征之一。

真旱生药用植物的另一个特征是原生质渗透压高。淡水水生药用植物的细胞渗透压仅有 2～3 个大气压，中生药用植物的细胞渗透压一般不超过 20 个大气压，但真旱生药用植物可高达 40～60 个大气压，甚至可高达 100 个大气压。渗透压高保证根系能从含水量很少的土壤中吸收水分，而不至于水分从细胞中反渗透到干旱的土壤中。此外，真旱生药用植物在干旱的条件下能抑制碳水化合物和蛋白质分解酶的活性，保持合成酶的活性，从而使药用植物在干旱的条件下仍能进行正常的代谢活动。

2. 深根性药用植物　这类药用植物蒸腾强度一般较大，原生质不耐高温和脱水，但具有深根系，有的可深达地下水，增加吸水量，保证水分供应以维持水分平衡。深根性药用植物的根系生长速度很快，扩展范围既广又深，以增加和土壤的接触面及吸收表面积。例如生长在沙漠地区的骆驼刺，地上部分只有几厘米，而地下部分却深达 15m，扩展范围可达 623m。生长在高温干旱的荒漠、草原地区的深根性药用植物的多年生根外面包有一层很厚的木栓层外壳，土壤高温干旱时期能保护根系，防止失水变干，如甘草等。

3. 肉质药用植物　这类药用植物的茎或叶呈肉质，具有发达的薄壁组织，贮藏大量的水分，气孔少，角质层发达，蒸腾强度低，原生质黏性大，含束缚水多，能耐较高的温度。肉质药用植物由于本身储有水分，环境中又有充沛的光照和温度条件，因此在极端干旱的沙漠地区能长成高大的乔木。例如北美洲沙漠的仙人掌树高达 15～20m，可储水 2 吨以上。仙人掌科、景天科、大戟科、马齿苋科、石蒜科、百合科等都有肉质药用植物的代表。肉质药用植物的一个主要特点是面积相对于体积的比例很小，因而可以减少蒸腾表面积。它们中大多数种类叶片退化，由绿色茎代行光合作用，茎的外壁覆有很厚的角质层，表皮下面有多层厚壁细胞，气孔数量较少，大多数种类的气孔都深埋在坑沟中。这些结构特征都有利于减少水分的蒸腾。

肉质药用植物能在细胞中保持大量水分，其原因是含有一类特殊的五碳糖，这类五碳糖能提高细胞液的浓度，增强药用植物的保水性能，在极端干旱的条件下也不至于引起失水过多而萎蔫、干枯。

肉质药用植物有特殊的代谢方式，白天气孔关闭以减少蒸腾量，而夜晚大气湿度缓和时则气孔张开。夜间进行呼吸作用时，碳水化合物只分解到有机酸的阶段，白天在光照条件下二氧化碳才分解出来，作为光合作用的原料。

肉质药用植物虽具有很强的抗旱能力，但由于代谢特殊、生长缓慢，一般来说生产量很低。

第五节　大气因子

一、大气的组成及其生态作用

（一）大气的组成

大气由气体、水汽和一些固体杂质组成。干燥、洁净的空气其主要成分是氮气（占 78.09%）和氧气（占 20.95%）、二氧化碳（占 0.033%）、此外还有少量的氮氧化物、硫化物、惰性气体等。在大气圈的外层包围有臭氧层，臭氧层对阻挡太阳紫外线、保护地球上的生物免受紫外线的灼伤起关键作用。

大气的组成相对稳定，但地球表面空气中的各种成分含量会因地理、生态环境不同而有差异，特别是有些地区由于人类活动和工业生产造成局部空气污染，会对该地区植物的生长发育造成不良影响，甚至威胁其生存。

（二）二氧化碳的生态作用

含碳有机物是生命有机体组成的重要部分，它们都是直接或间接由绿色植物光合作用合成的，而 CO_2 是光合作用所需的原料之一。可见 CO_2 对植物生长发育有非常重要的意义。

1. 大气中 CO_2 的平衡　大气中约有 7 000 亿吨 CO_2，是 CO_2 的主要贮存库。大气中的 CO_2 含量并不是各处都一样的，在时间上也有日变化和年变化周期。在有植被覆盖的地段，当太阳升起时，植物光合作用开始，大气中的 CO_2 浓度迅速降低；中午前后，该植被顶层的浓度降为最低值；午后，随着光合作用逐渐减弱，CO_2 消耗减少，积累量相应增加；到日落时，光合作用停止，而呼吸作用仍在继续，CO_2 浓度逐渐升高；黎明前，大气中的 CO_2 浓度达最大值。CO_2 的年变化也很明显，春季和夏季是植物生长高峰期，光合作用旺盛，对 CO_2 的消耗量很大，致使大气中的 CO_2 浓度显著降低；到了秋、冬季，植物生长减慢，大气中的 CO_2 浓度上升。如在北纬 30° 以北地区，4 ~ 9 月是植物生长季节，大气中的 CO_2 含量要减少 3%。

地球上陆生植物每年通过光合作用能固定 200 亿 ~ 300 亿吨碳，森林起主要作用。气候和植被类型不同，对 CO_2 固定速率和净生产率的差异很大，热带雨林中的固定碳为 1 ~ 2kg/m^2，中纬度森林为 0.2 ~ 0.4kg/m^2，北极冻土地带和荒漠仅为 0.01 ~ 0.02kg/m^2。

植物除了光合作用以外，与动物和微生物一样还要进行呼吸作用，释放出 CO_2 返回大气中，动植物和微生物残体分解也会释放出 CO_2。

CO_2 的另一个贮存库是溶解在海洋中的 CO_2，每年溶入海洋中的 CO_2 约 1 000 亿吨。海洋植物的光合作用消耗一部分 CO_2，同时呼吸和有机物分解又释放出 CO_2，在海洋与大气的交界面上进行 CO_2 交换。海洋水体从大气中吸收 CO_2 的量取决于水体的温度，CO_2 在高纬度冷水体中的溶解度大于在热带水体中的溶解度，故寒冷海洋大量吸收大气中的 CO_2，并通过深层"寒流"流向热带地区，从而完成全球性水体和大气的 CO_2 循环。

由于工业生产，开采出的化石燃料作为能源燃烧，释放出大量的 CO_2，使得大气中的 CO_2 浓度升高。CO_2 允许可见光和紫外线等短波辐射透过，而不利于红外线等长波辐射透过。短波辐射到地面后，又以长波辐射返回大气层，此时 CO_2 和水蒸气就像温室的玻璃顶棚，阻碍长波辐射的再散射，于是像温室能提高室内温度一样，大气温度（地球温度）因 CO_2 浓度升高而上升，形成"温室效应"。温室效应的最主要的后果是导致极地冰的融化和形成全球性热带气候。但也有人认为 CO_2 增加的同时，大气中的尘埃量也相应增加，尘埃能阻止一部分太阳光线到达地面，从而减少太阳的一部分辐射能，降低地球的温度。

2．CO_2 浓度升高对植物生长的影响　工业革命以来，由于人类的活动，使得 CO_2 浓度在不断升高，已从工业革命前的 270μmol/mol 增加到目前的 350μmol/mol，据估计到 21 世纪中叶会增加到 700μmol/mol。CO_2 浓度的升高对植物的影响可表现在以下多个方面：

（1）在形态结构方面，高浓度的 CO_2 使植物根系数量增多，生长出更多的细根，甚至影响根系在土壤中的分布，相对地促进根在土壤上层的生长，有些植物的根冠比增加，但无环境胁迫时根冠比增加很小；茎中的木质部年轮加宽，材积和木材密度增大；叶片数目增多，叶片厚度增加（栅栏组织或海绵组织层数增加，或细胞间隙加大所致），C_3 植物叶片面积增大，上、下表皮气孔数目绝对数量增加，但气孔密度相对减少，而 C_4 植物上、下表皮气孔密度变化相对不明显；果实种子增大。

（2）在生长发育方面，高浓度的 CO_2 可促进部分植物的种子萌发；有许多植物在高浓度的 CO_2 作用下会提前进入花期，开花数量多，落花减少，如曼陀罗、秋海棠等，但对菊属植物、裂叶牵牛等的作用却相反。紫花苜蓿在 CO_2 倍增时不仅开花时间提前、开花数量多，而且花的各部分增大、子房内的胚珠数目也增多。

（3）在光合作用和呼吸作用方面，CO_2 是植物光合作用的主要原料，植物通过光合作用将从大气中吸收的 CO_2 与水合成碳水化合物，同时释放出氧气。植物的光合能力随 CO_2 浓度增加而增加，其程度因不同植物尤其是光合途径不同的植物而异。C_3 植物在 CO_2 加倍下光合作用提高 10%～50%，C_4 植物提高的程度＜10% 或不增加。许多实验发现，植物在长期高 CO_2 浓度适应后，植物的光合作用恢复到原来的水平甚至下降。可能是因为当光合作用超过植物转移与储藏碳水化合物的能力时，植物就减少光合作用装置及酶系统来适应。

一些植物的呼吸作用可能随 CO_2 浓度的升高而下降，CO_2 浓度的升高导致胞间 CO_2 浓度的升高，气孔关闭。胞间的 CO_2 浓度增加引起气孔关闭的生理机制一般解释为在高 CO_2 浓度下植物的光合作用增加，保卫细胞内光合产物糖的浓度随之升高，细胞水势增加，保卫细胞水势降低，使气孔关闭，导致细胞内氧分压降低，呼吸作用随之降低。此外因呼吸作用的产物 CO_2 分压提高，而使呼吸作用得到抑制。另一些植物的呼吸作用随 CO_2 浓度升高而增强或根本不变化，如棉花叶的呼吸速率在高 CO_2 浓度下增加；而杜仲等植物的成熟叶片在较低的温度（15～20℃）下对呼吸速率没有显著影响，在较高的温度（30～35℃）下多数呼吸速率显著增强。

（4）在植物生物量和作物生长量方面，不同光合途径的植物生物量均会随 CO_2 浓度的升高而有所提高。C_3 植物的生物量平均提高 41%，C_4 植物提高 22%，景天酸代谢（CAM）植物提高 15%。Kimball 根据 37 种植物 430 项实验结果分析表明，若大气中的 CO_2 浓度由 350μmol/mol 增至 700μmol/mol 时，全球的农作物产量和生物量可增加 24%～43%。还有实验表明，在逆境条件下，CO_2 加倍的效果更好，即植物生物量更能得到促进。如无水分限制时，龙舌兰生物量在 CO_2 浓度加倍时不变，而在水分限制时提高 31%；胶皮枫香树在无水分限制时，CO_2 浓度加倍时提高 96%，而在水分限制及 CO_2 浓度加倍时则提高 282%。

C_3 植物受 CO_2 浓度影响而提高生物量，但其单位叶面积上的含氮量却下降。高 CO_2 浓度对植物化学成分的影响可表现在非结构性碳水化合物、关键酶及蛋白质、化学组成方面的改变。植物在增加 CO_2 的情况下，所合成的碳水化合物主要以多糖、淀粉形式存在，故一些植物果实甜度增加。如对大豆进行的短期反应实验证明，升高 CO_2 浓度使植物的光合作用提高，叶中的淀粉、多糖明显提高；长期反应中，这些碳水化合物可随着植物内物质的运输而转移到茎、果实、根等部位。除氮外，硫含量也会随着 CO_2 浓度的升高而降低，从而影响一些含硫蛋白的合成。在种植药用植物需要施用 CO_2 时，应注意根据不同种类或不同器官所含的化学成分要求不同而有区别。当药用植物的光合作用受空气中的 CO_2 浓度低限制时，给植物增施 CO_2 效果较好，但注意浓度不宜超过正常浓度的 10～20 倍，因 CO_2 浓度再升高，光合作用强度增加不多，有时反而引起气孔关闭，光合强度降低。

3．大气中与植物中的 CO_2 交换　CO_2 从大气进入叶肉细胞的叶绿体内速度慢，效率也较低。CO_2 从大气进入叶绿体内需要经过 3 段路程，第一段为 CO_2 从高层大气输送到叶片周围，CO_2 与叶片的距离以米或厘米计；第二段为 CO_2 从叶片周围通过气孔进入叶肉表面，距离不到 1cm；第三段路程是从叶肉细胞表面进入叶绿体内，距离很短。

CO_2 经过这 3 段路程要克服的阻力大小与距离远近无关，第一段路程最长，阻力最小，通过湍流和对流交换将 CO_2 输送到叶片附近，供植物体需要。第二段是 CO_2 通过气孔进入细胞间隙系统，属于气相运动，阻力相对较小，主要取决于气孔阻力的大小，气孔全开时阻力为 3～4s/cm，处于闭合或半闭合时为 35～40s/cm；此外 CO_2 分子还要克服叶片内表皮阻力，才能到达叶肉细胞间隙，内表皮阻力相当大，常达 20～80s/cm，其中旱生植物的内表皮阻力可高达 200s/cm；CO_2 在细胞间隙中的扩散阻力与叶片的结构有关，在阴生叶比阳生叶中移动快，在草质叶中比革质叶中移动快，经分子扩散运动，到达叶肉细胞表面。第三段距离最短，但阻力却最大，因为 CO_2 分子从叶肉细胞表面进入叶绿体的过程中，首先要克服叶肉的阻力（为 2～10s/cm），其后 CO_2 分子要穿过原生质液相，才能到达叶绿体，属于液相运动，而在液相内的扩散速度为气相扩散速度的万分之一，阻力极大。当 CO_2 分子到达叶绿体后，再进入其内层的光化学反应中心，参加光合作用中的光化学反应。

各种植物利用 CO_2 的效率是不同的，C_3 植物仅以卡尔文循环同化碳素，CO_2 固定是通过叶肉细胞中的核酮糖二磷酸羧化酶（RUDP 羧化酶）的作用来实现的，且叶肉细胞光呼吸较强，呼吸产生的 CO_2 散失到大气中，不能被重新利用而浪费掉。C_4 植物的 CO_2 固定是通过叶肉细胞中的磷酸烯醇式丙酮酸羧化酶（PER 羧化酶）催化来完成的，PER 羧化酶对 CO_2 的亲和力比 RUDP 羧化酶强几十倍，并能利用低浓度的 CO_2，而 C_3 植物不能。且 C_4 植物的光呼吸只在维管束鞘细胞中进行，光呼吸微弱，释放出的 CO_2 又会被叶肉细胞再次吸收利用而不易漏出。据测定，C_3 植物光呼吸过程所释放的 CO_2 常达到光合作用所需 CO_2 的 1/3，有些甚至是 1/2，说明 C_3 植物利用 CO_2 的效率低。

（三）氧气的生态作用

地球上的原始大气中没有氧气，地球发展的早期也没有生命，原始生命（藻、菌类）可能在海水中 5～10m 深处产生。大气中的氧气最初由海洋中的藻类植物光合作用产生，这些海产植物光合作用释放的大量氧气进入大气层中，使得原始大气层中的成分发生本质上的改变。高空的氧气在紫外线的作用下从普通的氧气构型转变成臭氧，当大气中的氧气含量上升到现在的 10% 以上时，臭氧层发育良好，臭氧层吸收大量的短波紫外线后，才为生物由海洋登陆提供可能，因此高水平同温层臭氧的存在对陆生生物非常有利。臭氧在波长为 200～320nm 的紫外辐射下能进行光化学反应，解离为氧气。在自然情况下，对流层的臭氧水平较低，但在阳光作用于化石燃料污染物形成光化学烟雾时会产生臭氧，此时的臭氧活性很大，会引起活体生物的细胞损伤，故低水平的对流层臭氧对生物是有毒害的。

许多生物离开氧气就不能生存，富氧大气层对生物的重要性不在氧气本身，而在于下一级化学反应需要氧气的参与。因此有了早期植物之后，才有可能演化出来需要氧气进行代谢的高等动植物，故游离状态的氧在生物演化和现在的功能中起极其重要的作用。如果没有氧化代谢所特有的高水平的能量释放，高等动物就不可能发生演化。有氧呼吸释放能量的效率要比无氧呼吸（即发酵作用）高得多，1mol 葡萄糖通过呼吸氧化可产生 38 个 ATP；如果是无氧呼吸，则只能生成 2 个 ATP，两者相差 19 倍。所以，有氧呼吸大大提高新陈代谢的效能，为生物圈的进一步发展提供极其有利的条件。但无氧的发酵过程亦仍是生命的基本方式，它是氧化代谢形式的基础。

空气中的氧气在高活性含氧自由基等的存在下，可促使进入空气中的各种污染物的氧化。一方面，氧化作用可能使污染物的毒性减低甚至无毒，有利于大气环境的恢复；另一方面，使毒性和危害性增强，如形成酸雨，危害环境和人类健康。酸雨可导致淡水湖泊和河流酸化，水质恶化将影响鱼类的繁殖，使其密度降低甚至种群消灭。酸雨还可导致土壤酸化，对陆生生态系统产生影响，使毒性金属溶出进入植物体内，引起植被死亡或进入人体产生危害。

由于绿色植物和动物呼吸作用以及化石燃料的燃烧都会产生 CO_2，CO_2 增加必然消耗大量的 O_2。据报道，美国国土上全部植物释放出的 O_2 量只占美国石油燃烧需氧量的 60%，其他 40% 主要靠大气环流从大洋输入补充。当环境中的 CO_2 浓度增加，O_2 浓度减少，一旦超过一定限度就会破坏 CO_2 和 O_2 的平衡，扰乱环境中物质的正常循环，从而影响动植物的生长和人类的生活与健康。

植物是环境中 CO_2 和 O_2 的主要调节器，它能吸收 CO_2 并放出 O_2，能恢复和维持大气中 CO_2 和 O_2 的平衡。植物在光合作用中，每吸收 44g CO_2 就能产生 32g O_2。植物也进行呼吸作用，但在白天光合作用所释放的氧气要比呼吸作用所消耗的氧气高 20 倍。据计算，每公顷森林每日能吸收 1 吨 CO_2，放出 0.73 吨 O_2，所以绿化造林不仅能美化环境，更主要的是能调节环境中 CO_2 和 O_2 的平衡，净化空气，创造适合生物生存的环境。

（四）氮气的生态作用

大气中氮的含量约占大气总体积的 79%，地表及底土只含有 0.03% 的氮。但大气中的氮（N_2）是一种惰性气体，绝大多数生物不能直接利用，必须依靠固氮生物（固氮菌和蓝绿藻）、高能固氮或工业方法才能固定下来。某些蓝绿藻、豆科植物的根瘤菌及土壤中的固氮菌能将大气中的氮固定成为氨或铵盐。现在不仅发现有 100 多种非豆科植物具有固氮根瘤菌，还发现一些生活在叶面上的细菌和藻类以及热带森林中潮湿地上的附生植物也有固氮能力。整个大气层中固定的氮约为 1g/（m^2•y），肥沃的土壤可高达 20g/（m^2•y）。

土壤中的氨或铵盐经亚硝化细菌作用形成亚硝酸盐，再经硝化细菌作用形成硝酸盐，被植物吸收，合成植物体内的蛋白质。植物被动物采食后，氮随之进入动物体内，合成动物蛋白质，动物体内的一部分蛋白质经代谢作用产生含氮废物如尿酸、尿素排出体外，这些含氮排泄物与动植物尸体经微生物分解作用，使有机态氮转化为无机态氮，形成硝酸盐，重新为植物所利用，形成生物小循环；硝酸盐也因反硝化细菌作用而形成氮气，进入大气中；还可因降水或灌溉水的淋溶转入地下水，随江河流入海洋。在海洋所形成的含氮有机物中，一部分继续参与海洋生物小循环，另一部分则沉积于海底进入海底沉积物中离开循环。

含氮有机物的转化和分解过程主要包括氨化作用、硝化作用和反硝化作用。

氨化作用：由于氨化细菌和真菌的作用将有机氮（氨基酸和核酸）分解为氨与氨化物，氨溶于水即成为 NH_4^+，可被植物直接利用。

硝化作用：通气良好的土壤中，氨化合物被亚硝酸盐细菌和硝酸盐细菌氧化为亚硝酸盐和硝酸盐，供植物吸收利用。

反硝化作用：也称脱氮作用，反硝化细菌将亚硝酸盐转变成氮气，回到大气中。

因此，在自然生态系统中，各种固氮作用和反硝化作用、淋溶沉积等作用使氮处于一种平衡状态。

当水体中的氮素含量较高时，易造成水体的富营养化，导致水生生物（主要是藻类）生长过分繁茂，水生植物死亡后在水体中腐烂分解，产生大量 CH_4、H_2S、CO_2、NH_3 等，使水质变坏。有机物在分解时大量消耗水中溶解的氧，当水中的溶解氧含量少于 3 ~ 4mg/L 时，易造成有些水生动物死亡。

种植作物如偏施氮肥易造成土壤养分失衡，大棚温室中的土壤种植植物多年后会出现土壤盐渍化现象，并使硝酸盐积累增加而在植物体内积累。

含氮有机物的燃烧、反硝化作用会导致大量气态氮氧化物的产生和释放，NO_2 可长期滞留在平流层中，能催化臭氧的分解，破坏臭氧层。氮氧化物的过多排放会产生光化学烟雾，对植物的叶片有损害，重者可导致植物体死亡；光化学烟雾长期刺激人的呼吸道会造成病变。

二、空气流动及其生态作用

空气通常沿水平方向或垂直方向运动，处于平静状态的情况很少。空气水平方向的运动称为风。风是一种很重要的生态因子，它在一定范围内促进热量、水汽、氧气、二氧化碳的流动，从而改变环境的气候，间接影响植物生长发育。空气的垂直运动也有重要意义，如果空气在垂直运动中上升，则发生冷却，引起水汽的凝结，结果产生云和降水；如果空气在垂直运动中下沉，则发生增热。空气流动对植物具有一定的生态作用。

（一）空气流动形成风

空气分子在加压时会互相碰撞和升温，当暖空气上升时，由于压力减弱，空气就会膨胀，此时空气分子的碰撞减少，于是空气变冷。这个过程常被称为绝热冷却（adiabatic cooling）。绝热冷却的速度则取决于空气中含有多少水分，干燥空气每上升 1 000m，温度大约要下降 10℃。潮湿空气温度下降得比较缓慢。温度随高度增加而下降的速度就是绝热递减率（adiabatic lapse rate）。

由于赤道地区所接受的太阳辐射能最多，暖空气上升是因为它的密度比位于其上的冷空气小。在赤道地区受热的空气将上升到大气圈的上层，当下面的空气继续上升时就会迫使气团向北极和南极方向移动。当气团接近两极时便会变冷、密度增加并在两极地区下沉。下沉的空气增加对地表空气的压力，冷却后的空气会朝赤道方向移动，取代从热带地区产生的暖空气。

由于地球总是沿其主轴自西向东旋转，这就产生一种偏向力，通常被称为地球自转偏向力（coriolis force）。地球自转使北半球所有移动的物体（包括气团）都向右偏斜，而使南半球所有移动的物体向左偏斜。

地球自转偏向力打破空气从赤道直接流向南北极的简单格局，并导致产生一系列的盛行风带，它们以风的来向命名。在两极地区有极地东风带（polar easterlies）；在赤道区域有东信风带（easterly trade winds）；在中纬度地区有西风带（westerlies）。这些风带使得空气不是简单地流向赤道，并且使在高空流向两极的气流分离成许多小气环，具体说可形成 6 个气环，其中 3 个在北半球、3 个在南半球。从赤道地区上升的空气形成一个赤道低压，航海家称其为赤道无风带（doldrums），赤道地区的空气上升冷却后便向南方和北方移动。在北半球，向北移动的气流就是一个西风流，它缓慢地向北移动，空气逐渐冷却并在大约北纬 30° 的上空气团开始下沉，形成一个半永久性的包裹整个地球的高气压带，这个区域就是副热带无风带（horse latitudes）。下沉的空气变暖后，在低空向北朝北极移动或向南朝赤道移动，向北移动的气流因向右偏斜而形成盛行西风带，而向南移动的气流也因向右偏斜而在低纬度地区形成东北信风带。处于高空中的空气则继续向北移动并逐渐冷却，在北极地区下沉，下沉后在地面继续被冷却并开始向南移动。向右偏斜的气流将形成北极东风带。向南流动的空气将会与朝北极移动的升温气流相遇，并在大约北纬60°的区域形成半永久性的低气压区。类似的气流也会发生在南半球。如此全球的气团运动，则形成全球盛行的风。

（二）风的类型

1. 季风　季风是由于海陆分布、大气环流和大地形的差异，以一年为周期的空气大范围对流现象。大陆和海洋在一年中存在增热与冷却的差异。在夏季，大陆较洋面增热强烈，大陆为低压区，洋面为高压区，气流从洋面流向大陆，称为海洋季风，又称夏季风；冬季则相反，大陆较洋面冷却强烈，大陆为高压区，海洋为低压区，气流从大陆流向洋面，称为大陆季风，又称冬季风。

我国季风属于东亚季风范畴，以海陆作用为主。在冬季，势力强大的蒙古高压控制整个亚洲大陆，高压中心两股主流由此分别向南和东南发散，东南支呈气旋性弯曲，南支沿着大陆反气旋东部直下，顺着我国海岸线流过我国东南部，一直到南海，风力强盛，天气干冷。我国东北、华北沿海吹西北风，华中沿海为偏北风，至华南沿海转为东北风。夏季风在我国活动为6～9月，由于陆上的印度低压和海上的副热带高压，使得夏季风有两种：一种是来自于印度洋的西南风，另一种是来自于副热带太平洋的东南风。东南风5月先到达南岭，6月到达长江流域，7月初到达华北、东北南部一带。东南季风最北可到达北纬50°。9月初随着蒙古高压的迅速建立，夏季风也随着副热带高压与印度低压一起迅速南撤。

季风区除了风的季节性变化外，气温季节变化也很明显，冬冷夏热。另一个特点是降水量高度集中，在夏季季风盛行期间，我国华北的降水量占全年的60%～70%，长江流域占30%～50%。我国的降水变化是在季风背景下进行的，季风的进退与强弱和雨季长短与雨量多少有密切关系。夏季风期间，我国降水区域呈一条东西的长带，5月造成华南的雨季，6月到达长江流域并滞留于此，造成长江中、下游1个多月的梅雨期，7月中旬造成华北的雨季。

如果没有季风调节，我国黄河流域以南，包括整个长江流域与华南大部分地区都在副热带高压的控制下，势必形成干旱的沙漠，世界主要沙漠地区如撒哈拉、阿拉伯、阿富汗和印度西北部都在这一纬度带。而我国由于季风具有热量充足、植物生长期雨量充沛的气候条件，成为世界主要产粮区之一，也是众多药用植物生长的良好环境。

2. 海陆风　沿海地区，日间风从海洋吹向陆地，夜间风从陆地吹向海洋，这种昼夜相反的风称为海陆风。海陆风成因于海陆之间的热力差异，是一种局部性的环流。海风比陆风强，涉及的空间也大，海风可深入内地40～50km，所及的高度达900m；陆风入海距离不到10km，高度仅300m。沿海地区在没有较强的天气系统侵入时都会有海陆风，纬度越低越明显，温带地区则在夏季才比较明显。海陆风对植物生长发育和分布存在一定影响。

3. 山谷风　由于山谷与其附近空气之间的热力差异，从而引起白天风从山谷吹向山坡，到夜晚风从山坡吹向山谷，这种风称为山谷风（mountain-valley breeze）。

山谷风的形成原理与海陆风类似。白天，山坡接受太阳光热较多，成为一只小小的“加热炉”，空气增温较多；而山谷上空，同高度上的空气因离地较远，增温较少。于是，山坡上的暖空气不断上升，并在上层从山坡流向谷地，谷底的空气则沿山坡向山顶补充，这样便在山坡与山谷之间形成一个热力环流。下层风由谷底吹向山坡，称为谷风。到了夜间，山坡上的空气受山坡辐射冷却影响，“加热炉”变成了“冷却器”，空气降温较多；而谷地上空，同高度的空气因离地面较远，降温较少。于是山坡上的冷空气因密度大，顺山坡流入谷地，谷底的空气因汇合而上升，并从上面向山顶上空流去，形成与白天相反的热力环流。下层风由山坡吹向谷地，称为山风。

谷风的平均速度为 2 ~ 4m/s，有时可达 7 ~ 10m/s，谷风通过山隘时风速加大。山风比谷风的风速小一些，但在峡谷中风力加强，有时会吹损谷地中的农作物。谷风所达的厚度一般为谷底以上 500 ~ 1 000m，这一厚度还随气层不稳定程度的增加而增大，因此一天之中以午后的伸展厚度最大；山风的厚度比较薄，通常只及 300m 左右。

在晴朗的白天，谷风将温暖的空气向山上输送，使山上的气温升高，促使山前坡岗区的植物、农作物和果树早发芽、早开花、早结果、早成熟；冬季可减少寒意。谷风将谷地的水汽带到上方，使山上的空气湿度增加，谷地的空气湿度减小，这种现象在中午的几小时内特别显著。如果空气中有足够的水汽，夏季谷风常常会凝云致雨，这对山区树木和农作物的生长很有利；夜晚，山风将水汽从山上带入谷地，因而山上的空气湿度减小，谷地的空气湿度增加。在生长季节中，山风能降低温度，对植物体营养物质的积累，块根、块茎植物的生长膨大很有好处。山谷风的风向变化有规律，风力也比较稳定，可以作为一种动力资源来研究和利用，发挥其有利方面，控制其不利方面，为药用植物栽培设施建设服务。

除山地以外，高原和盆地边缘也可以出现与山谷风类似的风，如出现在青藏高原边缘与四川盆地相邻地区的山谷风对青藏高原边缘一带的天气有很大影响，在水汽充足的条件下，白天在山坡上空凝云致雨，夜间在盆地边缘造成降水。

4. 焚风　焚风也称焚风效应，是出现在山脉背风坡，由山地引发的一种局部范围内的空气运动形式，即过山气流在背风坡下沉而变得干热的一种地方性风。焚风是山区特有的天气现象，顾名思义，就是火一样的风。它是由于气流越过高山，出现下沉运动造成的。焚风往往以阵风的形式出现，从山上沿山坡向下吹。

按照热力学理论，焚风与其他风一样是由于气压不同而形成的，山背风面的气压低。在迎风面空气上升，温度干绝热下降（随气压下降，温度下降，热量不散发），这个下降速度约为每上升 100m 气温下降 1℃。当气温下降到露点时空气的相对湿度达到 100%，在这种情况下空气继续上升就开始进入湿绝热降温的过程。在这个过程中水不断凝结出来，而空气的相对湿度保持在 100%。这个过程中气温下降的速度为约 0.6℃/100m。凝结出来的水在山的迎风面形成云，假如空气继续不断上升会产生雨和雪。从山的背风面看上去可以看到山脊上形成一堵云墙，而它的后面则是蓝天。如果焚风非常强，也有可能将降雨区带到背风面。程度较轻的焚风能增高当地的热量，可以提早作物及果树的成熟期。

焚风在世界很多山区都能见到，但以欧洲的阿尔卑斯山、美洲的落基山、俄罗斯的高加索山脉最为有名。我国的焚风虽不如上述地区明显，但也到处可见，如秦岭脚下、川南丘陵、天山南北、太行山下、金沙江河谷、大兴安岭、小兴安岭、皖南山区等均有焚风现象。

5. 寒潮　寒潮是来自于北方的强冷空气，是一种严重的灾害性天气过程。气象部门规定，由于冷空气的入侵，使气温在 24 小时内剧降 10℃以上，而且在这一天内最低温度又在 5℃以下，称为寒潮。在长江中下游地区，强冷空气南下，造成48小时内气温下降10℃以上，也称为寒潮。寒潮过境时，常伴随6～8级的偏北大风，使沿途气温骤降，发生霜冻。在北方还会引起沙尘暴，对农业生产有较大影响。

6. 热带气旋　热带气旋是形成于热带洋面上的强大而深厚的气旋性涡旋。它来临时，伴随着狂风、暴雨和惊涛骇浪，具有很大的破坏力。国际上关于热带气旋的等级标准为近中心最大风力≤7级的称为热带低压；近中心最大风力为8～9级的称为热带风暴；近中心最大风力为10～11级的称为强热带风暴；近中心最大风力≥12级的称为台风。为了简述方便，有时将热带气旋称为台风。

我国是太平洋沿岸中受台风袭击最严重的国家之一，每年7～9月是台风在我国登陆的盛期。热带气旋在沿海地区有很大的破坏作用，摧毁庄稼，引起山洪暴发、海水倒灌，是农业上的灾害性天气之一。特别是在6～7月早稻抽穗成熟期和9～10月晚稻抽穗开花期，热带气旋的影响更大，会造成严重减产。但热带气旋也是当地的主要降雨来源之一，它对全年降水量和减轻夏秋干旱有明显的作用。

（三）风对药用植物的生态作用

风能使地球上分布不均匀的CO_2循环流动到达叶面，使叶子能进行光合作用。但也能使盐分和其他大气污染物扩散，损伤甚至毁灭野生或栽种的药用植物。

风影响植物的水分平衡，能调节叶面的蒸腾，使叶肉细胞间隙中的水蒸气散出，故风对植物体内的水分状况有重大影响。

长在风口中的树木变成旗形树，就是由于连续的单向风使树木迎风面生长的叶芽受到风的损伤，而背风面由于树干挡风，枝叶生长较长。生长在高山多风环境中的植株会变矮，是由于风降低大气湿度，破坏植物体内的水分平衡，使细胞不能正常扩大。再者，变矮的植株抵抗风的能力更强，不易被风吹倒和拔起，因此匍匐树形是高山森林的一个典型特征。生长在多风环境中的药用植物如根系固着力量不强，则易被风吹倒。

风能够影响药用植物的分布。风力过大的地区，蒸腾作用加剧，使植物体内的水分平衡受到破坏，携带的砂砾能使植株受伤，强风还使植物倒伏、折断。在内陆，阴山以北的内蒙古高原是我国最大的风区之一，自然植被覆盖率相当低，多为半荒漠、荒漠及沙漠，分布的药用植物有耐旱的麻黄等少数种类。在我国华南地区，特别是沿海地区常有大风出现，使许多不耐强风的乔木药用植物不能生长，如雷州半岛中丁香、槟榔、沉香等只能选择在避风良好的地形中生长。

风是许多药用植物的花粉和果实、种子的主要传播者，依靠风作媒介的植物会产生对风适应的结构和习性，如松树的花粉有气囊；玉蜀黍、水稻等禾本科植物和大麻、杨柳等的花无花被，花粉粒小，花粉量大，柱头面积大，黏液多。

一些药用植物的果实、种子小而轻，可以借助风力传播。蒲公英、白术等菊科植物的果实冠毛排成伞状；杜仲、青钱柳、榆树的果实具翅；马利筋的种子顶端具种毛；铁线莲属植物的瘦果具宿存的羽毛状花柱残基；白蜡、秦皮等果实具有翼状附属物等；白及等兰科植物种子的体积和重量都非常微小。这些特征均与风力传播相适应，可以在风中飞舞。落叶林的树木多在展叶前开花等，均是风媒植物对风的适应。

在沙漠、草原地区，有的植物还具有特殊的风滚型传播体，能沿地面随风滚动传播种子。沙拐枣的果实具刺毛状附属物，在风力不足 1m/s 时就能以 20～30m/min 的速度移动，秋季被流沙掩盖，次年遇雨即可萌发。当风滚型植物种子成熟时，植株呈球状，多年生植物茎基断裂，一年生植物连根拔起，风吹滚动，使种子得以散播。风滚型植物的传播必须借助风的作用。常见的风滚型植物有丝石竹、蒺藜、猪毛菜等，它们的种子很多、轻而细小，藏于果实的底部，在果实的开口处常有密密的茸毛，只有当果实受到滚动而大力振荡时，种子才能均匀地从果实内逸出，散播在地上。

第六节　地形因子

一、我国地形的特征

我国地域辽阔，地质构造、地表组成物质及气候水文条件都很复杂，按地貌形态区分可分为山地、高原、丘陵、盆地、平原五大基本类型。以山地和高原的面积最广，分别占全国面积的 33% 和 26%；其次是盆地，占 19%；丘陵和平原占的比例都较少，分别为 10% 和 12%。

（一）山地和高原

在纵横交错形成我国网格状格局骨架的山地中，有四大高原、四大盆地、三大平原镶嵌于这些网格之中。

青藏高原、内蒙古高原、黄土高原和云贵高原是我国的四大高原。由于地面组成物质和内外营力因素不同，高原地貌差别显著，形态各异。

1. 青藏高原　青藏高原位于南侧的喜马拉雅山与北面的昆仑山、阿尔金山、祁连山之间以及岷山 - 邛崃山 - 锦屏山以西的大网格之中，是全国面积最大、海拔最高的高原。分布的药用植物有冬虫夏草、雪莲花、大黄、羌活、红景天、雪灵芝等。

2. 内蒙古高原　内蒙古高原偏处北部内陆，气候干燥少雨，流水作用弱，地表坦荡开阔，地形起伏和缓，是我国高原形态表现明显、高原面保存比较完整的高原。分布的药用植物有甘草、黄芪、麻黄、银柴胡等。

3. 黄土高原　内蒙古高原向南与秦岭山脉之间为黄土高原。在第四纪冰期干寒气候条件下，黄土沉积旺盛，形成举世闻名的黄土高原，随着间冰期气候转向温湿，质地疏松的黄土经流水强烈侵蚀，使高原大部地区沟壑纵横、梁峁遍布。分布的药用植物有北柴胡、宁夏枸杞、沙棘、酸枣等。

4. 云贵高原　云贵高原的石灰岩分布范围广，气候暖湿，除滇中、滇东和黔西北尚保存着起伏较为和缓的高原面以外，大部地区被长江、珠江及元江等河流分割成崎岖不平的地表。石灰岩分布地区的喀斯特地貌发育完好。区域内有着明显地方特色的民族药和民间药用资源。

（二）盆地

塔里木盆地、准噶尔盆地、柴达木盆地、四川盆地是我国的四大盆地，均属于构造断陷区域。

1. 塔里木盆地　塔里木盆地是我国最大的盆地。由于深处内陆腹地，又加高山环抱、地形封闭，气候极端干旱，植被稀疏，干燥剥蚀和风蚀、风积作用显著，分布着全国面积最大的塔克拉玛干大沙漠，从盆地边缘到盆地内部，地表组成物质和地貌形态呈环带状排列。

2. 准噶尔盆地　准噶尔盆地位于天山与阿尔泰山之间，是我国第二大盆地，盆地中分布着我国第二大沙漠——古尔班通古特沙漠。因盆地西部山地不高，又有很多缺口，属半封闭型盆地，降水稍多，植被较密，主要为固定、半固定沙丘。

3. 柴达木盆地　柴达木盆地海拔最高，为 2 600 ~ 3 000m，盆地四周为昆仑山、阿尔金山、祁连山所环抱，构造上属东昆仑褶皱系中的柴达木凹陷，为全国第三大盆地。

4. 四川盆地　四川盆地位于青藏高原以东、巫山以西，南北介于大娄山与大巴山之间，四周山地环抱，盆地形态完整。因中生界紫红色砂、页岩分布广泛，又称“红色盆地”或“紫色盆地”，是四大盆地中面积最小的一个。四川盆地盛产道地药材，如川麦冬、川芎、附子、川明党等。

（三）平原

东北平原、华北平原和长江中下游平原是我国的三大平原，集中分布于东部第三级地形阶梯上的东西向与北东向山脉之间的网格中，面积辽阔，地势低平。

1. 东北平原　东北平原位于燕山以北，大兴安岭、小兴安岭与长白山之间，是我国最大的平原，以黑土面积大、沼泽分布广为特色。分布的药用植物有防风、龙胆等。

2. 华北平原　华北平原南北分别是大别山与燕山，西起太行山和伏牛山，东抵山东丘陵与黄海、渤海，为我国第二大平原。因主要由黄河、淮河、海河冲积形成，所以也称黄淮海平原。地势低平，地面坡降很小。不少地段河床高于两岸平原之上，地上河与河间洼地相间分布，构成华北平原独特的特色。该区域农耕文明历史悠久，有很多栽培类道地药材，如紫菀、地黄、山药、牛膝、白芍、知母等。

3. 长江中下游平原　长江中下游平原位于巫山以东的长江中下游沿岸，主要包括两湖平原、鄱阳湖平原、苏皖沿江平原和长江三角洲，呈串珠状东西向分布，是我国第三大平原。以地势低平、湖泊密布、河渠稠密、水田连片为特色。有浙贝母、延胡索、半夏、薄荷等旱生类道地药材，也有鳖甲、龟甲、莲子等水生类道地药材。

（四）丘陵

我国的丘陵也主要分布在东部，即第三级阶梯地形面上，以雪峰山以东、长江以南的广大地区最集中，统称“东南丘陵”。东南丘陵主要分布在一系列北东走向的中、低山的两侧，其间错落排列着大大小小的红岩盆地，地表形态主要表现为绝对高度低、相对起伏小的丘陵。

其中，位于长江以南、南岭以北的称江南丘陵，分布有凤丹、宣木瓜、吴茱萸、前胡、覆盆子等；南岭以南，两广境内的称两广丘陵，石灰岩分布面积广，喀斯特地貌发育，分布有道地药材鸡血藤、广金钱草、金毛狗脊、广豆根、使君子等。

武夷山以东、浙闽两省境内的称浙闽丘陵。

长江以北丘陵分布范围小，主要有山东丘陵和辽东丘陵，坐落在山东半岛和辽东半岛上，由变质岩和花岗岩组成，地面切割比较破碎，海岸曲折，多港湾和岛屿，分布有北沙参、蔓荆、杠柳等。

（五）其他地貌

除以上 5 种基本地貌类型外，由于地势垂直起伏大，海陆位置差异明显引起的外营力的地区差别及地表组成物质不同等，还形成冰川、冰缘、风沙、黄土，喀斯特、火山、海岸等多种特殊地貌。

我国西部地势高耸，并有多条高逾雪线以上的极高山，现代冰川在北起阿尔泰山，南至喜马拉雅山和滇北的玉龙雪山，东自川西松潘的雪宝顶，西到帕米尔之间的山巅广为分布，使我国成为全球中低纬度现代冰川最发达的国家。

我国是世界上沙漠戈壁面积比较广阔的国家之一。我国的沙漠戈壁主要分布在北部，包括西北和内蒙古的干旱和半干旱地区，约占全国面积的 13%。贺兰山乌鞘岭以西的沙漠面积最大，也最集中，塔克拉玛干沙漠、古尔班通古特沙漠、巴丹吉林沙漠、腾格里沙漠是我国的四大沙漠，都分布在这一地区。在大沙漠的边缘和外围，有带状或环状的戈壁分布。分布有肉苁蓉、麻黄、甘草等药用植物。

在沙漠的南缘，大致西起昆仑山，东到长白山，北起长城，南到秦岭、淮阳山地，呈东西向带状分布着大片黄土和黄土状沉积物，其中以甘肃中部和东部、陕西北部及山西最为集中，形成世界上最大的黄土高原。由于黄土质地疏松，抗蚀能力差，水土流失严重，地面常被沟壑分割显得特别破碎，河流的含沙量极大。分布有柴胡、秦艽、远志等药用植物。

我国碳酸盐类岩石分布很广，尤以广西、贵州和云南东部地区分布最广，岩层发育完整。由于层厚质纯的石灰岩分布广泛，经构造运动抬升到较高的位置，并发生许多断层、裂隙和节理，在低纬湿热气候条件下，雨水、地表水和地下水沿着灰岩裂隙不断地进行溶蚀，形成山奇水秀的喀斯特地貌。我国喀斯特地貌分布之广、类型之多，为世界其他国家所不及，堪称喀斯特地貌完美典型的自然博物馆。

江南一带自白垩纪以来气候暖热，在地势低洼的盆地中堆积了一套以陆相为主的红色岩系。坚硬的厚层砾岩和砂砾岩经流水沿断裂和节理侵蚀，形成了许多峭壁悬崖、山峰林立的丹霞地形；岩性比较松软的砂页岩则形成地势比较低缓的丘陵，从而构成了江南地区独具特色的红层地貌。分布的药用植物有猫爪草、天葵、连钱草、过路黄、夏天无等。

二、地形对药材质量的影响

地形对中药质量虽不发生直接影响，但能制约光照、温度、水分等自然因子，所以对中药的分布和数量仍起决定性作用。地形的变化可以引起气候及其他因子的变化，从而影响中药的质量。

（一）药用植物分布的垂直地带性

地形地貌的变化会导致各种生态因子的重新分配与组合，随着海拔高度的上升，气温将下降，降水会增加。一般认为，海拔升高 100m 以上，相当于纬度向北移 1°。在高山、中山山地上会出现不同温度带的气候条件，分布着不同类型的药用植物与动物，在不同高度的层次上形成有规律的垂直分布带。这也就是在地处北纬 25° 左右的云贵高原分布着大量温带药用动植物的重要原因。

植被分布的梯度变化表现为从山麓到山顶，由于海拔的升高，出现大致与等高线平行并具有一定垂直幅度的植被带，其有规律的组合和顺序更替。

山地植被垂直带谱的系列特点取决于山地所处的纬度或水平植被带，带谱的结构从北向南趋向复杂，层次增多。

例如在东部湿润区的黄山，山体植被垂直带的变化与山体所处纬度开始自南向北植被的纬度地带性变化规律相对应。药用植物种类垂直分布如下：

300～500m 为低海拔地带，主要是低山丘陵或河湾地，土层较厚、水源充足，为村庄集中分布地带，受人为干扰较多，是蔬菜、竹、果园和农作物的主要分布区。药用植物多为广布种、外来种和平原随遇种，有马尾松 *Pinus massoniana*、湖北算盘子 *Glochidion wilsonii*、半夏、海金沙、杠板归 *Polygonum perfoliatum*、白英 *Solanum lyratum*、枫香 *Liquidambar formosana*、粉防己 *Stephania tetrandra*、八角枫 *Alangium chinense*、杜仲、乌桕 *Sapium sebiferum*、油桐 *Vernicia fordii*、胡颓子 *Elaeagnus pungens*、玉竹等。

500～700m 为中海拔地带，有少数农家居住，常栽种竹林和茶树等经济作物，为常绿阔叶林。分布的药用植物有吴茱萸、灯台树 *Bothrocaryum controversum*、山核桃 *Carya cathayensis*、油茶 *Camellia oleifera*、榧树 *Torreya grandis*、凹叶厚朴 *Magnolia officinalis*、豆腐柴 *Premna microphylla*、蝙蝠葛 *Menispermum dauricum*、金线吊乌龟 *Stephania cepharantha*、大血藤 *Sargentodoxa cuneata*、青藤 *Illigera grandiflora*、紫藤 *Wisteria sinensis*、羊乳 *Codonopsis lanceolata*、乌药 *Lindera aggregata*、野鸦椿 *Euscaphis japonica*、黄精、八角莲等。

700～1 000m 为中高海拔地带，温度适中、气候适宜，仍以常绿阔叶林为主体。人为活动较少，植被保护较好，药用植物种类丰富，有北重楼 *P. verticillata*、鹿药 *Smilacina japonica*、延龄草 *Trillium tschonoskii*、荞麦叶大百合 *Cardiocrinum cathayanum*、独蒜兰 *Pleione bulbocodioides*、半蒴苣苔 *Hemiboea henryi*、南方大叶柴胡 *Bupleurum longiradiatum*、孩儿参、六角莲 *Dysosma pleiantha*、短萼黄连 *Coptis chinensis* var. *brevisepala*、细辛等。

1 000m 以上为高海拔地带。1 000～1 200m 为常绿落叶阔叶混交林；1 200～1 500m 为落叶阔叶林；1 400～1 750m 为山地矮林和山地灌丛；1 600～1 840m 为山地草甸，人迹罕至，风大，常以草甸植被或低矮灌木为主。分布的药用植物有天女木兰 *Magnolia sieboldii*、黄山乌头 *Aconitum carmichaelii* var. *hwangshanicum*、安徽小檗 *Berberis anhweiensis*、三桠乌药 *Lindera obtusiloba*、黄山杜鹃 *Rhododendron maculiferum* subsp. *anhweiense*、云锦杜鹃 *Rhododendron fortunei*、土当归 *Aralia cordata*、细叶藁本 *Ligusticum tenuissimum*、竹节参 *Panax japonicus*、扇脉杓兰 *Cypripedium japonicum* 等。

此外，同一区域的同属药用植物一些只能分布于高海拔地区，而另一些则只能分布于低海拔地区，形成一些药用植物的垂直替代分布现象。如在安徽境内的马尾松在垂直方向上，只生长在海拔 800m 以下，超过海拔 800m 以上被黄山松所替代；粉防己生长在 600m 以下，超过 600m 被金线吊乌龟所替代；乌药生长在 800m 以下，超过 1 000m 被同属三桠乌药所替代。

（二）地形对药材质量的影响

不同海拔高度分布的中药资源种类不同，不同方向的山坡上分布的中药资源种类也不相同，向南的阳坡生长着喜暖、喜光的种类，向北的阴坡生长着喜阴、喜凉的药用植物；坡度过大，乔木类药用种类难以生长，只有矮小的灌木和草本药用种类才能适应和生存。

随着海拔高度的增加，受光照、云雾、温度等生态因子的影响，同一种药用植物体内的物质含量会发生改变。

例如安徽西部的大别山地区，不同海拔都种植西洋参，检测之后发现：

海拔 850m 以下，西洋参折干率随海拔的增加而呈上升趋势；在 850 ~ 1 200m，折干率随海拔的增加而减小较快，平均每 100m 约下降 0.91%。

在 530 ~ 700m 范围内，随着海拔的增加，≥25℃的危害积温减少，西洋参生长的实效积温增加；而在 700m 以上时，危害积温为 0，西洋参生长的实效积温与≥10℃的年活动积温相等。

在海拔 530 ~ 900m 范围内，云雾日数少，年日照时数随海拔高度逐渐增加，总皂苷含量也随之呈线性增加趋势，但是总氨基酸含量是下降的；而在海拔 900 ~ 1 000m 范围内，由于形成强云雾带，云雾日数显著增多，年日照时数大为减少，西洋参中的总皂苷含量也随之较快下降，但是总氨基酸含量会达到最高值；海拔 1 000m 以上，云雾日数少，年日照数又显著增多，至岭头 1 160m，总皂苷含量增高，总氨基酸含量降到最低值。由此可见西洋参的形成必须要有足够长的日照时间，多云雾以及地形遮蔽作用大的地段均不有利于优质西洋参的形成。

因此，海拔 600m 以下，由于夏季高温，西洋参生长期内的危害积温增多，从而影响西洋参的产量和质量；海拔 900m 以上时，云雾日数增多，西洋参生长的实效积温较低，生育期缩短，西洋参的产量不高；而在海拔 600 ~ 900m 范围内，西洋参生长期内的实效积温和日照时较高，西洋参香味浓，折干率、总皂苷含量、氨基酸含量以及多糖类物质含量均达到国家优质西洋参标准。

类似含量改变的例子还有原产于青海高原一带的山莨菪植株，其体内的山莨菪碱含量就是随海拔高度的提高而增加的，当海拔高度分别为 2 400m、2 600m 和 2 800m 时，其含量分别为 0.109%、0.146% 和 0.196%。黄连同一时期生长在低海拔地区的根状茎重量和小檗碱含量高于生长在高海拔处者。肉桂中的桂皮油及其主要成分桂皮醛的含量也随海拔高度升高而提高。

此外，在药用植物的分布区域内，因为地形可以影响气候因子，从而影响药用植物次生代谢物，影响药用效果。例如茅山在物理空间上处于苍术整个分布区东南边缘的山坡丘陵，夏天高热，限制苍术的生长，但也同时促进苍术挥发油含量的增高，致使形成道地产区。还有青蒿的人工种植最适宜区域为广西东北和西南丘陵、山地海拔较高处，不适宜区域为广西中部和东南部的平原地区。

第七节　小气候

一、小气候及其特点

（一）小气候的概念

自然界中经常出现在同一区域，地下和地面、植被内部和植被表面、山坡和山顶的环境条件可能有很大不同，而且依具体地点不同，光照、水分、热量和空气的流动等方面都会存在明显的差异。这种由下垫面条件影响而形成与大范围气候不同的贴地层和土壤上层的气候称为小气候（microclimate）。

大多数生物都是生活在大气候下的小气候中，正是这些小气候决定生物的实际生存条件。在有植物覆盖的地面，其温度要比阳光直晒的地面低得多。在晴朗的夏天，森林内距地面25mm处的温度要比开阔地面的温度低7～12℃。如人参、黄连、三七等喜欢生长于林间的药用植物，如果移栽至开阔的田地中，就需要给它们搭建遮阴棚，不仅能够减弱阳光的强度，还可以避免空气温度过高对植物体的损伤。

在茂密的草丛或低矮的植被中，贴近地面的空气几乎是不流动的，这种平静状态是地面小气候的一个显著特征，它既影响温度也影响湿度，为昆虫和其他的地栖动物创造一个适宜的生存环境。如蒲公英、天葵和紫花地丁等，由于生长在低矮的植被中，不需要抗击风速，因此出现叶片基生、花茎纤细的形态特点。

（二）小气候的特点

与大范围气候相比较，小气候有以下五大特点：

1. 范围小　垂直方向大概在100m以内，主要在2m以下，水平方向可以从几毫米到几十公里。因此，常规气象站网的观测不能反映小气候的差异。对小气候的研究必须专门设置测点密度大、观测次数多、仪器精度高的小气候考察。

2. 差别大　无论垂直方向或水平方向气象要素的差异都很大，例如在靠近地面的贴地层内，温度在垂直方向的递减率往往比上层大2～3个量级。

3. 变化快　在小气候范围内，温度、湿度或风速随时间的变化都比大气候快，具有脉动性。例如M. N. 戈尔兹曼曾在5cm高度上，25分钟内测得温度的最大变幅为7.1℃。

4. 日变化剧烈　越接近下垫面，温度、湿度、风速的日变化越大。例如夏日地表温度的日变化可达40℃，而2m高处只有10℃。

5. 小气候规律较稳定　只要形成小气候的下垫面物理性质不变，其小气候差异也就比较稳定。因此，可从短期考察了解某种小气候的特点。

（三）小气候的观测

小气候的观测就是对小气候系统中的某些物理特征量进行测定，即小气候要素。它包括：

1. 辐射　包括辐照度、总辐射量、反射辐射、净辐射、光合有效辐射、光照度、光照时间等。

2. 热量　如介质（空气、土壤、水等）温度、表面温度和环境平均辐射温度等。

3. 气体　如二氧化碳和氧气等的密度、质量、浓度等。

4. 水汽　如水汽压、温度、露点等。

5. 风　如风速、风向等。

小气候要素的日、年变化除了受外界天气气候背景的变化影响外，还受系统内生物的生命活动和群体变化的影响。空间上分布也有很大差异。多种因素的叠加，增加小气候观测设计的难度。因此，需要周密地选择测点位置、高度，且需经常用到遥测和隔测。

二、小气候的类型及形成

根据下垫面类别的不同，可分为农田小气候、森林小气候、地形小气候、山地小气候、水域小气候等。不同类型的小气候对生物的影响不同。

农田小气候受农田的作物结构（作物种类、品系、作物生育状况、种植方式）、土壤状况（种类、性质、湿润程度和肥力）和耕作措施等影响，而形成农田的土壤温、湿度，农田上贴近地面空气层的温度、湿度、二氧化碳浓度，及入射到农田上的太阳辐射平衡和热量平衡各分量的不同分布特征。对不同的作物有不同名称的农田小气候，如小麦田小气候、棉田小气候、水稻田小气候等。

在森林小气候的形成中，组成森林的树木品种、林龄、结构、郁闭度以及灌木层和草被的特性等都起很大的作用。由于森林的存在和影响，在林内表现出太阳辐射减少、气温日变化缓和、空气湿度和降水量增大以及风速减小等小气候特征。此外，森林小气候还与四周气候条件、地形特征和土壤性质等有关。

地形小气候以坡地和谷地最为典型。

1. 坡地　在北半球，山的南坡接受的太阳能最多，而北坡接受的太阳能最少。其他坡向所接受的太阳能将介于这两个极端坡向之间，具体依坡向方位而定。太阳辐射的差异对南坡和北坡的温、湿度有明显的影响。

高温及与其相伴发生的高蒸发率会导致土壤和植物大量失水。南坡的水分蒸发率通常高达50%，平均温度也较高，而土壤湿度较低，环境条件的可变范围大。从南坡到北坡，小气候的变化通常是从高温到低温、从干燥到湿润、从环境条件的大范围变化到小范围变化。南坡的环境条件最干燥、空气流动性最大，而在北坡低海拔处空气最为潮湿。

山地地形因改变降雨格局而影响局部或地方小气候。山脉有阻断气流的作用，当一个气团遇到山脉时，它就会上升、冷却，呈水分饱和状态（因为冷空气的饱和含水量要比热空气少得多），并在迎风面将水分释放出来。当冷却的干燥空气在背风面下沉时，空气会重新变暖并吸纳水分。其结果是在山脉的迎风面比在背风面植物生长得更茂盛，动植物的种类也更多，这个现象就被称为雨影。

2. 谷地　封闭盆地和谷地的温度变化较独特。在山谷中也会有明显的小气候变化，这里夜晚温度较低（特别是冬季），而白天温度较高（特别是夏季），相对湿度偏高。空气相对比较停滞，风力不大。夜晚，山谷高处的冷空气会沉到谷底，空气中的水蒸气会凝聚成雾和霜，形成所谓的霜袋地。

霜袋地的存在常会使这里生长的植物种类与附近较高地方的植物不同。如安徽贡菊的栽种范围只能选择在山坡的400～600m处，进入深秋，这个范围可以在夜间形成暖空气带保护好花序，而过低或过高栽种的贡菊都容易被冻伤。

三、农业措施的小气候效应

研究小气候的目的，是通过对小气候各要素的分布和变化特征的分析，寻找改善作物生长环境条件（特别是农田小气候条件）的措施，从而使这些小气候条件有利于中药材的生长发育，提高中药材的产量和质量。

（一）种植措施

1. 种植行向　在夏季，随着纬度的增高，日照时间也愈长，沿东西行向株间的照射时间比沿南北行向株间要长，东西行向株间的透光率除中午外均比南北行向高，东西向株间的气温高于南北行向；冬半年的情况正好相反。因此，对热量需求突出的秋播作物应考虑南北行向，对光照要求较高的春播作物采取东西行向均能获得较好的透光条件。

2. 种植密度　生育初期，种植密度对植物光合作用的影响不大，随着植株的长大，密度增加，郁闭程度随之增加，光照强度减小。对温度和湿度的影响表现为白天明显，越密温度越高，农田消耗的水分量增多，土壤湿度降低，空气湿度上升。

（二）灌溉措施

由于灌溉影响农田的辐射和热量平衡，改善灌溉地农田的水分状况，对贴地气层中的水分状况也产生较大的影响。其农业意义为在寒冷季节可以提高最低温度，防御作物低温冷害和冻害；在盛夏高温干旱季节，灌溉可以降低土壤温度和气温，提高空气湿度，利于作物生长发育。

（三）喷洒化学制剂

喷洒化学制剂的实质是在土壤、水或植物表面喷一层单分子或多分子膜，起到增温或降温作用。增温剂的主要作用是封闭土壤毛细管出口，抑制蒸发，减少耗热；降温剂通常是白色的，增加反射率，化学物质的结合水释放，吸热。

（四）覆盖

覆盖的目的主要是改变地表辐射和热量平衡，从而使土壤上层和贴地空气层的小气候发生变化。地面覆盖物包括不透明的瓦片、草帽、泥瓦盆、蒲包、草席等（主要用于夜间覆盖），透明的纸罩、纸垅、玻璃窗、塑料薄膜等。在各种覆盖材料中，透明尼龙的透光率最高达 80% 左右；而油纸最差，为 50% 左右。实践中要适时进行揭盖，防止昼间高温危害。塑料薄膜覆盖是现代农业新技术之一，其优点为透光率大、能透过紫外线、伸张性强、富于弹性、打击不破碎、轻便等，但对环境存在较大的污染。

覆盖对小气候的影响为浅色提高下垫面的反射率，有利于增加作物层中、下部叶片的光合强度，改善果实着色，提高品质；深色减小反射率，增加地面对太阳辐射的吸收而提高土壤温度。各种覆盖都能不同程度地抑制土壤蒸发，有助于保持土壤水分和降低空气湿度。

第三章同步练习

（谷　巍　彭　亮　俞　冰　王　智　田　方）

第四章　土壤与中药资源

第四章课件

土壤为药用植物提供水分和矿物营养。药用植物从大气中吸收 CO_2，通过光合作用制造有机物，其代谢产物及其残体则给土壤增添有机质。土壤动物通过在土壤中移动以及粉碎并分解药用植物残体，不但疏松了土壤，提高土壤的通气性和吸水能力，而且搅拌混合土壤中的有机物和无机物，从而改变土壤的质地结构。土壤微生物的作用主要是化学性。微生物是有机物质的主要分解者，在氮和硫元素的循环中起关键作用，其分解代谢产生的碳酸和有机酸还有助于分解土壤矿物质。

应当指出的是，当前一些地方在进行药用植物栽培时，为了快速获得短期利益，盲目地对土地进行开垦、灌溉、除草、施肥、喷药等，虽然暂时提高了生产率，但造成的后果是土壤肥力下降、团粒结构破坏、水土流失、土壤污染、沙漠化、灌溉地的次生盐渍化等土壤退化问题，严重降低土壤的肥力并大大改变了土壤的生物群落结构。因此，科学运用生态学的方法以及土壤学知识对土壤资源进行合理利用显得尤为重要。

第一节　土壤的结构及类型

一、土壤概述

（一）土壤的概念

土壤（soil）是陆地上能够生长植物的疏松表面，是岩石的风化物（成土母质）在生物、气候等因素的综合作用下形成的。土壤包含固态、液态和气态三相物质，也即由矿物质、有机质、水分（土壤溶液）、空气（土壤空气）及土壤生物等共同组成，并具有不断供给植物生长发育所必需的水、肥、气、热的能力。

自然土壤（natural soil）是由自然成土因素（母质、气候、生物、地形、时间等）的综合作用所形成的，尚未受社会生产活动影响的各类土壤类型的总称。自然土壤的特点是生长自然植被，只具有自然肥力，主要分布在原始森林、天然草原、荒漠和沼泽等地区。

农业土壤（agricultural soil）（也称耕作土壤）是在自然土壤的基础上，经过社会生产活动（耕作、施肥、灌排、土壤改良等）和自然因素的综合作用而形成的，是适于农作物生长的土壤。

土壤的形成从开始就与生物的活动密不可分，土壤中生活着多种多样的生物，如细菌、真菌、放线菌、藻类、原生动物、轮虫、涡虫、纽虫、线虫、蚯蚓、软体动物和多种节肢动物的幼虫、蛹或成虫等。

土壤生物种类繁多且数量通常很大。其中，以微生物的种类最多，估计已知菌种的50%以上生活在土壤中；蚯蚓约有1 800种，线虫有几千种，节肢动物种类更多，昆虫有98%以上的种类或多或少地与土壤有联系。可见，土壤是生物和非生物环境的一个极为复杂的复合体，土壤的概念总是包括生活在土壤中的大量生物，而土壤生物的活动促进土壤的形成和发展。

（二）土壤的生态意义

无论对药用植物还是对土壤动物来说，土壤都是重要的生态因子。药用植物的根系与土壤有极大的接触面，在药用植物和土壤之间进行着频繁的物质交换，彼此影响强烈。因此，通过控制土壤因素就可影响药用植物的生长和产量。

土壤作为一类生态因素，包括土壤的温度、水分、通气状况、质地结构、化学性质等，都直接影响土壤生物及生长在其中的药用植物的生长和分布。与气候条件一样，土壤也是决定陆地生态系统类型和分布的重要生态因素之一。

土壤是陆地生态系统的基质，同时是多种生物栖息和活动的场所，也是陆生药用植物及沉水药用植物的生长基地。生态系统中的许多基本功能过程（如分解过程、固氮过程）都是在土壤中进行的。生物遗体只有通过分解过程才能转化为腐殖质和矿化为可被药用植物再吸收利用的营养物质，而固氮过程则是土壤氮肥的主要来源。这两个过程都是生物圈物质循环所不可缺少的过程。

对动物来说，土壤比大气环境稳定，其温度和湿度的变化幅度要小很多，因而土壤常常成为动物极好的隐蔽所。由于在土中运动比在大气中和水中困难得多，所以除了少数动物（如蚯蚓、蝼蛄等）能在土壤中挖穴居住外，大多数土壤生物群（soil biota）都只能利用枯枝落叶层中的空隙和土壤颗粒间的孔隙作为自己的生存空间。

二、土壤质地

土壤是由土壤固相（矿物质和有机物）、土壤气相（空气）、土壤液相（水分）组成的三相复合体系。其中固相颗粒是组成土壤的物质基础，占土壤中重量的85%以上。

（一）土壤质地的概念

不同质地的土壤，矿物质、有机物、空气和水的质与量差别很大。通常适于药用植物生长的土壤，矿物质占土壤容积的40%～45%，有机物占5%～10%，土壤空气和水分各占25%。各组分之间相互联系、相互制约和相互作用。

土壤质地（soil texture）又称为土壤机械组成或土壤颗粒组成，是指土壤中各粒级的组合比例或各粒级所占的百分数，也即土壤的砂黏程度。土壤质地是影响土壤肥力的重要因素之一。

（二）土壤质地的分类

根据土壤质地，可将土壤区分为砂土（sand soil）、黏土（both clay）和壤土（loam soil）三大类。

砂土的颗粒组成以粗砂和细砂为主，疏松孔隙多，黏结性小，通气和透水性强，但蓄水性能差，易干旱，且养料易流失，保肥性能也差。

黏土的颗粒组成以黏粒和粉砂为主，质地黏重，结构致密，保水和保肥能力较强，但因含黏粒多，孔隙细微，湿时黏、干时硬，因而通气和透水性差。

壤土的质地比较均匀，各种土壤颗粒组成大体相等，物理性质良好，不松不黏，通气和透水性良好且有一定的保水和保肥能力，是比较理想的耕作土壤。

（三）土壤质地对药用植物的生态影响

土壤质地状况是药用植物土壤环境选择和栽培管理的重要依据。三类土壤的基本性质不同，在药用植物生长过程中的差别很大。

1. 砂土　土壤颗粒中 0.05～1mm 粒径的砂粒含量 > 50%。砂土的优点是通气和透水能力较好，耕作阻力小，易于耕作；缺点是土壤温度变化快，保水和保肥能力差，养分含量少，易发生干旱。适于在砂土种植的药用植物包括珊瑚菜 *Glehnia littoralis*、沙棘 *Hippophae rhamnoides*、甘草 *Glycyrrhiza uralensis*、草麻黄 *Ephedra sinica* 等耐干旱和对土壤养分要求不高的药用植物。

0401 砂砾中生长的地梢瓜

2. 黏土　土壤中以粉砂和黏粒为主。黏土的特点是保水能力强，但通透性比较差，易造成积水或是内涝，营养成分含量多但转化慢，通气性比较差，容易缺乏氧，耕性不良，耕作质量比较差。适于在黏土种植的药用植物比较少。

3. 壤土　土壤颗粒在 0.02～0.2mm，黏粒、粉粒和砂粒含量适中。分为砂壤土、轻壤土、中壤土和重壤土 4 类。壤土质地介于砂土和黏土之间，优点是透水性、保水性、保温性和保肥性良好，耐旱耐涝，养分含量高，土质疏松，易于耕作，适种性广，适耕期长，是大多数药用植物较理想的种植土壤，尤其适合种根及根状茎类药用植物。适宜在壤土种植的药用植物包括人参 *Panax ginseng*、半夏 *Pinellia ternata*、黄芩 *Scutellaria baicalensis*、地黄 *Rehmannia glutinosa*、当归 *Angelica sinensis*、白芍 *Paeonia lactiflora*、丹参 *Salvia miltiorrhiza* 等。

0402 壤土中生长的地黄

药用植物在适宜的土壤中生长，产量和药用品质才能达到最优。例如膜荚黄芪 *Astragalus membranaceus* 的根系长，适宜在土层深厚和透水力强的沙壤土中生长，在黏土中根部生长缓慢，甚至出现畸形根。黄芩耐旱怕涝，适宜在壤土和沙壤土中生长，在黏土中生长不良，严重时会出现烂根。

三、土壤结构

土壤固相颗粒相互作用而聚成大小不同、形状各异的团聚体，各种团聚体的组合排列称为土壤结构（soil structure）。土壤结构的优劣，首先表现在调节土壤水、肥、气、热状况的能力，直接影响土壤肥力水平，与土壤养分的分解、转化和积累速度以及微生物活动的强弱都有密切关系，对土壤耕性也有显著影响。

（一）土壤粒级

自然土壤的颗粒有大有小，它的组成和性质对于土壤水、肥、气、热状况及各种物理化学性质起巨大作用。土壤颗粒大小不同，性质也不同。因此按照粒径的大小及其性质分为若干等级或若干组，称为土壤粒级(soil separate)。具体分级如下：

1. 石砾　粒径 > 1mm。质极疏松，无黏着性，通气性非常良好，水分极易流通，持水力低，毛管吸附力很弱，对养分的吸收性能很差。

2. 砂粒　粒径为 0.02 ~ 2mm。质疏松，无黏着性，通气性良好，水分容易流通，持水力中等，毛管吸附力良好，对养分的吸收能力中等。

3. 粉砂　粒径为 0.002 ~ 0.02mm。质轻而小呈粉末状，黏性稍大，透水性不大，毛管吸附力稍强，通气及排水性均较差，保水力较大，对养分的吸收能力良好。

4. 黏粒　粒径 < 0.002mm。粒很微小而质较重，黏结性及团聚力都很强，遇水膨胀，容水量很大，失水收缩，通气及排水性极差，保水力很大，毛管吸附力很强，对养分的吸收性很强且稳定。

这些不同大小的固体颗粒的组合百分比就称为土壤质地。根据土壤质地可将土壤区分为砂土、壤土和黏土三类九级(表 4-1)。

表 4-1　土壤质地分类

土壤质地名称		含量(占土壤重量的百分比/%)	
		黏土(粒径 < 0.02mm)	砂(粒径 > 0.02mm)
砂土类	粗砂土	0 ~ 5	95 ~ 100
	细砂土	5 ~ 10	90 ~ 95
壤土类	砂壤土	10 ~ 20	80 ~ 90
	轻壤土	20 ~ 30	70 ~ 80
	中壤土	30 ~ 45	55 ~ 70
	重壤土	45 ~ 60	40 ~ 55
黏土类	轻黏土	60 ~ 75	25 ~ 40
	中黏土	75 ~ 85	15 ~ 25
	重黏土	≥85	≤15

在砂土类土壤中以粗砂和细砂为主，粉砂和黏粒所占的比重不到 10%，因此土壤黏性小、孔隙多，通气和透水性强，保水和保肥能力差。在黏土类土壤中以粉砂和黏粒为主，占 60% 以上，甚至可超过 85%；黏土类土壤质地黏重，结构紧密，保水和保肥能力强，但孔隙小，通气和透水性能差，湿时黏、干时硬。壤土类土壤质地比较均匀，其中砂粒、粉粒和黏粒所占的比重大体相等，土壤既不太松也不太黏，通气和透水性能良好且有一定的保水和保肥能力，是比较理想的土壤。

(二) 土壤结构分类

土壤结构可分为微团粒结构(直径 < 0.25mm)、团粒结构(直径为 0.25 ~ 10mm)和比团粒结构更大的 3 种结构。

团粒结构是土壤中的腐殖质将矿质土粒黏结成直径为 0.25 ~ 10mm 的小团块，具有泡水不散的水稳性特点。具有团粒结构的土壤是结构良好的土壤，因为它能协调土壤中的水分、空气和营养物之间的关系，改善土壤理化性质，是土壤肥力的基础。

无结构或结构不良的土壤土体坚实、通气和透水性差，药用植物根系发育不良，土壤微生物和土壤动物的活动亦受到限制。所以，土壤质地和结构与土壤中的水分、空气和温度状况有密切关系，并直接或间接影响药用植物的生长。

四、土壤类型

我国的土壤分类系统概括了土壤类型及各类土壤的成土条件和典型特征，将土壤分成铁铝土、淋溶土、半淋溶土、水成土、半水成土、盐碱土、钙层土、干旱土、漠土、初育土、人为土、高山土。

（一）铁铝土

铁铝土（ferralsol）位于我国南部低纬湿润的热带及亚热带地区，包括福建、广东、广西、海南和台湾等省区。铁铝土地形上以低山、丘陵和台地为主，是富铝化、富铁铝化和富铁化作用的土壤总称。

主要土类是砖红壤和赤红壤，属于黏土或壤质黏土，pH 呈酸性或强酸性。适合在砖红壤和赤红壤种植的主要是热带与亚热带林木类药用植物，如荔枝 *Litchi chinensis*、黄桐 *Endospermum chinense*、木麻黄 *Casuarina equisetifolia*、桉 *Eucalyptus robusta*、台湾相思 *Acacia confusa*、桃金娘 *Rhodomyrtus tomentosa*。

（二）淋溶土

淋溶土（eluvial soil）分布于湿润的热带至寒温带，包括华东、华北、中南、西南和西北各省市。包括黄棕壤土、黄褐土、棕壤、暗棕壤、白浆土、棕色针叶林土、灰化土 7 种土类，属于壤土、粉砂黏壤土或轻黏土，肥力和有机质含量较高，pH 呈酸性或弱酸性。其中黄棕壤土适合冬青 *Ilex chinensis* 和女贞 *Ligustrum lucidum* 等生长；棕壤土适合射干 *Belamcanda chinensis*、白头翁 *Pulsatilla chinensis*、云杉 *Picea asperata* 和山楂 *Crataegus pinnatifida* 等生长；暗棕壤土适合人参、刺五加和银线草 *Chloranthus japonicus* 等生长；白浆土上生长的蒙古黄芪主根短，分枝严重，根皮锈斑严重，折断面纤维较粗，粉性较小，商品质量最次。

（三）半淋溶土

半淋溶土（semi-eluvial soil）主要分布于半湿润和半干旱地区，是我国重要的农业土壤资源。包括燥红土、褐土、灰褐土、黑土、灰色森林土 5 种土类。褐土适合酸枣、黄荆 *Vitex negundo*、油松 *Pinus tabuliformis*、刺槐 *Robinia pseudoacacia*、胡枝子 *Lespedeza bicolor* 和艾 *Artemisia argyi* 等生长。黑土是最肥沃的土壤之一，适宜种植桔梗、黄芪和黄芩等。

（四）水成土和半水成土

水成土（hydromorphic soil）包括沼泽土和泥炭土 2 种土类。半水成土（semi- hydromorphic soil）包括草甸土、湖土、砂姜黑土、林灌草甸土、山地划甸土 5 种土类。草甸土含水量大，pH 呈酸性，生长的膜荚黄芪主根鸡爪型居多且烂皮明显，药材商品质量低劣。

（五）盐碱土

盐碱土（saline soil）包括草甸盐土、滨海盐土、漠境盐土、寒原盐土和碱土5种土类。特点是含有盐碱，pH呈碱性，质地较松，渗水力较好，保水力较差。在盐碱土种植的黄芪根皮受盐碱侵蚀，锈斑严重，折断面纤维木质化严重，商品质量次。

第二节　土壤理化性质对药用植物的影响

一、土壤水分、空气、温度对药用植物的影响

（一）土壤水分对药用植物的影响

土壤水分主要来源于大气降水、灌溉水和地下水的渗透作用，土壤中的水分可直接被药用植物的根系吸收。土壤水分的多少直接影响土壤中各种盐类的溶解、物质的转化和有机物的分解与合成，土壤水分的适量增加有利于各种营养物质的溶解和移动，有利于磷酸盐的水解和有机态磷的矿化，从而改善药用植物的营养状况。

土壤水分还能调节土壤温度，但水分多或过少都会对药用植物和土壤生物不利。

土壤干旱不仅影响药用植物的生长，也威胁土壤动物的生存，同时好氧细菌的氧化作用加强，使土壤有机质的含量急剧下降。

土壤水分过多或地下水位接近地面时，会引起土壤有机质的嫌气分解，并产生诸如硫化氢（H_2S）等还原性物质和有机酸，抑制药用植物根的生长并使之老化。土壤水分过多，还会导致土壤空气流通不畅以及营养物质流失，致使土壤肥力降低。降水太多和土壤淹水会引起土壤动物大量死亡。当土壤微粒间完全充满水时，常导致好氧生物窒息死亡，同时会促进真菌病的传播。

（二）土壤空气对药用植物的影响

土壤空气来自于大气，但土壤空气成分与大气有所不同，土壤空气的含氧量一般只有大气中的10%～12%。土壤空气中的CO_2含量比大气高得多，约为0.1%，在有机肥充足的土壤中甚至可能超过2%。土壤空气中各种成分的含量不如大气稳定，常随季节、昼夜和土体深度而变化。

容积一定的土壤中，在土壤孔隙不变的情况下，土壤空气含量与土壤水分含量成反比。通气良好的土壤其空气组成与大气接近，通常情况下，越接近土壤表层，土壤空气与大气组成越接近（表4-2）。土壤生物和药用植物根系的呼吸作用导致土壤空气中的O_2含量比大气中的O_2略低，土壤生物、有机质分解和药用植物根系的呼吸作用导致土壤空气中的CO_2含量高于大气中的CO_2。

表4-2　大气与土壤组成

气体	O_2/%	CO_2/%	N_2/%	其他气体/%
近地表的大气	20.94	0.03	78.05	0.98
土壤空气	18.0～20.03	0.15～0.65	78.8～80.24	0.98

在积水和透气不良的情况下，土壤大气的含氧量可降低到10%以下，从而抑制药用植物根系的呼吸并影响其正常生理功能；动物（如蚯蚓）选择适宜的呼吸条件，则向土壤表层迁移。当土壤表层变得干旱时，土壤动物因呼吸不利而重新由表层转移到深层，空气可沿着动物挖掘或钻行而形成的"虫道"和药用植物根系向土壤深层扩散。

土壤空气中高浓度的CO_2（可比大气含量高几十至几百倍），一部分可扩散到近地面的大气中，被药用植物叶片在光合作用过程中吸收；另一部分则可直接被药用植物根系吸收。但在通气不良的土壤中，CO_2浓度可达到10%～15%，这会妨碍根系的呼吸，对药用植物产生毒害作用。

另外，土壤通气不良会抑制好氧微生物的分解活动，使药用植物可利用的营养物质减少；土壤通气过度又会使有机物质的分解速度过快，这样虽能提供更多的养分，但却使土壤中的腐殖质减少，不利于养分的长期供应。只有具团粒结构才能调节好土壤中的水分、空气和微生物活动之间的关系，利于药用植物的生长和土壤动物的生存。

（三）土壤温度对药用植物的影响

不同的土壤类型有不同的热容量和导热率，一般而言，泥土的热容量和导热率大于干土。土壤温度具有周期性的日变化、季节变化以及空间上垂直变化的特点。

一般来说，夏季时土壤温度随深度增加而下降，冬季随深度增加而升高；白天温度随深度增加而下降，夜间随深度增加而升高。但土壤温度在35～100cm深度以下即无昼夜变化，30m以下无季节变化。

土壤温度与药用植物的生长有密切关系。土壤温度直接影响药用植物种子萌发和扎根出苗。不同种类或品种的药用植物，种子萌发时所需的土壤温度是不相同的，如决明 *Cassia obtusifolia* 发芽的最低温度为15℃，最适为25℃；白芷 *Angelica dahurica* 发芽的最低温度为15℃，最适为20℃。同一药用植物在不同的生育时期，对土壤温度的要求也不同。

土壤温度还对药用植物根系的生长、呼吸和吸收能力有很大影响。大多数药用植物在10～35℃的温度范围内，其生长速度随温度升高而加快。温带药用植物的根系在冬季停止生长，就是因为土壤温度太低而阻碍根部在冬季的代谢活动，并由于光合产物向根部的供应减少之故。但若土壤温度过高（通常气温也高），这时在根内和茎内的呼吸作用与蛋白质合成的比率可能都很高，以致药用植物体内贮藏的碳水化合物被消耗殆尽，这样也会使根系或地下贮藏器官的生长减弱。

土壤温度太高和太低都能减弱根系的呼吸能力，例如向日葵 *Helianthus annuus* 的呼吸作用在土壤温度低于10℃和高于25℃时都会明显减弱。土壤温度对根系呼吸作用和吸收作用的影响随药用植物的种类不同而有差异。一般说来，喜温药用植物当温度降低时，呼吸和吸水减弱比耐寒药用植物显著；同一种药用植物的南方品种也比北方品种显著。

低的土壤温度使根系吸收作用减弱是因为土壤供水能力减弱，并且低温增加水的滞性，减弱原生质对水分的透性，增大水分在根部生长组织中移动的阻力；同时，因为低的土壤温度抑制根系生长，降低其代谢和呼吸强度，从而减弱其吸水作用，所以生产上不在中午蒸腾旺盛时灌水，主要就是避免因土壤温度骤降而影响根系吸水。土壤温度过高也影响根系的吸收，高温可促使根系过早成熟，根部木质化程度增加，从而减少根系的吸收面积。幼苗的根系及浅根系更易受到过高土壤温度的伤害。

此外，土壤温度对土壤微生物的活动、土壤气体的交换、水分的蒸发、各种盐类的溶解度以及腐殖质的分解都有明显影响，而土壤的这些理化性质又都与药用植物的生长有密切关系。土壤温度对土壤动物也有重要影响，土壤温度高有利于土壤微生物的活动，促进土壤养分的分解和药用植物的生长，为土壤动物提供丰富的食物和养分。

土壤温度在空间上的垂直变化深刻影响土壤动物的行为。一般来说，土壤动物于秋冬季节向土壤深层迁移，于春夏季节向土壤上层回迁，其移动距离与土壤质地有密切关系。很多狭温性土壤动物不仅表现有季节性垂直迁移，在较短的时间范围内也能随土壤温度的垂直变化而调整其在土层中的活动地点。

二、土壤化学性质与药用植物的生态关系

（一）土壤酸碱度的划分

土壤酸碱度（soil acidity）是土壤各种化学性质的综合反应，常用 pH 表示，又称“土壤 pH”。其对土壤肥力、土壤微生物的活动、有机质的合成与分解、营养元素的转化和释放、微量元素的有效性以及土壤动物的分布等都有重要作用。

0403

pH 的测量

土壤酸碱度一般分为 9 级（表 4-3），我国土壤的酸碱度大多为 pH 4.5～8.5。

表 4-3　土壤酸碱度分级表

pH	酸碱度分级	pH	酸碱度分级
<4.5	极强酸性	7.0～7.5	弱碱性
4.5～5.5	强酸性	7.5～8.5	碱性
5.5～6.0	酸性	8.5～9.5	强碱性
6.0～6.5	弱酸性	>9.5	极强碱性
6.5～7.0	中性		

土壤酸碱度通过影响矿质盐分的溶解度而影响土壤养分的有效性。在 pH 6～7 的微酸条件下，土壤养分的有效性最高，对药用植物生长最适宜。在酸性土壤中容易引起钾、钙、镁、磷等元素的短缺；而在强碱性土壤中容易发生铁、硼、铜、锰和锌等元素的缺失。

土壤酸碱度还通过影响微生物的活动而影响药用植物的生长。酸性土壤一般不利于细菌的活动，根瘤菌、褐色固氮菌、氨化细菌和硝化细菌大多生长在中性土壤中，在酸性土壤中它们难以生存，很多豆科药用植物的根瘤菌常因土壤酸度增加而死亡。真菌比较耐酸碱，所以药用植物的一些真菌病常发生在酸性或碱性土壤中。

在最适宜的土壤 pH 范围内，药用植物生长最好，过酸或过碱都会引起蛋白质的变性和酶的钝化，使根部细胞的原生质严重受损，从而使药用植物生长不良，甚至死亡。pH 3.5～8.5 是大多数维管药用植物的耐受范围，pH<3 或 pH>9 时大多数维管药用植物便不能生存。

0404

野大豆根瘤

（二）土壤酸碱度对药用植物分布的影响

1. 酸性土壤（acid soil）　我国长江以南分布着大面积的酸性土壤，多数土壤的 pH<5.5。常

见的耐酸性土壤的药用植物有栀子、芒萁 *Dicranopteris dichotoma*、金毛狗脊 *Cibotium barometz*、石松 *Lycopodium japonicum*、马尾松 *Pinus massoniana*、黄山松 *P. taiwanensis*、半边旗 *Pteris semipinnata*、杨梅 *Myrica rubra*、杜鹃 *Rhododendron simsii* 等。酸性土壤中药用植物可吸收形态的铝化合物含量高，主要影响药用植物根系生长，降低药用品质，土壤酸化严重时甚至会导致药用植物中毒。

2. 碱性土壤（alkaline soil） 我国北方干旱地区分布着碱性土壤，其 $pH > 7.3$。喜盐碱性土壤的药用植物通常是喜钙药用植物，这类药用植物有土荆芥 *Chenopodium ambrosioides*、红花、甘草和枸杞等。碱性土壤包括盐土、盐化土壤、碱土和碱化土壤，盐碱性土壤减少药用植物对钾、磷等元素的吸收，影响药用植物的生长并发生各种病害。

三、土壤矿质元素对药用植物的影响

药用植物在生长发育过程中，需要不断地从土壤中吸取大量的矿质元素（mineral elements）。药用植物生活中必需的元素，包括大量元素氮、磷、钾、硫、镁、钙等和微量元素铁、锰、锌、硼、钴等。

此外，还有一些元素仅为某些药用植物所必需，如豆科药用植物必需钴，藜科药用植物必需钠，蕨类药用植物必需铝和硅藻必需硅等。在这些矿质元素中，除了碳主要来自于空气、氧和氢来自于水以外，其他元素都来自于土壤，所以土壤的养分状况直接影响药用植物的根系营养。

（一）大量元素

1. 氮 氮在药用植物生长发育过程中十分重要，可促进细胞生长和分裂，进一步影响药用植物生长，还可增加药用植物的光合作用，提高药用植物产量。氮同时也是核酸和叶绿素的重要组成成分。

在药用植物栽培过程中，对氮的需求量较大，土壤中的氮不足时植株表现为叶片发黄、植株矮小、开花早、结实少和生长发育受阻，严重影响中药材的产量和品质。但是氮肥过量时，会导致药用植物的抗病力下降，容易发生病害。对于叶类药用植物，可适当提高土壤中的氮肥含量以促进叶片生长。

适宜的氮供应对药用植物体内皂苷、生物碱、挥发油和维生素的合成与积累具有促进作用，氮缺乏则会抑制这些成分合成。但是，氮过量对黄酮类和绿原酸有抑制作用。

2. 磷 磷是细胞核的重要组成成分之一，在药用植物细胞分裂、光合作用、分生组织发展以及糖类和脂类物质合成中有重要作用。

土壤中磷缺乏时会使细胞数量减少和光合作用减弱，主要影响药用植物根系生长，表现为植株矮小、叶片暗绿。但是，磷肥施用过多时会引起根状茎类药用植物形成裂口或畸形。磷能促进药用植物根系生长，防止落花落果，提高药用植物对干旱、病虫害和低温的抗性。对于根状茎类药用植物，可适当增施磷肥促进根系生长。

磷在糖类和脂类物质合成过程中有重要作用，对于以果实籽粒作为药材的药用植物，可适当多施磷肥促进种子饱满度，提高产量。喜磷的药用植物有薏苡 *Coix lacryma-jobi* var. *mayuen*、枸杞 *Lycium chinense*、荞麦 *Fagopyrum esculentum*、望江南 *Cassia occidentalis*、五味子 *Schisandra chinensis* 等。

3. 钾　钾是药用植物体内多种酶的活化剂，可促进气孔的开放，提高光合作用强度。钾能促进药用植物淀粉和糖类合成，促进干物质积累，利于块根和块茎生长。钾还能促进药用植物对氮的吸收，有利于蛋白质合成和核酸代谢。钾还有利于纤维素合成，使药用植物茎秆变粗，增加抗倒伏和抗病虫害的能力。

药用植物缺乏钾表现为茎秆细，易倒伏，根系发育不良，叶片干枯和坏死。对于地黄、山药、牛膝和党参等以根类入药的药用植物，可适当施用钾肥促进根部糖分累积。

氮、磷和钾在药用植物生长发育过程中的需求量比较高，属于肥料的三大要素，药用植物应根据不同的土壤条件和不同的药用植物来调整三大要素的比例。以全草、花和叶入药的药用植物应以施氮肥和磷肥为主，以果实和种子入药的药用植物应以追施磷、钾肥为主。

4. 其他元素　除氮、磷和钾三大元素外，钙、镁、硫和硅也属于药用植物的大量元素。

钙是药用植物细胞壁和染色体的结构成分，直接影响药用植物的细胞分裂。

镁是药用植物叶绿素的必需成分，参与碳水化合物、脂肪和核酸的合成。

硫是药用植物体内蛋白质和酶的组成成分之一，具有固氮的作用，还可减轻重金属对药用植物的毒害作用。

硅可促进碳水化合物合成，提高药用植物对病虫害的抗性。

上述4种元素缺乏时，药用植物通常会出现叶片失绿、黄化和卷曲，果实发育不良。

（二）微量元素

微量元素主要影响药用植物的生理活动，对次生代谢物的形成和积累影响显著。由于我国各地的土壤结构和性质不同，微量元素的种类和含量差异很大，直接导致在不同地区生长的同一种药用植物的药用品质完全不同，是道地药材形成的一个因素。

1. 铁　是许多氧化还原酶的组成成分，催化叶绿素的合成。缺乏铁时，叶绿素形成受阻，也导致缺绿病。如华北果树的“黄叶病”就是缺铁引起的。一般情况下，土壤中不缺乏铁。

2. 锰　参与光合水解作用，提高呼吸速率，是硝酸还原酶的活化剂，也是固氮细菌固氮酶的必要成分。药用植物缺锰会影响它对硝酸盐的利用，叶绿体结构破坏和解体。

3. 硼　促进糖的运输，促进木质素的合成，有利于木质素的形成和发展。药用植物体内，花的硼含量最高。如果缺硼，会导致花药和花丝萎缩、花粉发育不良。

豆科药用植物对钼（Mo）敏感，缺乏时会导致黄芪类药用植物根瘤小、发育不良；土壤中施用钼和锰微肥能提高当归中的挥发油和多糖含量；添加铁、锰、锌和铜等微肥可以提高丹参中的丹参酮累积，提高人参根中的总皂苷含量；施用钼、锌、锰和铁等微肥可使党参的产量和质量明显提高。

但是，微量元素过多会对药用植物代谢产生毒害，尤其在酸性土壤中，过量的铁、锌和铜都可能导致药用植物发生毒害，对药用植物生长极为不利。因此，在药用植物生长过程中，应根据不同的土壤结构和性质选择适合及适量的微量元素肥料。

四、土壤有机质对药用植物的影响

土壤有机质（soil organic matter，SOM）是指土壤中所有含碳的有机物质，广义的土壤有机质包括生长在其上的生命体、动植物与微生物残体以及这些生命体分解和合成的各类有机物质。土壤有机质是土壤中最重要的组成成分之一，是土壤肥力的物质基础，也是土壤形成发育的主要标志。

在成土过程中，微生物是土壤有机质的最早来源。随着成土过程的发展，动、植物残体成为土壤有机质的基本来源。自然植被条件下，土壤中的有机物质绝大部分直接来源于土壤中生长的动植物残体和根系分泌物；药用植物栽培土壤中，有机物质来源还包括药用植物根茬、有机覆盖物、各种有机肥料、微生物制品、有机农药、工农业和生活废水废渣等。

土壤有机质主要由非特异性有机质和腐殖质构成。土壤非特异性有机质的原始来源是植物组织，植物组织中所含的化合物主要有碳水化合物、蛋白质、木质素、脂肪、蜡质、鞣酸、嘧啶、树脂、色素等。腐殖质(humus)是指土壤微生物在分解有机质时重新合成的具有相对稳定性的多聚体化合物。土壤腐殖质不像通常严格定义的有机化合物那样具有特定的物理及化学性质，其分子结构及分子量迄今仍在研究之中。腐殖质主要成分为胡敏酸和富里酸，占土壤有机质的 85%~90%。构成胡敏酸和富里酸的结构单元主要有碳水化合物、氨基酸、芳香族化合物以及多种官能团如羟基、醇羟基、酚羟基、醌基、酮基和甲氧基等，且这些结构单元在胡敏酸与富里酸中所占的比例有明显的差异。

土壤有机质含量在不同的土壤类型与深度间差异较大，高的可达 20% 以上，低的可能少于 5%。尽管土壤有机质仅占土壤质量的一小部分，但其在土壤质地、土壤肥力以及药用植物生长发育中都有很重要的作用和意义。

1．提高土壤肥力与保肥性　土壤有机质富含氮、磷、硫、微量元素等营养元素，是药用植物生长所需的各种养分的重要来源。腐殖质属于胶体物质，具有巨大的比表面积和表面能，带可变电荷，既可吸附阳离子，又可吸附阴离子。一般情况下腐殖质携带负电荷，可通过静电引力吸附土壤中的阳离子，减少其流失。单位质量腐殖质的阳离子交换量比矿质胶体大 20~30 倍，因此腐殖质含量高的土壤对阳离子养分的保持能力较强。腐殖质不仅可以通过静电引力吸附保持阳离子，它所携带的多种官能团还能通过络合作用吸持微量元素阳离子，增加微量元素的有效性。有机质分解产生的酸类物质可以促进矿物的风化，提高土壤中某些养分的有效性。腐殖酸与腐殖酸盐组成酸碱缓冲体系，可提高土壤对酸碱变化的缓冲性。

2．改善土壤的物理性质　土壤有机质具有多个方面的改善土壤物理性质的功能。腐殖质是土壤团聚体形成过程中的重要的胶结剂，可以使分散的土粒胶结成团聚体，进一步形成良好的水稳定性团粒。腐殖质具有巨大的比表面积和亲水基团，吸水量为黏土矿物的 5 倍，能提高土壤持水量，增强土壤的抗旱能力。

3．促进药用植物生长发育　极低浓度的腐殖质溶液能改变植物体内的糖类代谢，提高植物的抗旱性；提高抗氧化酶的活性，加速种子发芽；促进植物的呼吸作用，增强根系活力。

4．提高土壤自净能力　土壤腐殖质还具有与重(类)金属元素、有毒有机物结合形成非水溶性络合物的特性，使土壤中的这些有毒有害物对生物的危害性降低，从而形成土壤自净能力的物理化学基础。

第三节　土壤化感作用对药用植物的影响

一、化感作用的概念

（一）化感作用的提出

化感作用（allelopathy）又称他（它）感、异株克生作用等，是由德国科学家 Mclish 于 1937 年首次提出的，用于表达不同种属间的药用植物在化学方面的相互作用，这种相互作用包括互相有益的作用，也包括抑制和有害的作用，即有相生、相克两方面的含义。

在中国，公元 534 年贾思勰所著的《齐民要术》就有作物轮作和克生现象的记述。Rice（1974）在他的专著 *Allelopathy* 中对化感作用的定义是："一种植物（包括微生物）通过向环境释放化学物质而对另一种植物（包括微生物）产生直接或间接的伤害。"他对化感作用的清晰定义极大地推动了药用植物化感作用的研究。一种药用植物释放的化学物质，根据作用对象或浓度不同，可能产生抑制效应，也可能产生促进效应；同时，药用植物释放的化学物质不仅对其他药用植物有害，有时对自身也有毒害作用，自毒作用也认为是化感作用的一个方面。因此，1984 年 Rice 在 *Allelopathy* 再版中，将有益作用和自毒作用补充到化感作用的定义中，认为化感作用含有相互促进和相互抑制两方面的作用。

（二）药用植物化感作用的概念及特征

药用植物化感作用是指一种活体药用植物产生并以挥发、淋溶、分泌和分解等方式向环境释放次生代谢物而影响邻近伴生药用植物生长发育的化学生态学现象。

药用植物化感作用应该具有 3 个基本特征：①相互作用的主、客体都是植物，不包括植物和动物及其他有机体的相互作用；②相互作用的化学物质是药用植物次生物质，且必须通过合适的途径进入环境中，不包括在药用植物体内变化运转的次生物质；③化感物质主要用于影响自身或邻近植物的生长发育，若用于植物间的化学通讯或污染环境如报警，或一些树木释放挥发物和氧化氮形成烟雾等均不属于化感作用的研究范围。

当受体和供体同属于一种药用植物时产生抑制作用的现象称为药用植物的化感自毒作用（allelopathic autotoxicity）。自毒作用是药用植物种内相互影响的方式之一，是种内关系的一部分，也是生存竞争的一种特殊形式。化感自毒作用在药用植物连作障碍中的表现尤其显著，人参、西洋参、三七、地黄等都具有化感作用，这些化感作用不仅表现在种间，种内的自毒效应也非常强烈，自毒作用也是导致中药材生产中连作障碍的主要因子之一。

二、化感作用的物质基础

药用植物体的各组织如叶、花、果实、茎、根、块茎和种子，甚至枯枝烂叶都能向环境中释放相当数量的化感物质，并能够持续影响邻近的或后继的药用植物。药用植物体释放出的化感物质有的是单一组分，有的是多个组分。化感物质的研究是药用植物化感作用研究的核心。

（一）化感物质的种类

药用植物中所发现的化感物质主要来源于药用植物次生代谢物，具有分子量较小、结构简单等特点。药用植物次生代谢是药用植物在长期进化中与环境（生物的和非生物的）相互作用的结果。次生代谢物在药用植物提高自身保护和生存竞争能力、协调与环境的关系方面充当重要的角色，其产生和变化比初生代谢物与环境有更强的相关性和对应性。

Rice 将各种化感物质归纳为 14 类：水溶性有机酸、直链醇、脂肪族醛和酮，简单不饱和内酯，长链脂肪族和多炔，萘醌、蒽醌和复合醌，简单酚、苯甲酸及其衍生物，肉桂酸及其衍生物，香豆素类，类黄酮，鞣质，类萜和甾类化合物，氨基酸和多肽，生物碱和氰醇，硫化物和芥子油苷，嘌呤和核苷。通常可分为酚类、萜类、炔类、生物碱和其他结构 5 类，目前研究最多的是酚类和萜类化合物。

（二）化感物质的释放途径

药用植物化感作用是通过向环境释放化学物质而实现的，这些起作用的化学物质称为化感物质（allelochemicals）。它们分布于药用植物的根、茎、叶、花、果实或种子中，其存在的部位影响其释放的方式，常见的释放方式有以下 4 种。

1．雨雾淋溶　由于雨水或雾滴的冲刷作用，一些有机酸、氨基酸、萜类和酚类等水溶性化合物易被从植株茎、叶、枝等表面器官淋溶下来，水溶性化感物质是很容易被淋溶到环境中的，从而对周围的药用植物产生影响。例如菊科茼蒿属（*Chrysanthemum*）药用植物叶的淋溶物对森林中的下层药用植物生长有抑制作用。

2．自然挥发　一些挥发性化感物质（主要是萜类）通过药用植物体表挥发进入环境而发挥作用。许多药用植物都可以向环境释放挥发性物质，尤其是在干旱和半干旱地区的药用植物。Muller 等通过对南加州海岸灌木释放的挥发性物质的研究，从而揭示了挥发性化感物质在化感作用中的价值。

3．根分泌　根分泌是指那些健康、完整的活体药用植物根系由根组织向土壤中释放化学物质。很多化感物质是从根中分泌出来的，如人参、苍术和地黄的根及根状茎都可分泌抑制性物质。

4．从药用植物残株的腐解物中释放　药用植物残株能释放化感物质已被普遍研究证实，许多药用植物如玉米 *Zea mays*、水稻 *Oryza sativa* 等残株都能产生大量的化感物质，影响自身或其他作物或杂草的生长发育。

药用植物通过残株分（降）解途径释放的化感物质是复杂的。通常可以认为有以下几类：①直接从药用植物残株释放出活性化感物质；②从残株释放的非活性化感物质经微生物作用而转化成活性物质；③微生物自身产生的活性化感物质；④药用植物残株释放的物质与土壤中原有的化学物质相互作用而生成活性化感物质。

化感作用往往是几种物质共同参与的结果，通常很难区分化感物质是通过何种方式进入环境的。而实际上，化感物质进入环境可能是通过几种方式的结合。

（三）化感作用的影响因素

化感作用是否存在及其强弱，与化感物质的种类、浓度以及受体药用植物等密切相关。研究表明，化感作用在逆境中表现得更为强烈，生长在不完全最佳的养分、温度或湿度作用下的药用植物比生长在没有压力的环境中的药用植物对化感作用更敏感。所以，评价化感作用时应考虑化感物质及环境条件的影响。

1. 化感物质的种类及浓度　化感物质的作用强度取决于化感物质的活性，而活性强弱受其浓度、分子结构及互作方式的影响。酚酸和萜烯类是公认的作用较强的化感物质。此外药用植物之间的化感作用通常具有选择性和专一性，且与浓度有关。

低浓度的化感物质对药用植物的生理生化代谢及生长常表现出促进作用，而高浓度的化感物质则表现为促进作用、抑制作用或无作用等多种形式。浓度影响生物活性的性质，化感物质的分子结构决定化感物质的物质属性，进而影响其作用的性质和强度；即使是同一类化感物质，由于官能团的位置不同，作用强度也完全不同。另外，化感物质间存在加性、协同和拮抗 3 种互作方式，其互作方式决定化感物质在混合物中的作用强度和性质。

2. 环境因素　化感作用受药用植物生长环境，如光照、温度、水分、土壤性质等的影响很大。一般来说，环境胁迫可以加剧药用植物化感作用。例如萜类的化感作用在干旱的条件下尤为显著，酚酸类的化感作用在贫瘠的土壤中表现更为强烈。

土壤中的微生物对化感效应有直接或间接影响，如细菌对酚类化合物的转变有重要作用。光的性质、强度和持续照射时间对药用植物化感物质的合成有重要的调节作用。研究表明，长日照可提高许多药用植物中的酚酸类和萜类化合物含量；缺水可导致某些药用植物中的绿原酸浓度提高。

三、化感物质的作用机制

化感物质作用于药用植物的效应和机制较为复杂，化感作用几乎影响药用植物生理生化的每个环节，且一种化感物质常常具有多种生理生化作用。通常，化感物质会影响细胞膜透性，影响细胞分裂、伸长和根尖的细微结构，影响矿质养分的吸收，影响呼吸作用，影响光合作用，影响蛋白质合成，改变核酸代谢，影响药用植物激素的活性，抑制或刺激某些酶的活性。

（一）影响细胞膜透性

细胞膜通常是化感作用的原初位点，大多数化感物质可以通过影响细胞膜电位、抑制膜 ATPase 活性和改变膜透性等来影响药用植物对离子的吸收。人参根际土壤提取液中含有苯酚类、酚酸及其衍生物和苯胺类物质，其中大多数是公认的化感物质。人参根系分泌物的化感作用具有破坏人参根源愈伤组织膜的功能，影响细胞分裂，抑制其根源愈伤组织生长。

（二）影响光合作用和呼吸作用过程

化感物质通过改变叶绿素的合成来影响光合作用，通过抑制线粒体电子传递和氧化磷酸化两种方式来影响药用植物的呼吸作用。如藿香蓟 *Ageratum conyzoides* 的化感物质能显著降低萝卜中的叶绿素含量，进而影响药用植物的光合作用。大豆化感作用能使根细胞的呼吸作用降低，影响大豆对营养物质的吸收。

（三）影响药用植物激素的活性

药用植物的生长与生长激素密切相关，化感物质能影响药用植物正常激素的代谢水平。现已证明，许多酚酸类化感物质（如异东莨菪醇、绿原酸、肉桂酸和苯甲酸等）能够对药用植物的生长激素 IAA 产生影响。

（四）影响药用植物的酶活性

化感物质可以改变酶的活性。环境胁迫导致药用植物体内的抗氧化酶活性降低，活性氧自由基过度产生而引起药用植物细胞膜氧化损伤和生长受抑制。当归 *Angelica sinensis* 根际土提取物能够抑制当归幼苗体内的超氧化物歧化酶（SOD）、过氧化氢酶（CAT）、过氧化物酶（POD）活性，使其清除体内活性氧自由基的功能降低，同时也降低硝酸还原酶的活性，影响当归幼苗对氮的吸收。

四、药用植物化感作用

（一）药用植物化感作用的特点

药用植物与其他植物的根本区别在于它们含有特定的生理活性物质，而这些化学物质又往往是药用植物的次生代谢物，并分布在药用植物的各器官，如根、茎、叶、花、果实、种子等。这一特点与药用植物能产生化感作用是一致的，所以药用植物更易产生化感物质，从而发生化感作用。具体表现在以下 2 个方面：

1．药用植物化感作用表现强烈　目前，在栽培的中药材中 70% 以上是根与根状茎类药材。许多药用植物的根、根状茎、块根、鳞茎等地下部分既是药用植物营养吸收和积累的部位，又是药用部位；而且大多数中药材是多年生，生长周期多为几年甚至几十年。

这与生长周期短的作物不同，不仅由于重茬导致连作障碍，而且随着栽培年限的增加，药用植物不断地向环境释放化感（自毒）物质，当土壤中的有毒物质积累超出一定浓度时，就会严重影响药材的产量和质量，导致减产，甚至绝收。

研究发现，人参根系分泌物可以通过影响参地土壤的微生态环境，导致人参连作障碍加重，药材质量下降。西洋参茎叶、须根和根系分泌物中存在活性较高的自毒物质，当自毒物质在土壤中的含量为 1g/kg 时，四年生西洋参则不能生长；含量为 0.2g/kg 时，存苗率降低 25%。

因此，加强中药材化感作用研究，探讨如何合理利用和克服化感作用，在中药材栽培中显得更加重要。

2．追求中药材质量的同时可能会加剧药用植物化感作用　中药材发挥临床疗效的化学基础是其体内某些活性成分的种类和数量，多为药用植物次生代谢物。中药材长期栽培及品种选育追求的目标就是提高这些次生代谢物的含量，而这些产物不仅是药效成分，有些也是药用植物的化感物质。这些小分子物质在栽培过程中很容易释放到环境中，对自身的生长具有较大的毒害作用，因此在提高栽培药材质量的同时会加剧药用植物化感作用。

有研究发现，即使前茬种植的不是丹参，其他根与根状茎类药材也会对当茬丹参的生长产生不良影响，由此推测不同种类的根与根状茎类药材之间可能存在交叉影响。

（二）药用植物化感作用的研究内容

1. 对药用植物种子发芽的影响　种子萌发是监测药用植物对同种或异种药用植物是否具有化感作用、是否受到其他药用植物化感作用，以及化感作用强度的最重要的方法。该方法简单、可控，由于可以设置较多重复，结果可以用统计学方法评价，可靠性强。如茅苍术 *Atractylodes lancea* 种子发芽实验中，已证明不同化学型苍术的自毒作用不同。

2. 对药用植物生长和发育的影响　幼苗生长生物测定的敏感性一般比种子发芽好。因此，多数学者将生长发育测定与种子发芽测定结合起来同时测定。一般用胚根、下胚轴或胚芽鞘伸长以及种子发芽率一起来表示化感作用的活性。如苍术挥发油中的主要组分 β- 桉叶醇对苍术种子发芽率、胚根伸长没有明显影响，但 100mg/L 和 250mg/L β- 桉叶醇能强烈抑制苍术胚芽伸长，因此栽培苍术连作障碍可能与自毒作用有关。

3. 对药用植物次生代谢物积累的影响　化感作用作为生物间的一种独特的化学作用，其不但能刺激药用植物的发芽和生长发育，也会对药用植物次生代谢产生一定影响。由于次生代谢发生可检测的变化通常需要较长的时间，化感作用对药用植物次生代谢物积累的影响的研究与种子发芽实验和幼苗测试实验会有很大不同，前者可能需要长时间使用小剂量的化感物质方可见效。此类研究目前少见报道，不过对中药连作障碍的研究而言，这将是一个重要的内容。

4. 化感作用机制的生物研究　化感物质种类繁多，同一种物质常对药用植物的多种生理生化过程产生影响，造成化感作用机制方面的研究相对比较薄弱。有报道阿魏酸几乎影响药用植物的所有主要生理生化过程；同时，有些化感物质在低浓度时是产生促进作用，而在高浓度时是起抑制作用。加之药用植物化感作用常常不是由单一物质产生的，而是由药材释放到环境中的一系列化合物的混合体产生的。化感作用机制研究的难度可见一斑，相关理论和方法还有待于探索与完善。

（三）中药材栽培中化感作用的利用与克服

中药材栽培过程中，一方面可以利用药用植物之间有利的化感作用（相生）合理地间作套种，安排茬口；另一方面要采取有效措施，克服不利的化感作用（尤其是自毒），趋利避害，解决中药材连作障碍。目前常见的措施如下：

1. 栽培措施　通过研究药用植物和其他作物的化感作用，建立合理的轮作、间作、套种和复种的耕作制度，合理安排茬口和设计复合群体，可有效地利用化感作用控制田间杂草及降低作物之间的负效应，提高药材的质量、产量和土地的产出率。半夏和玉米间作，人参与紫苏 *Perilla frutescens* 间作，既可以充分利用地力、空间、光能，达到高产高效，也可以利用药用植物之间的相生作用减少病虫害的发生。

2. 合理的秸秆还田技术　合理的秸秆还田，对于提高中药材的产量、质量具有重要作用。利用有化感物质的植株体还田后腐烂释放出有效的化感物质，控制早期农田杂草的生长和防治或减轻病虫害的发生，并提高土壤肥力，这是生产实践上提高中药材产量、改善中药材品质、提升农田生态经济效益的重要举措。

3. 化感育种　化感作用与药用植物品种显著相关。通过品种选育，可以对药用植物的化感种质资源进行筛选和鉴定，相关研究在黄瓜 *Cucumis sativus*、水稻、大豆、燕麦 *Avena sativa* 等植物中均有报道。另外，化感物质一般是药用植物次生代谢物，而且是受多基因控制的。在药用植物品种选育的过程中，除了采用传统的选育方法外，还可以结合化感作用机制的研究，找出控制药用植物化感作用的某个或某些基因，然后采用对其基因序列进行修饰等基因技术处理，再转入该药用植物或其他药用植物，对其化感作用表达进行调控。将药用植物化感作用与基因工程技术相结合，具有广阔的研究前景。

4. 改善土壤微生态环境　适当控制土壤水分和肥力是降低化感作用的重要途径。在土壤水分失调、肥力下降的情况下，药用植物化感物质的分泌量均会增加。在缺磷的土壤中，许多药用植物能释放酚类化感物质，但在低氮土壤中生长的药用植物释放的酚类化感物质则减少。药用植物在栽培的过程中，适当的环境胁迫可以提高其次生代谢物的含量，但有可能会加剧药用植物化感作用，从而导致自毒。因此，在生产中要兼顾这 2 个方面的因素，调节水肥平衡，确保提高产量，保证质量。

此外，利用无土栽培，在营养液中加入活性炭及时吸附和清除化感物质也是避免自毒作用的又一有效措施，尤其对药用植物的遗传育种具有重要意义。

第四节　药用植物对土壤因子的生态适应

常见的以土壤为主导因子所形成的药用植物生态类型主要有喜钙药用植物、喜酸药用植物、盐生药用植物及沙生药用植物。

一、喜钙药用植物

钙是药用植物生长所必需的，药用植物干物质的含钙量一般为 0.5%～3%，比镁多而比钾少。药用植物按照需钙量的多少，可以分为喜钙药用植物和嫌钙药用植物。

喜钙药用植物适应生长在含有高量代换性 Ca^{2+}、Mg^{2+} 而缺乏代换性 H^{+} 的钙质土或石灰性土壤上，称为钙质土药用植物，它们在酸性土壤上不能生长。如蜈蚣草 *Pteris vittata*、铁线蕨 *Adiantum capillus-veneris*、南天竹 *Nandina domestica*、甘草 *Glycyrrhiza uralensis*、柏木 *Cupressus funebris* 等都是较典型的钙质土药用植物。

而嫌钙药用植物的需钙量少，可在较高的 H^{+} 浓度中生长。如红车轴草 *Trifolium pratense*（喜钙药用植物）含钙 2.14%，而水稻（嫌钙药用植物）仅含钙 0.23%。番茄 *Lycopersicon esculentum*（喜钙药用植物）水培时需要钙 0.1mmol/L 才能达到最大生长量，植株内的含钙量（以干重计）为 12.9mg/g；而黑麦草 *Lolium perenne*（嫌钙药用植物）只需钙 0.005mmol/L 就达到最大生长量，含钙（以干重计）仅 0.7mg/g。

在同一土壤中栽培 100 多种药用植物，发现一般双子叶药用植物的含钙量高于单子叶药用植物，可能是因为细胞壁中的果胶质含量不同，前者游离羧基较多，需要与较多的钙结合；而后者游离羧基较少，因而需钙量较低，但两者在细胞质中对钙的要求却没有什么差别。嫌钙药用植物在缺钙时同样会出现症状。

药用植物各器官的含钙量以地上部较多，根部较少；茎叶（特别是老叶）较多，果实、种子较少。在同一叶片中，老叶的边缘含钙量高于中部，而嫩叶则是中部高于边缘。如从单个细胞来看，钙主要富集于细胞壁，特别是集中在细胞壁的中间层与果胶中的羧基（$RCOO^-$）结合。阳离子交换量比较高的药用植物如甜菜，在外界供钙较低的条件下，其细胞内50%以上的钙被结合成为果胶酸盐。此外，一些细胞器如质膜、核糖体和液泡中的钙含量也较多。

药用植物体内的钙大部分与不扩散的有机阴离子如羧基、羟基、磷酰基和酚羟基结合，也可以形成草酸钙、碳酸钙或磷酸钙等沉积在液泡中，还有少量的Ca^{2+}在木质部或液泡中。

缺钙时，植株生长受阻、节间缩短，故植株矮小而纤弱。由于钙的运输与蒸腾流等因素有关，故钙富集于老叶中。缺钙时蒸腾作用弱或生长旺盛的组织如顶芽、侧芽、根尖等分生组织容易腐烂死亡，幼叶卷曲畸形、多缺刻或从叶缘开始焦黄坏死，果实生长发育不良。

甘蓝 *Brassica oleracea*、白菜 *B. pekinensis*、莴苣 *Lactuca sativa* 和草莓 *Fragaria* × *ananassa* 等会出现叶焦病（或称缘叶病，嫩叶边缘呈烧灼状）；番茄、辣椒 *Capsicum annuum*、西瓜 *Citrullus lanatus* 等易发生脐腐病（又称顶腐病，在果实顶部产生圆形腐烂的病状，常在幼果期发生，以后继续扩展）；苹果 *Malus pumila* 缺钙易患苦痘病（又称苦陷病，先在果皮下呈现褐斑，以后斑点在果皮上露出，病部微凹，味苦）或水心病（病状出现于果心，呈水渍半透明状，味清甜，山梨醇含量增加，易腐烂）。

有研究表明，水心病苹果的果皮和果肉中钙的含量都较正常低，而且与钾、镁含量之间的比例有密切关系。当果皮钾∶钙超过11.6∶1、（钾＋镁）∶钙超过12.6∶1或钾∶（钙＋镁）超过5.37∶1，果肉钾∶钙、（钾＋镁）∶钙超过33∶1或钾∶（钙＋镁）超过16∶1时都会发生较严重的水心病。每年对果实喷施0.5%硝酸钙4次，水心病便会大大减少。

在豆科药用植物中，缺钙往往阻碍根瘤发育，大粒种子的作物如蚕豆 *Vicia faba*、落花生 *Arachis hypogaea* 等对缺钙更为敏感，缺钙时植株胚珠败育、种子发育不良，致使空粒或瘪粒增加。

二、喜酸药用植物

土壤酸碱度与土壤微生物活动、有机质的合成与分解、营养元素的转化与释放、微量元素的有效性、土壤保持养分的能力及生物生长等有密切关系。根据药用植物对土壤酸碱度的适应范围和要求，可将药用植物分成酸性土药用植物（pH＜6.5）、中性土药用植物（pH 6.5～7.5）和碱性土药用植物（pH＞7.5）。

酸性土药用植物只能生长在酸性或强酸性土壤中，它们在碱性土或钙质土上不能生长或生长不良。石松 *Lycopodium japonicum*、狗脊、越橘属 *Vaccinium*、杜鹃属 *Rhododendron*、柑橘属 *Citrus* 中的很多种都是比较典型的酸性土药用植物。

在土壤pH＞7.5的生境上生长良好的药用植物称为碱性土药用植物，常常是喜钙药用植物或钙土药用植物，如甘草、枸杞等。这是由于在排水正常的土壤中，含钙情况与pH有密切关系，当

pH > 8.3 时，土壤中有游离的钙质；pH 6.0 ~ 8.3 时，钙质很丰富；pH 5.0 ~ 6.0 以下时，钙质很少。在石灰岩母质的土壤上生长的药用植物多属于这种类型。

大多数药用植物适应生长在 pH 6.5 ~ 7.5 的土壤中，这些都属于中性土药用植物。

H. Ellenberg 将药用植物对土壤酸碱性的反应细分为嗜酸（acidophilic）、嗜酸耐碱（acidophilic-basitolerant）、嗜碱耐酸（basiphilic-acidotolerant）、嗜碱（alkalophilic）和耐酸碱（amphitolerant）5 类。嗜酸性药用植物生于强酸性的环境中，对 pH 变化的耐受力很差，如水藓属 *Sphagnum* 的某些种类只能生长在 pH 3 ~ 4 的强酸性沼泽土壤中，即使在中性范围内也会死亡。

嗜酸耐碱药用植物生于酸性土壤中，但也可以在中性至弱碱性土壤中生长，如款冬 *Tussilago farfara* 在中性至碱性范围内表现最适，但在 pH < 4 时也能忍耐，为嗜碱耐酸药用植物。嗜碱性药用植物生于强碱性的环境中，对 pH 变化的耐受力差，多半是某些细菌，当 pH < 6 时它们就会受害。还有少数药用植物如熊果 *Arctostaphylos uva-ursi* 则表现为具有酸碱两侧耐性，既能分布于酸性土壤上，又能分布于碱性土壤上，而在中性土壤上却较少，为"耐酸碱"药用植物。

三、盐生药用植物

在我国内陆干旱和半干旱地区，气候干燥，地面蒸发强烈；在不能排水的低洼地区或地下水位过高而又进行灌溉的地区，广泛分布着盐碱化土壤。在滨海地区，由于受海水浸渍，也有盐土的分布。当土壤中的 NaCl 和 Na_2SO_4 较多时，称为盐土（solonchak）；当 Na_2CO_3 与 $NaHCO_3$ 较多时，称为碱土（solonetz）。在自然界中，这两种情况往往同时出现，这种土壤就称为盐碱土。

盐土的土壤中可溶性盐含量相当于干土重的 1% 以上，有的可达 3% 以上。对于药用植物生长来说，土壤的含盐量在 0.2% 以下对药用植物无妨碍；在 0.2% ~ 0.5% 仅对幼苗有危害；在 0.5% ~ 1% 时大多数药用植物不能生长，只有少数耐盐性强的药用植物如棉花、苜蓿、番茄、西瓜、甜菜等才能生长。含盐量超过 1% 以上的土壤，农作物就很难生长，只有少数耐盐性特别强的野生药用植物能够生长。

盐土药用植物包括生长在内陆和海滨的两类。长在内陆的为旱生盐土药用植物（xero-halophytes），如蒙古鸦葱 *Scorzonera mongolica*、海枣 *Phoenix dactylifera* 等，分布于我国温和、寒温气候区的内陆盐土上；长在海滨的盐土药用植物为湿生盐土药用植物（hygro-halophytes），如短苞盐蓬 *Halimocnemis karelinii* 等。

盐土中含氯化钠和硫酸钠，常在地表形成白色的盐结皮，土壤结构尚未破坏，pH 为中性。内陆盐土的形成是由于蒸发量大于降水量，地下含盐水经毛细管上升到地表而形成的。此外，盐分借地表径流集中于低洼处。因此干涸的内陆湖也能形成盐土。滨海盐土则是海水浸渍形成的，海水的含盐量为 3.5%，当海潮退后，盐分便存留于土壤中。内陆盐土以硫酸盐为主，氯化钠次之；海滨则以氯化钠为主，硫酸盐次之。

碱土则是另一类型，含碳酸钠、碳酸氢钠和硫酸钾。由于土壤中含有交换性的钠，经水解成氢氧化钠，再与二氧化碳结合而生成碳酸钠。这一类碱土在我国仅分布在东北及西北的一部分地区。

盐土和碱土对药用植物的害处有以下几个方面：①盐分浓度过大，药用植物的根或种子均不能在土壤盐溶液中吸取足够的水分，甚至细胞中的水分还向盐溶液中倒渗，引起药用植物生理干旱而枯萎死亡；②直接伤害药用植物组织，尤其是碳酸钠和碳酸钾，常常引起药用植物死亡；③盐分浓度过大，原生质受害，蛋白质合成受损，致使含氮中间产物的积累，出现“自身中毒”现象；④高盐浓度下气孔不能关闭，使药用植物枯萎死亡；⑤碱土的碱性过大，破坏土壤结构，药用植物无法生存。

盐碱土药用植物有强烈的适应这种恶劣生境的特点。在形态上，多干瘦矮小，叶子退化或无叶，有的组织变红，有的叶肉质化，并有特殊贮水细胞，能在高盐浓度下进行正常的同化作用。此外还和旱生的适应性结合在一起，具有许多类似于旱生药用植物的特点，如蒸腾面积缩小、气孔下陷、具灰白色绒毛、细胞间隙缩小、栅栏组织发达等。

世界上最著名的耐盐药用植物是盐角草 *Salicornia europaea*，它能生长在含盐量高达 0.5%～6.5% 的高浓度潮湿盐沼中。这种药用植物在我国西北和华北的盐土中很多。盐角草是不长叶子的肉质药用植物，茎的表面薄而光滑，气孔裸露。药用植物体内的含水量可达 92%，所含的灰分可达鲜重的 4%、干重的 45%。盐角草由于体内所含的盐分高，体液的浓度大，所以最能适应在盐土上生长。

在生理上，根据抗盐能力的强弱分为 3 类：

1. 积盐性药用植物（真性盐生药用植物） 这类药用植物特别能忍受高盐浓度，它的根部细胞的渗透压 >40 个大气压，甚至达到 70～100 个大气压，可吸收大量可溶性盐分，并在体内积累，能忍受 6% 或更浓的氯化钠溶液。这种药用植物放到嘴里能尝到盐味。

积盐性药用植物的种类不同，积累的盐分种类也不一样，例如盐角草、碱蓬能吸收并积累较多的 NaCl 或 Na_2SO_4，滨藜 *Atriplex patens* 吸收并积累较多的硝酸盐。属于这类积盐性药用植物的还有盐角草、盐节木 *Halocnemum strobilaceum*、盐穗木 *Halostachys caspica*、黑果枸杞 *Lycium ruthenicum* 等。

2. 排盐性药用植物（泌盐药用植物） 这类药用植物的根细胞的渗透压仍很高，但吸收的盐分并不积累在体内，而是通过茎叶表面密布的分泌腺（盐腺）将盐分排出体外，在体表留下盐结晶硬壳。这类药用植物在非盐土上仍能良好生长，所以又称它们为耐盐药用植物或兼性盐生药用植物。如柽柳 *Tamarix chinensis*、大米草 *Spartina anglica*、补血草 *Limonium sinense* 等。

3. 不透盐性药用植物（抗盐药用植物） 这一类药用植物虽然生长在盐碱土中，但并不吸收过量的盐分。这是由于体内含有较多的有机酸、糖类、氨基酸等，细胞有较高的渗透压，从而提高根系从盐碱土中吸取水分的能力，所以常把将这类药用植物看作是抗盐药用植物。如紫菀 *Aster tataricus*、盐地风毛菊 *Saussurea salsa*、倒羽叶风毛菊 *S. runcinata* 等。不透盐性药用植物一般只能在盐渍化程度较轻的土壤上生长。

盐碱土是地球陆地上分布广泛的一种土壤类型，全球的盐碱地面积为 9.543 8 亿公顷，盐碱地改良是世界性难题。我国有盐碱土地 14.87 亿亩（约 9 913 万公顷）；盐土主要分布于华北、西北、东北西部地区以及从辽宁到广东的滨海地带；碱土在我国分布不太多，在东北、西北的部分地区有分布。

大量的土地荒废，成为制约我国生态环境建设和农业可持续发展的最大障碍。几十年来，从国家到地方都投入大量人力、物力和财力，以物理、水利、化学、生物等方式进行盐碱地的治理，使经济效益和环境保护相协调地可持续发展，对于我国这样一个耕地资源日趋减少的人口大国而言，具有十分广阔的应用前景。

四、沙生药用植物

中国是世界上沙漠最多的国家之一。沙漠广袤千里，呈一条弧形带绵亘于西北、华北和东北的土地上，面积有 71 万多平方公里。若连同戈壁，总面积达 128 万多平方公里，占全国陆地总面积的 13%。

沙漠地区气候干旱少雨，风大沙多，光照强烈，冷热剧变。这些严酷的生境条件成为许多药用植物生长的限制因素，只有一些能适应这种沙区生境的药用植物才能在其上生长，称为沙生药用植物（psammophyte）。

沙生药用植物在长期自然适应的过程中，表现出适应这种生境的特殊生物学和生态学特征。

沙生药用植物的根和茎都具有很强的萌芽能力与生根能力，因而在风沙埋没或被风暴露时，仍能长出不定芽和不定根，在风沙滚滚的条件下顽强生存。如沙竹 *Psammochloa villosa* 当被流沙埋没时，茎节处仍能继续抽出不定根和不定芽，其他如黄柳 *Salix gordejevii*、蓼子朴 *Inula salsoloides* 等也都具有这种适应特征。有的沙生药用植物还具有耐风蚀的特点，在风蚀露根时，能在暴露的根系上长出不定芽，如沙竹、梭梭；但当风蚀过重、根状茎暴露过多时，也会逐渐死去。

多数沙生药用植物根系发达，一般根深和根幅都比株高和株幅大许多倍，水平根（侧根）可向四面八方扩展很远，不具有分层性，而是均匀地扩散生长，避免集中在一处消耗过多的沙层水分。固沙灌木黄柳的株高一般仅 2m 左右，而它的主根可以钻到沙土中 3.5m 深，水平根可伸展到 30m 以外，即使受风蚀露出一层水平根，也不至于造成全株枯死。

强大的根系是最大限度地吸取水分的一种适应；同时，发达的根系也起到良好的固沙作用。但是，一些短命药用植物的根却很浅，春天偶然降了点雨，只要地表湿润，就能蓬勃地生长、开花、结实，在相当短暂的时间内完成它的生活周期，以便于躲过干旱高温的夏季。

很多沙生药用植物具有沙粒黏结成的根套，以保护根免受灼伤和风沙的机械损伤，同时能使根系减少蒸腾和防止反渗透失水现象的发生。如沙芦草 *Agropyron mongolicum*、沙芥 *Pugionium cornutum* 的根。还有的药用植物如蒙古韭 *Allium mongolicum* 的根有厚的纤维鞘，黑沙蒿 *Artemisia ordosica*、回头蒿 *A. sphaerocephala* 等半灌木的根则强烈木质化，有的药用植物根内有厚的木栓层或皮层，这些结构也都能起到类似于根套的作用。

为减少水分的消耗，减少蒸腾面积，许多药用植物的叶子缩小或退化，呈针状、鳞片状，甚至无叶，直接以绿色小枝或茎进行光合作用。如梭梭 *Haloxylon ammodendron* 就是无叶，由绿色枝条营同化作用的，故称为“无叶树”。内部结构更具有特殊的适应，有的具有贮水细胞或贮水组织。细枝岩黄耆 *Hedysarum scoparium* 叶的下表皮内和叶轴的表皮内有一层网状的贮水组织，细胞中含有大量鞣质，是一种亲水胶体；在叶的上表皮下面及根、茎中均有零散分布的圆柱状大型异型细胞，它们常与维管束相连，可能与水分的输导有关。有的在叶表皮下有一层积累脂类物质的细胞，能提高药用植物的抗热性和抗旱性，气孔陷入并部分闭塞。

许多沙生药用植物的枝干表面变成白色或灰白色，是为了抵抗夏天强烈的太阳光照射，免于受沙面高温的炙灼，如沙拐枣 *Calligonum mongolicum*。

有很多药用植物的萌蘖性强，侧枝韧性大，能耐风沙的袭击和沙埋。柽柳就是这样，沙埋仍可生不定根，萌枝生长更旺。我国沙漠、戈壁地区风沙活动强烈，生长在低湿地的柽柳经常遭到流沙的侵袭，使灌丛不断积沙。而柽柳在沙埋后由于不定根的作用，仍能继续生长，形成高大的灌丛沙堆（沙包）。

有些药用植物组织细胞液中积累大量的可溶性盐（导致渗透压提高），从而可以吸收较高盐渍度的潜水或土壤水。如红砂 *Reaumuria songarica*、珍珠猪毛菜 *Salsola passerina* 的渗透压可达 50 个大气压左右，梭梭可高达 80 个大气压，这使根系主动吸水的能力大为加强，大大提高药用植物的抗旱性。

在繁殖方面，大部分沙生药用植物具有对流动沙子的特殊适应性。有些药用植物种子上长有翅膀或毛，种子成熟后随风飘扬，遇到合适的地方就发芽生长。如柽柳的种子粒小，具白色冠毛，随风飘落到湿地上，一般 2～3 天就可发芽出苗，种子萌发率可达 80% 以上。还有的药用植物如细枝岩黄耆的荚果有节，成熟时节间断落，每节鼓起呈球状，体轻，遇风即在沙地表面滚动，不被沙埋，在条件合适时迅速发芽生长。再有黑沙蒿 *Artemisia ordosica* 的种子遇水立即渗出胶质，俗称“油蒿胶”，使种子胶着在沙粒上发芽生根。

我国是世界上土地沙化危害最严重的国家之一。土地沙化是我国当前面临的严重的生态环境问题，不仅使我国的生态环境日益恶化，而且吞噬着人们的生存空间，给国民经济和社会可持续发展造成极大的危害。造成我国沙化土地不断扩大的因素除气候变化、自然灾害等自然原因外，主要是由于不合理的人为活动引起的。

盲目开荒，大规模的毁林毁草，使原来的滩地、固定沙丘变成流动沙丘；过度放牧，沙化地区的草场超载率高达 50%～120%，有些地区高达 300%；滥采滥伐，大量破坏沙生植被；滥挖野生中药材等沙生药用植物，每挖 1kg 甘草要破坏 8～10 亩土地；水资源开发利用不合理，大水漫灌，过度开采地下水，河流上游大规模开垦，造成下游断流等，加剧土地沙漠化的趋势，给一些地区造成“生态危机”。

由于地区辽阔，我国沙漠地区的野生植物资源有 1 000 种左右，其中包括不少药用植物。如沙漠地区的药用植物资源肉苁蓉、锁阳，盐化草甸土上的甘草、枸杞，戈壁上的麻黄等。种类组成以藜科的属、种最多；此外，蒺藜科、柽柳科、菊科、豆科、麻黄科、蓼科、禾本科等也占相当比重。

但人类目前对于荒漠药用植物仍缺乏深度的认识，所能利用的药用植物种类极少。有目的地开发利用沙生药用植物，既能维持荒漠区域能量与物质的循环过程，又能防止风蚀、流沙和进一步荒漠化，并为人类提供药材、肥料以及其他副产品，具有重要的生态和经济意义。

第五节　土壤质量的评价及综合治理

一、土壤质量评价的意义

（一）土壤质量

土壤质量（soil quality）是指土壤在生态系统和土地利用范围内，维持生物生产能力、保护环境质量并促进药用植物健康的能力；从药用植物生长的角度，土壤质量指土壤维持药用植物生长的能力；从药用植物产量和品质的角度，土壤质量指土壤维持药用植物生长而不引起土壤退化或损害环境的能力；从生态系统角度，土壤质量定义为与土壤特定功能相联系的能力，它维持药用植物和动物生产，保持并提高水和空气质量，维持人类健康和生境。

（二）土壤质量评价的参数与分类

土壤质量评价包括 2 个方面，一方面是气候等影响形成内在差异的土壤自身质量评价，另一方面是人为管理影响土壤表现出的随时间动态变化的动态评价。

1. 评价土壤质量参数指标的原则　指标能代表或反映全部或部分土壤质量功能；指标能灵敏地反映土壤与生态系统的功能和行为变化；指标既能适用于不同的土壤系统，又能适用于土壤时间和空间上的变化；测定过程应简便快速、费用低廉。

2. 土壤质量评价指标　是从土壤生产潜力和环境管理的角度评估土壤的性状和功能。根据指标的性质，可分为物理化学指标与生物学指标。

（1）土壤质量的物理化学指标：土壤物理状况、养分和土壤污染物质等对药用植物生长和人类健康有直接或间接影响。物理指标包括土壤容重、土壤质地、土壤结构、土壤温度、孔隙度、土体构型、土层厚度、土壤含水量、田间持水量、地下水水位、质地和土壤耕性等。化学指标包括土壤 pH、石灰含量、可矿化氮、阳离子交换量（cation exchange capacity，CEC）、碱化度、电导率、盐基饱和度和地下水矿化度等。由于土壤的物理化学指标测定方法简单，是土壤质量评价初期主要应用的指标。

（2）土壤质量的生物学指标：分为土壤微生物指标、土壤动物和土壤酶活性指标，土壤微生物是土壤生物学中最能敏感反映土壤质量的指标。生物学指标包括总生物量、微生物种类、微生物数量、潜在可矿化氮、土壤呼吸量、酶活性、酶数量、根系分泌物和作物残茬等。

3. 土壤质量评价方法

（1）多变量指标克立格法：将某一地点的多个土壤质量指标结合成一个反映土壤性质的综合土壤质量指数。

（2）土壤质量动力学方法：采用动态评价方法对可持续管理进行系统动力学测量。

（3）土壤质量综合评分法：将土壤质量评价分成 6 个土壤质量元素进行评价。

（4）土壤相对质量评价法：假设各项评价指标均能完全满足药用植物生长的需要，以研究区域内假设的一种理想土壤的质量指数为标准，比较其他土壤的质量指数，获得待测土壤的相对质量指数，根据相对质量指数的变化定量评价土壤质量。

（三）土壤生物监测与评价

土壤生物监测是指利用生物个体、种群或群落对土壤环境污染或变化所产生的反应，从生物学角度对土壤污染状况进行监测和评价。

1. 原理　生物监测的理论基础是生态系统和生物学理论。其原理是生物与土壤之间相互影响和相互依存，不断地进行着物质和能量的交换。当环境受到污染后，污染物进入生物内并发生迁移、蓄积，导致生态系统中的各级生物在环境中的分布、生长发育状况、生理生化等指标发生相应的变化。

2. 污染土壤的生物修复　其原理是利用药用植物、微生物和原生动物的代谢反应过程或合成产物对土壤的污染物进行吸收、转化、清除和降解，从而实现对污染土壤的修复。生物修复种类包括以下5种。

（1）药用植物修复：利用药用植物转移、容纳和转化环境中的有毒有害污染物（主要是重金属污染物）与无害化处理污染物，从而修复与治理污染土壤。药用植物修复包括药用植物固定修复、药用植物挥发修复、药用植物提取修复、药用植物降解修复、药用植物促进修复、根部过滤修复等方式。

（2）微生物修复：细菌和真菌等微生物在适宜的条件下将土壤中的污染物降解、吸附和氧化还原，从而修复污染土壤。微生物修复具有低成本、高效能、易操作和无二次污染等特点。常用的修复土壤的微生物有土著微生物、外来微生物和基因工程菌3类。微生物对有机物的修复主要有降解、吸附和强化修复3种修复方式，对重金属的修复有转化、吸附、生物淋滤和强化修复4种方式。

（3）动物修复：利用土壤中的蚯蚓、线虫、甲螨和鼠类等低等动物在土壤中摄食等一系列生长、繁殖和代谢活动，富集和转化土壤污染物，改善土壤理化性质，促进药用动、植物对污染土壤的修复。

（4）生物材料修复：利用生物表面活性剂、生物螯合剂和生物质土壤改良剂修复污染土壤。其中，生物炭是被广泛研究的一种生物质土壤改良剂，生产上用作物秸秆和中药渣制备生物炭应用于污染土壤的修复，可以改善土壤肥力和物理化学性质。

（5）联合修复：指将2种或2种以上的修复技术结合使用，同时处理和修复多种土壤污染物的技术。联合修复可提高修复污染土壤的速率与效率，是土壤修复技术中广泛采用的修复技术。

二、土壤质量的恶化

中药材栽培在我国具有悠久的历史。但中药材栽培容易造成土壤环境恶化，比如在同一土壤中连年种植同种药用植物，会导致药材产量和品质大幅下降、病虫害加重，此即中药材连作障碍（continuous cropping obstacle）现象。

（一）土壤环境恶化的特点

社会需要、资源利用和经济效益等方面决定了药用植物类药材连作模式的必要性，但由此导致的土壤环境恶化已成为栽培中药材中普遍发生、无法回避的问题。

1. 土壤环境恶化在栽培中药材中无法回避　药用植物类药材多来源于宿根药用植物，生长周期多为2年或2年以上，有的长达几十年。与生长周期短的作物不同，多年生或连作药用植物由于耕作、施肥、灌溉等方式固定不变，会导致土壤理化性质恶化、肥力降低、有毒物质积累、有机质分解缓慢、有益微生物种类和数量减少。因此，土壤环境恶化是中药材长期栽培必然出现的结果，是药用植物类药材栽培中无法回避的问题。

2. 对次生代谢物的需求加剧土壤环境恶化　中药材中常含有大量次生代谢物，如黄酮、蒽醌、生物碱、萜类、酚酸类等，其药效成分通常就是这些次生代谢物。但这类小分子物质在栽培中很容易释放到环境中，从而改变根际土壤理化性质，并进而影响土壤环境的微生物群落结构。

同时，这类小分子物质有不少是化感物质，会对其他药用植物甚至自身产生毒害作用，直接影响药用植物生长发育。由于长期选择的结果，使栽培中药材次生代谢物的含量不断提高，由此导致中药材更容易释放化感物质，也使适应该药用植物根际环境条件的病虫害逐年增加，加剧土壤环境恶化。

如连作丹参根系分泌的酸性物质影响土壤生物群落，特别是真菌数量。从西洋参须根中分离得到的反式肉桂酸、对香豆酸、阿魏酸、香草酸、香草醛、水杨酸等几种酚酸类化合物均对西洋参胚根生长具有抑制作用，且这几种自毒效应都具有浓度依赖性。

3. 对根及根状茎类药材的危害更加突出　根和根状茎类药材占药用植物类药材的 70% 左右。许多中药材的根、根状茎、块根和鳞茎等地下部分既是其营养成分积累的部位，又是药用部位，极易遭受土壤中的病原菌及害虫的危害。地下害虫种类很多，如蝼蛄、金针虫、蛴螬等分布广泛。植株根部一旦被害后造成伤口，导致病菌侵入，更加剧地下部病害的发生和蔓延，常会导致减产甚至绝收。

如三七的入药部位是干燥的根及根状茎，其典型的连作障碍特征是病害严重，连作后种植的二年七、三年七植株病虫害发生严重、植株存活率低。三七收获后的土地如接着再次移栽（重茬）三七种苗，三七的发病率达到 90% 以上，1 年后几乎无健康植株存在。

（二）土壤环境恶化的表现

土壤环境恶化具有其复杂性，体现形式并不是单一的，往往会对土壤和栽培中药材产生多个方面的不良影响。

1. 对土壤的不良影响

（1）土壤物理性状不良：具体来说，物理性状恶化包括土壤团粒结构破坏，土壤板结，使土壤的非活性孔隙比例相对降低，透气透水性差，二氧化碳和有害气体在土壤中积累。如栽种人参后床土比重、容量增大，孔隙度变小，物理性黏粒增多，土壤的吸收性能降低。含黏粒多的重黏土排水、通透气不良，不适宜田三七植株生长，会导致药材产量下降，故种植三七应选取质地疏松、含粉质较多的轻黏土。

（2）土壤次生盐渍化及酸化：连作条件下持续大量施肥，致使土壤的含盐量不断增加，造成土壤次生盐渍化。长期连作药用植物吸收大量的钙、镁、钾等碱基元素，造成土壤 pH 显著下降。引起土壤酸化又加速上述几种元素的溶解，最终牵涉土壤养分有效性改变，引起植株养分吸收异常，进而对生长发育造成影响。如对丹参和附子的研究发现，随着连作年限增加，土壤有变酸趋势。土壤盐渍化及酸渍化为病原菌的大量滋生提供良好的条件，加重连作过程中病虫害的发生。

（3）土壤养分失衡：在药用植物生长发育过程中，土壤提供水分和营养元素，保障其生理活动所需。栽培中药材多年生的特性和连作的需求，片面消耗土壤中的营养物质，必然造成土壤中某一种或某几种营养元素的亏缺，而另一些营养元素日益积聚，土壤营养成分比例失调。例如三七连作使土壤铜、钙、镁减少，而锰、铁等微量元素增加；由于人参对土壤矿质元素吸收得偏好，人参重茬三年土与生茬土相比，铁、锰、锌、铜、钾、硼含量明显降低，而钠、钙含量却恰恰相反。

2. 土壤生物学环境恶化

（1）土壤酶活性变化：土壤酶是土壤中产生专一生物化学反应的生物蛋白质催化剂。土壤酶活性受土壤地质背景、肥料、药用植物等多种因素的影响。如桔梗连作土壤脲酶活性逐年下降，速效氮、速效磷显著相关，表征土壤中氮、磷等主要营养元素的转化情况及其供给的有效性，属于物质循环和能量转化过程。地黄根际土壤中脲酶、多酚氧化酶、蔗糖酶、蛋白酶和纤维素酶等多数酶的活性随地黄种植年限增加而增强，这表明中药材连作对其根际土壤酶活性产生影响。

（2）土壤微生物变化：土壤微生物包括细菌、真菌、放线菌、藻类、原生动物等，其在药用植物残体降解、腐殖质形成及养分转化与循环中扮演着十分重要的角色，这种重要的生理功能受到广泛重视。如人参重茬引起的土壤生态环境改变不利于细菌和放线菌的生长，有利于真菌和线虫的增殖，土壤微生物对人参根腐病菌的拮抗作用降低，这是导致连作人参根腐病严重的原因之一。

1）土壤微生物群落结构改变：土壤微生物是表征土壤质量的最有潜力的敏感性指标之一。而连作土壤微生物群落多样性指数、丰富度及其均匀度指数均随着连作年限的增加而降低，说明连作致使土壤质量下降。例如广藿香 *Pogostemon cablin* 根际土壤比未种植过广藿香的对照土壤细菌多样性较低。

2）土壤微生物数量及区系变化：土壤微生物的总量减少；细菌数量明显下降，而真菌数量增加，即土壤微生物区系由细菌型向真菌型转化；放线菌数量变化不大，或呈降低趋势。麦冬 *Ophiopogon japonicus* 连作田土壤环境细菌与真菌的比值显著变小，转化为真菌型。而真菌型低肥力土壤不利于植株的生长发育。如连作西洋参根际土壤细菌数量的变化不明显，但优势细菌种类减少，放线菌数量及种类均减少，病害霉菌类群明显增加，解磷、解钾、自生固氮菌比例明显失调。

3）土壤微生物生理类群变化：孩儿参 *Pseudostellaria heterophylla* 连作导致根际自生固氮菌与好氧纤维素分解菌数目下降极显著，影响土壤氮素以及有机物养分。可见连作导致土壤中的有益微生物类群减少，从而对植株的正常生命活动产生不利影响。

4）土壤病原微生物数量增加：土传病害是指由土传病原物侵染引起的药用植物病害，尖孢镰刀菌是典型的土传病害真菌，连作地黄此类真菌累积。其数量随着连作年限的增加而增加，而有益拮抗菌数量减少，造成土传病虫害加重。

3. 土壤化感物质积累及化感作用

（1）植株水浸液的自毒作用：药用植物的叶、茎、根系等组织在雨水冲刷、淋溶作用下可产生对药用植物自身生长发育有害的化学物质，在土壤中不断积累，抑制药用植物生长。通过模拟雨水得到当归淋洗液，具有高浓度抑制的作用。

（2）植株残体腐解物的毒害作用：植株残体腐解是药用植物释放化感、自毒物质的重要途径之一。影响植株的根系干重和根系活力，萌发、胚根和幼苗生长，使产量明显降低。例如黄檗 *Phellodendron amurense* 落叶可以产生化感作用。

（3）根系分泌物的化感作用

1）根系分泌物的自毒作用：广义上的根系分泌物包括渗出物、分泌物和黏胶质、脱落物 3 种类型。药用植物的根系分泌物对其自身种子萌发及幼苗生长具有一定的抑制作用，且这种抑制作用随根系分泌物浓度的增加而增大。如三七植株中分离得到的皂苷、黄酮、有机酸、氨基酸等物质均被证实对三七幼苗具有自毒效应。多数药用植物次生代谢物的积累都在根部，所以根系分泌和残株降解被认为是药用植物自毒物质释放的主要途径。

2）根系分泌物对药用植物的间接作用：根系分泌物除可直接对药用植物产生自毒作用外，还可能通过改变根际土壤的理化性状，间接对药用植物产生影响。此外，药用植物根系分泌物还可影响土壤病原微生物的种群动态。

3）根系分泌物与病原微生物的相互作用：在土壤中，根系分泌物和根际微生物之间的相互关系是一个重要过程，药用植物的根系通过分泌各种次生代谢物，对根际微生物的种类、数量和分布产生影响。在此过程中，根系分泌物会抑制部分根际有益微生物的生长繁殖，而促进病原微生物的大量积累，加剧土壤生物学环境恶化。如人参皂苷能促进西洋参根际病原真菌畸雌腐霉和钩状木霉的生长。

（三）对栽培中药材的不良影响

1. 生长发育　连作土壤对药用植物植株形态、叶片的光合生理特性和活性氧代谢等都有不同程度的影响。连作使株高降低，叶面积减小，叶绿素含量降低，气孔关闭，光合速率下降，合成有机物的能力下降。连作还导致植株活性氧积累和脂质过氧化损伤，直接影响其生长发育。

营养器官生长发育会受到一定程度的影响，叶、茎生长缓慢，逐渐发黄，严重则枯萎死亡。如百合经过20多年的连作后，土壤中的速效钾含量明显下降，严重制约百合的鳞茎生长；苍术的根状茎及根际土壤中含有能强烈抑制苍术胚芽伸长的倍半萜类成分β-桉叶醇成分；地黄根际土壤中的阿魏酸、香豆酸、丁香酸和对羟基苯甲酸均抑制地黄叶片、块根的生长，其中以阿魏酸为主。

2. 植株发病　病毒性病害的常见症状有花叶、黄化、卷叶、缩顶、丛枝矮化、畸形等。例如腐霉菌引起人参、三七、颠茄等的猝倒病；又如北沙参、白术、桔梗、孩儿参、白花曼陀罗 *Datura metel* 和八角莲 *Dysosma versipellis* 的花叶病等。

真菌病害对药用植物常造成毁灭性损失，如人参、西洋参的黑斑病、立枯病、根腐病等，都随生长年限增长传染蔓延，造成严重的连作障碍。寄生线虫危害药用植物所表现的症状与病害相似，故习惯上将线虫作为病原物对待。药用植物普遍受到线虫的危害。

3. 药材产量　多年生或连作的栽培中药材其根系分泌有机酸及有毒物质，此类物质持续积累且不易清除，造成根系生长不良；栽培中药材在连作土壤中光合作用变弱，导致地下部分的生长受限，根的直径下降是导致减产的主要原因。此外，不断积累相关病虫害导致减产，甚至绝收。

如药用植物玄参连作1年减产10%～20%，连作2年减产30%～40%；三七一般间隔10年之后才能重新种植，连作表现为植株基本全部死亡，缩短轮作年限则表现为发病严重和保苗率低等现象，致使产量低、质量差。

4. 药材质量　逆境刺激药用植物分泌一些小分子如酚酸类物质，土壤酸性增强。而这些小分子物质累积至一定浓度后会破坏药用植物生长所需的部分酶。酶细胞内含物外泄，影响代谢速率，次生代谢物合成受到抑制，影响药材质量。栽培药用植物的病变对药材质量存在影响，如栽培丹参的韧皮部病变导致有效成分含量下降。

总而言之，中药材栽培之后会导致土壤理化性状和土壤酶活性变化、土壤微生物区系失衡及化感、自毒物质的释放，而上述几个方面的因素之间又相互影响、协同作用，最终导致土壤环境恶化，从而影响后茬植株的生长，引起连作障碍。

三、土壤质量的综合治理

在生产实践中，应根据中药材根际土壤环境恶化的具体表现，不但要有针对性地选用土壤环境治理措施，制定合理的种植制度和土壤耕作制度，实施科学的田间管理，还要考虑到中药材根际土壤恶化的系统表现，综合利用各种土壤环境治理措施，对土壤环境进行综合治理。

1. 实施轮作　不同的药用植物对逆境的忍耐程度不同。轮作（rotate crops）是指在同一田地上有顺序地轮换不同药用植物的种植方式，是生产上恢复地力、减少病虫害、减轻中药材连作障碍的重要措施。

轮作可促进土壤养分平衡，同时有利于维持土壤微生物的多样性及活性，抑制病原微生物的滋生，从而减少病虫害。例如对于老参地的改良主要是通过建立合理的轮作制度，如参水轮作、参药轮作和参粮轮作等。

2. 土壤灭菌　土壤灭菌可以减少中药材连作后的土传病害，是一种预防土壤环境恶化的重要手段。如当归灭菌土壤上生长的当归其麻口病的发病率显著低于连作土壤。

灭菌可以选用蒸汽或太阳能等物理方法提高土壤温度以灭菌；也可在中药材播种前和移苗前对土壤进行熏蒸处理，以及喷洒化学试剂。用 37% 甲醛处理效果较好，成本较低。处理时将定植穴内或栽植沟内的土壤挖起，然后边填土边喷洒甲醛。喷洒后用地膜覆盖土壤，杀死土壤内的线虫、细菌、放射菌和真菌。或用高剂量的溴甲烷，效果明显。其目的在于建立土壤中的微生物群落新平衡，达到一个较高的土壤生态质量，从而减少病害。如三七连作地于播种前和移苗前用 98% 大扫灭粉剂（20～40g/m^2）和 35% 钾 - 威百液剂（30～50ml/m^2）进行耕作层土壤熏蒸处理，对三七的出苗率和成苗率无显著影响，而杂草和线虫发生量比对照均减少 90%～95%。

3. 土壤添加　向土壤中添加有益微生物或营养元素。有益微生物的添加有助于改善土壤的微生物结构，抑制病害产生，如应用昆虫病原线虫防治枸杞负泥虫。应用有机肥料和微量元素，注意控制微量元素之间的比例关系以及土壤 pH。同时增施有机肥，促进调节植株的生长发育，提高药材质量，在一定程度上缓解土壤环境恶化。

4. 接种 AM 真菌　丛枝菌根（arbuscular mycorrhiza，AM）是陆地生态系统中的一种重要的有益微生物，在共生的同时参与生理生化代谢，甚至药用植物的基因调控。丛枝菌根（AM）能带来显著的菌根效应，如增产、抗逆、提高药用植物品质等。

因此，在栽种中药材根际直接接种 AM 真菌，对提高引种栽培的成活率、提高产量、克服栽种过程中盐的积累、促进养分吸收从而减少土壤中化肥和农药的使用量，甚至提高中药材质量都有广阔的前景。如接种 AM 真菌，促进苍术根系对土壤养分的吸收，苍术根际土壤微生物的功能多样性及代谢活性提高，显著促进苍术的营养生长。

5. 无土栽培　无土栽培因其需要使用营养液，因此又称营养液栽培，包括水培、固形基质栽培、喷雾栽培等方式。水培又有深液型和营养液膜法等方式；固型基质栽培主要有砾培、砂培、岩棉栽培等方式。

可根据中药材特点，选用不同的栽培基质和营养液。无土栽培技术具有减少化肥使用、减少灌溉用水、节省人力、产量增加、病虫害较少等特点，在西方发达国家已成为园艺作物工厂化生产的重要形式。该技术在节约土地资源的同时，避免土壤环境恶化对于中药材产量和品质的不良影响，对于实现中药材的育苗栽培及清洁生产有重要意义。

6. 选育抗逆性品种　同种中药材其不同品种之间的抗逆性也有差异。通常在同一条件下，抗性品种受到逆境的危害较非抗性品种轻或不受害。如地黄品种金状元对地黄斑枯病比较敏感，而另一品种小黑英比较抗病。由于抗性是一种可遗传的生物学特性，因此利用药用植物抗性，选育抗病、抗虫、抗旱、抗涝、抗重茬等抗逆境的优质高产品种，这是克服中药材栽培中土壤环境恶化的根本措施。

7. 加强田间管理　药材采挖后的植株残体在土壤微生物的作用下会降解，这是化感物质的重要来源之一，也是连作障碍产生的重要因素。如三七采挖后通常会残留有一定量的须根、茎、叶等植株残体在土壤中，因此在生产中应加强田间管理，植株枯萎后彻底清除地上的植株残体。此外，在连作土壤上采取深耕措施，可以改良土壤的通透性和团粒结构，使土壤养分便于释放，创造良好的土壤水、肥、气、热条件，使植株生长发育健壮，抵御病虫害。

8. 综合治理　栽培中药材土壤环境恶化是多种因子共同作用的结果，采取单一措施难以解决实际问题，上述多种技术手段在实际生产活动中往往同用。如深耕耕作措施与化学农药熏蒸、生物防治相结合，减少化肥和农药的用量。

生产上采取这样的耕作模式与化学试剂或者物理手段相结合的方案，取得良好的效果。三七连作田块采用土壤化学熏蒸，在播种与移栽前施入益生菌剂和使用高效复配杀菌剂控制再生病原的综合防治方法，效果明显。

04章 同步练习

第四章同步练习

（程铭恩　詹海仙　张子龙）

第五章　生物与中药资源

第五章课件

第一节　生物因子

生物因子为生态因子的重要组成部分。生态因子可划分为非生物因子和生物因子两大类。地球上任何植物都受非生物因子的影响，同时也受生物因子的影响。生物因子（biotic factors）指某一主体植物周围各等级层次的生物系统，包括同种类系统和异种类生物及其子系统。生物因子主要包括人、动物、植物、微生物等，本节主要介绍动物、植物及微生物与药用植物之间的关系。动物与植物间主要存在互利共生、取食两种关系；植物与植物之间的关系和相互影响也是多种多样的，有寄生、共生、附生等；众多的有害、有益和中性微生物与植物共同生存，并产生直接或间接接触。

一、微生物与药用植物

植物与周围环境生物的互作是一种普遍现象，其中植物与微生物的相互作用也是重要形式之一。在叶围和根围区域，植物体时刻与众多的有害、有益和中性微生物共同生存，并产生直接或间接接触。在长期的协同进化过程中，植物已经形成一种适应性的机制来面对微生物的侵染，即能够识别来自于微生物的信号分子并作出相应的生理反应，包括亲和性的互作和非亲和性的互作。植物为了适应复杂的生态环境，进化成很多形式的植物微生物共生体系统。根据微生物种类及共生体系类型，主要介绍以下 3 种。

（一）根瘤菌

根瘤菌（rhizobium）是一类重要的固氮微生物，是一类广泛分布于土壤中的革兰氏阴性细菌，在合适的条件下，根瘤菌能侵染豆科植物并与之进行共生固氮结瘤。根瘤菌与豆科植物的共生是生物固氮体系中作用最强的体系，将空气中游离态的氮气转化成植物可以利用的化合态氮。在长期的进化过程中，由于受寄主的选择和环境的胁迫，分别向不同的方向进化，形成丰富的生物多样性（biodiversity）特征。根瘤菌多数属于 α- 和 β- 变形菌纲以及 1 个属于 γ- 变形菌纲的属，共计 17 个属，近 100 种。它们分别是 α- 变形菌纲中的根瘤菌属 *Rhizobium*、中华根瘤菌属 *Sinorhizobium*、剑菌属 *Ensifer*、申氏杆菌属 *Shinella*、新根瘤菌属 *Neorhizobium*、伴根瘤菌属 *Pararhizobium*、中

慢生根瘤菌属 *Mesorhizobium*、慢生根瘤菌属 *Bradyrhizobium*、叶瘤杆菌属 *Phyllobacterium*、甲基杆菌属 *Methylobacterium*、微枝形杆菌属 *Microvirga*、苍白杆菌属 *Ocrhobactrum*、固氮根瘤菌属 *Azorhizobium*、德沃斯氏菌属 *Devosia*；β- 变形菌纲中的伯克霍尔德菌属 *Burkholderia*、贪铜菌属 *Cupriavidus*；γ- 变形菌纲的假单胞菌属 *Pseudomonas*。因此，进行根瘤菌选种时，必须针对生态环境及宿主植物选择出最佳匹配的根瘤菌。同时经实验证明，植物的不同品种与不同的根瘤菌共生，其有效性差异很大，所以选种时还须针对植物品种进行匹配，才能达到更好的共生固氮效果。

（二）菌根

菌根（mycorrhizae）是自然界中一种普遍的植物共生现象，是一些土壤真菌与植物根系形成的互惠共生体。它既有一般植物根系的特征，又有专性真菌的特性。德国植物病理学家 Frank 于 1885 年首次发现了菌根。根据寄主植物的种类、入侵方式（界面形态）及菌根的形态特征，将菌根主要分为三大类型：

1. 外生菌根　外生菌根（ectomycorrhiza，EM 或 ECM）是菌根真菌菌丝体侵染宿主植物尚未木栓化的根部形成的，其主要特征是菌丝在植物营养幼根表面形成菌套，并在菌根真菌不侵入细胞内部的情况下，只在根的皮层组织细胞间隙形成可以通过染色切片观察到的哈氏网（Hartig net）。仅 3% 左右的植物形成外生菌根，一般是由担子菌纲的一些真菌侵染树木根系形成的。其中温带树种外生菌根较多。

2. 内生菌根　内生菌根（endomycorrhiza，AM 或 VAM）是分布最为广泛的菌根类型，热带树种的菌根以 AM 为主。由接合菌纲的内生真菌和植物根系共生发育而成丛枝菌根。自然界中约有 90% 的维管植物都能形成丛枝菌根。VA 菌根（vesicular-arbuscularmycorrhiza）是典型的内生菌根，它得名于其菌丝在根细胞内的特殊变态结构——泡囊和丛枝，因此又称为泡囊丛枝状菌根。

3. 内外生菌根　内外生菌根（ectendomycorrhiza）是指菌根菌在树木根系细胞间、细胞内均有分布。除此以外，还有混合菌根（mixed mycorrhiza）、外围菌根（peritrophic mycorrhiza）、假菌根（pseudo mycorrhiza）等。

近年来，许多国家都致力于菌根技术的应用与推广，菌根技术的应用被视为重要的植树造林以及防止草原荒漠化的措施之一。菌根技术就是将菌根真菌接种到目标植物上，实现其根际的菌根化。菌根真菌对增加农林牧业生产、保持生态平衡、维持农林牧业可持续发展、保护生物多样性等方面具有不可替代的作用。当前，我国围绕外生菌根和丛枝菌根的研究与应用不断深入，已渗入农林牧业生产的各个领域。研究表明，通过对原有菌根合成基质和方法的改进，有效地获得美味牛肝菌与马尾松幼苗的外生菌根；对古尔班通古特沙漠中的两种短命植物小车前 *Plantago minuta* 和尖喙牻牛儿苗 *Erodium oxyrrhynchum* 接种 AM 真菌的研究发现，AM 真菌能够提高这两种植物对极端环境的适应能力，提高该生态系统的稳定性；以 18 种豆科植物为研究材料，发现植物种子的大小与 AM 真菌共生效应呈负相关关系，植物通过加强其根系与 AM 真菌菌丝体的共生及 AM 真菌通过根外菌丝体的扩展可以深入土壤深层，促使幼苗更有效地吸收矿质元素。

（三）内生菌

内生菌（endophyte）是指一类在其部分或全部生活史中存活于健康植物组织内部，不引发宿主植物表现出明显感染症状的微生物。植物内生菌主要包括内生细菌、内生真菌和内生放线菌。内生菌能够产生与宿主植物相同或相似的活性物质，从而拓宽药用资源并且具有巨大的应用价值。植物内生菌普遍存在于植物的根、茎、叶、花、果实等器官和组织细胞中，并且广泛地存在于藻类、苔藓、蕨类植物、裸子植物和被子植物中。目前，植物内生菌的研究主要集中在裸子植物和被子植物这两类植物。内生菌的分布规律取决于宿主本身及内生菌的种类，在宿主不同器官的分布存在差异。

1993 年，美国蒙大拿州立大学的 Strobel 小组首次从短叶红豆杉 *Taxus brevifolia* 中分离得到一株能合成抗癌物质紫杉醇的内生真菌，证明内生菌具有合成与宿主植物相同或相似活性成分的功能。经过数十年的研究发现，植物内生菌和其宿主之间存在相互依存及互惠的关系。目前，人们已经渐渐地从植物内生菌中寻找到与宿主相似的天然化合物成分，这不仅拓宽了药用植物资源，同样也促进了对稀有珍贵物种的保护和持续发展。除此之外，对植物内生菌的次生代谢的研究也悄然展开。近几年来，有研究表明从植物内生菌中分离出的次生代谢物中也存在生物活性成分。当前，植物内生菌的研究已经成为植物学、植物保护学、农药学、生药学和中药资源学等学科领域的研究热点，其在农业、林业及医药领域具有重要的研究开发价值。

内生菌可能通过多种途径从宿主体外进入宿主体内，对宿主的影响主要表现在促进宿主植物的生长、增强宿主植物的抗逆性、促进宿主植物次生代谢物的产生等。植物自身也会对其产生应激反应。这种反应一般分为两种，一种呈现抵抗作用，如形成机械障碍；另一种与植物体形成共生结构，如兰科植物中普遍存在共生菌现象，尤以天麻为典型代表。天麻在不同的生长期需与不同的真菌共生，萌发菌和蜜环菌在天麻的生长过程起决定性作用。萌发菌是天麻种子萌发的直接营养源，目前通过菌种分离实验，成功地筛选出 12 种天麻种子的萌发菌，均为担子菌小菇属真菌，其中紫萁小菇 *Mycena osmundicola* 是最优良的一种。蜜环菌 *Armillaria mellea* 是担子菌白蘑科的兼性寄生真菌，是天麻的共生菌，建立共生营养关系后，为其生长提供营养，才能正常生长。

二、植物与药用植物

植物与药用植物之间的关系和相互影响也是多种多样的，有寄生、共生、附生等关系。寄生是某种植物全部或部分从另一植物体内吸取养料，如桑寄生属 *Loranthus*、列当属 *Orobanche*、菟丝子属 *Cuscuta* 植物。若寄生植物大量繁殖生长就会使寄主死亡。共生关系种类最多的是地衣植物。附生是指某一植物的个别部分如树干、枝、部分叶片作为另一植物的生长场地，附生植物和被附生植物之间没有生理上的联系，如在温暖、潮湿的地区中有兰科植物和蕨类植物附生在别的植物的茎干或叶上。另有一些藤本植物则依赖于其他乔木的支持作用而得以正常生长。

三、动物与药用植物

动物与药用植物之间主要有两种关系，一是与传粉类昆虫的互利共生关系，如蜜蜂、蝶类等；二是农业害虫及食草动物的取食关系，农业害虫又包含地上害虫和地下害虫。动物可以帮助传播种子，如许多果实色艳味美，动物吃食，同时也将种子传播到别处；有些果实带有钩刺等附属物，其黏附于动物体上而被带到远方，如鬼针草属 *Bidens*、苍耳属 *Xanthium* 等。昆虫可以帮助传粉。草原上禾本科和豆科的植物被动物取食后，一些有毒或带刺的植物则得以蔓延。牲畜群的放牧对植物界起很大的作用。动物将粪便排于土壤中，使土壤更加肥沃。同时又因践踏土壤，破坏土壤结构，间接地影响某些植物而使其不能繁殖。有的动物如旱獭、黄鼠等掘挖土穴，又以草为食，破坏草原植物。植物与动物的这两种关系有时还可以互相转化，如蝶类昆虫的幼虫取食叶片，成虫可为植物传粉。

此外，植物不同于动物，它不能通过移动的方式来逃避食草动物、昆虫等天敌的危害，在长期的进化过程中，为了抵御外界的伤害，完成其生命过程，植物形成一些保护机制，即形成保护性结构，如植物体表的角质、蜡质和木栓层，既可以减少植物体内水分的丧失，也能阻止致病菌和细菌的侵入；另外植物还通过分泌次生代谢物的方式来抵御食草动物和病原菌，如萜类、酚类、生物碱类等物质是很多食草昆虫和食草动物的拒食剂；如菊花中的拟除虫菊酯及一些香精油物质、蜕皮激素可阻断取食昆虫的生长发育过程，造成昆虫死亡；强心内酯和皂苷可抵御食草脊椎动物，木质素化学的持久性使其难以被食草昆虫和动物消化，鞣质酸的毒性可降低食草动物的生存能力，生物碱具有广泛的毒性和拒食作用等。酚类化合物除了具有抵御食草动物、细菌和真菌的功能外，很多花色素还可以吸引一些传粉昆虫，帮助它们定位花粉和蜜源。

第二节　生物之间的相互关系

生物彼此之间的协调和相互作用是生物世界之所以能够年复一年地保持稳定性的关键。生物种群内部个体间的相互关系使种群个体成功繁殖，维护生存。物种之间的相互关系对于整个生物界的生存和发展是极为重要的，它不仅影响每个物种的生存，而且还将各个物种连接为复杂的生命之网，决定群落和生态系统的稳定性。群落中的每个物种都处在与其他物种的相互作用之中，因此对群落的稳定性都有一定的贡献。

一、种内关系

生物种群内部个体间的相互关系称为种内关系。种内关系包括种内互助、种内竞争、两性关系、空间行为、社会行为、通讯行为和利他行为等。同种个体往往占有相同的资源生态位，而且由于资源的有限性，所导致的种内竞争会很激烈，在生存斗争中存活下来并成功繁殖的个体通常是竞争能力比较强的个体。种群分布格局是植物种群生物学特性对环境条件长期适应和选择的结果，一般来说，种群格局分为随机分布、集群分布、均匀分布 3 种类型。

种内互助指同种生物的个体或种群在生活过程中互相协作，以维护生存的现象。如大猩猩、狮子等社会性动物的集群分布有利于提高捕食效率、共同防御敌害，有利于某些动物种类提高学习效率、促进繁殖，以及集群时分工可以提高工作效率等。种内竞争是指同种个体间的竞争。种内竞争普遍存在于动植物界中，同一物种的两个个体对生存空间、生长所需要的养分、动物的配偶、栖息地等特定资源的需求超过公共资源的供给能力时，不同个体间会对彼此施加不利影响，从而产生种内竞争。在植物界中，种内竞争主要表现为根部对养分的竞争，或者是通过“自我识别”能力逃逸出竞争区域。植物在面对种内竞争时，为了获取有限的资源，会将更多的生物量分配到根上，这种根的增殖往往会引起其他器官生物量的锐减。如豌豆 *Pisum sativum* 种内竞争的实验表明，该植物在面对种内竞争时将更多的生物量分配到根上，增加 1 倍以上，而豆荚、种子等器官的生物量却明显减少。一些植物的“自我识别”(self-recognition)能力是植物的一种自我保护，是可以避免植物种内竞争的逃逸型生存模式。一项关于凤仙花 *Impatiens balsamina* 的实验中发现，植物的这种自我识别能力不仅会表现在根上，还表现在地上部分，当其遇到非己植物体时会显著增加叶生物量以加强竞争；而当与同种个体种植时，会增加茎的长度和分枝数量选择逃逸。

二、种间关系

植物群落由共存的物种组成，组成群落的物种之间相互依存、相互竞争和协同进化，使群落处于相对稳定的状态。群落内物种间的相互关系是群落重要的数量和结构特征之一，物种之间的相互关系虽然是复杂的和多个方面的，但对某一个物种来说，其他生物对其只存在着 3 种可能性：受益、受害和中性。主要包括以下相互关系：

（一）共生

共生(symbiosis)是两种生物彼此互利地生存在一起，缺此失彼都不能生存的一类种间关系，是生物之间相互关系的高度发展。最典型的共生如地衣，它是真菌和单细胞藻类的共生体，共生菌以子囊菌为主，少数为担子菌，共生藻为蓝藻或绿藻。地衣为低等植物，是一类多年生独特的生物类群，是由真菌和藻类共生而成的稳定复合体，无根、茎、叶的分化。共生是地衣生物学特性中的主要性状。没有真菌与藻类或蓝细菌的共生就没有地衣，而共生的影响则不同程度地反映在地衣生命活动的许多方面，使得地衣在形态、解剖、生理及生化等方面显示既不同于自由生活的真菌，又有别于自由生活的藻类。昆虫与微生物的共生也是一种普遍存在的现象，与昆虫共生的微生物从形态学或生活史上可大致分为三大类：细菌、酵母和立克次体。昆虫与共生菌密切的共生关系，体现在昆虫为共生菌提供稳定的小生境和营养，而昆虫依靠共生菌提供生活所必需的各种维生素、葡萄糖和消化酶，以弥补其不足。另外，共生菌对昆虫的代谢解毒也有一定作用。

（二）共栖

共栖(commensalism)是指对一方有利，对另一方无利也无害的种间关系，所以这种关系又称为偏利共生。受益的一方可能在营养、栖息地、防卫和散布等方面得到好处，但这种单方面的好处决不会对共栖对象带来损害。如森林中巨大乔木的树干上常附着苔藓、地衣、蕨类和其他草本植物。

（三）捕食

捕食(predation)的广义概念是指某种生物吃另一种生物，主要包括动物以植物、动物以动物为食两种类型，这里只介绍动物以植物为食。动物以植物为食的现象又称植食(herbivory)，这是生物相互关系中最为常见的现象。在长期进化和自然选择的过程中，这种相互关系已经形成一种微妙的平衡。植食现象不会影响群落成分和结构的稳定性，它对调节动植物数量具有重要意义。作为动物的食物，植物对动物的分布与数量有直接影响，而食草动物对植被净生产量也具有刺激作用。研究表明，在内蒙古草甸草原和亚热带山地草场，最适放牧强度能提高草场植被的地上净生产量。另外，植食者损伤植物后，诱导植物释放出的化学物质能够特异性地诱导天敌，进而免受植食者的进一步危害。

（四）寄生

生活在一起的两种生物，一方获利，另一方受害，后者给前者提供营养物质和居住场所，这种生物关系称为寄生（parasitism）。寄生物通常以寄主的体液、组织或已消化好的食物为食，并长期或暂时地利用寄主的身体作为居住处。寄生物常常阻碍寄主的生长、降低寄主的生殖力和生活力，但一般不引起寄主的死亡（寄主死亡对寄生物也不利）。事实上，自然界中的每种动物和植物都有各自的寄生物，这些寄生物包括细菌、病毒、原生动物、线虫、吸虫、绦虫、蛭、节肢动物（主要是昆虫）以及某些较高等的植物如菟丝子和槲寄生等。全寄生植物无叶片或叶片退化，无光合作用能力，导管和筛管与宿主植物的导管和筛管相通，可从宿主植物体内吸收水、无机盐、有机营养物质来维持自身生长。已知有 3 000 余种高等的寄生植物，其中药用植物有菟丝子、槲寄生、列当等。寄生的特点是寄生物一般不将寄主杀死，类寄生（parasitoidism）则总是导致寄主死亡，这一点又使类寄生与捕食现象接近。类寄生现象在昆虫中极为普遍，几乎所有昆虫都被某种其他昆虫所寄生，这种昆虫对昆虫的寄生一般都属于类寄生，如寄生蝇和寄生蜂等。寄生性昆虫如寄生蜂在我国害虫生物防治中有较为广泛的应用。

（五）种间竞争

种间竞争（interspecies competition）是指两种或多种生物共同利用同一资源而产生的相互竞争作用，会影响物种的分布状况、群落大小和结构以及物种的生长速率。种间竞争是自然界中植物之间普遍存在的一种互作形式，也是影响群落结构和动态的重要因素之一。植物的种间竞争能力受许多生物和非生物因子的影响，两个物种越相似，其生态位越相近，竞争也就越激烈，生态位基本一致的两个物种在同一群落中常无法共存，这是一条基本的生态学原理，称为竞争排除原理。

根据竞争产生的利害关系，又可将竞争分为以下 3 种类型：①抗生（antibiosis），即一个物种通过分泌化学物质抑制另一个物种的生长和生存；②互抗（mutual antagonism），即两个物种相互作用使双方都受害或引起死亡，大都是由于两种生物竞争有限的资源而引起的；③中性现象（neutralism），即两个或两个以上的物种经常一起出现，但彼此间不发生任何关系，即互相无利也无害，这是一种特殊的种间关系。抗生现象如雷公藤碱对叶菜类和瓜果类中的多种害虫有拒食、毒杀及抑制生长发育和产卵忌避作用；黄杜鹃花和嫩叶中的闹羊花素、木藜芦素有显著的拒食、胃毒杀虫活性；狼毒提取物对山楂叶螨有很强的内吸和触杀活性。抗生现象是很多药用植物具有抗虫、杀螨功能的基础。目前，生物抗生相关内容的研究及应用在中药资源中较为广泛。抗生现象属于偏害的范畴，在某些高等植物和动物中常有发生。如不少植物会分泌一些化合物，这种化合物被雨水淋入土中可抑制其他种或同种其他个体植物的种子萌发和生长，即植物自毒或他感等。抗生现象的发现加快了化感作用化学物质的广泛研究，大大促进了化学生态学的发展。

三、生物多样性

联合国环境规划署（united nations environment programme，UNEP）将生物多样性（biodiversity）概述为生物多样性是指生物和其生存环境共同构成的生态系统，以及其变异性和多样性的集合。生物多样性包括地球上的所有生物物种及其所拥有的基因，各物种之间及其与生境之间的相互作用所构成的生态系统及其生态过程，一般包括遗传多样性、物种多样性、生态系统多样性 3 个层次的含义。生物多样性是人类生存和发展的重要物质基础和必要条件，它既为人类生存提供必不可少的生物资源，同时又组成人类生存所必需的自然环境。

生物多样性包含地球上所有的生命形式，不仅囊括它们的遗传物质，也包括它们与环境共同构成的整体，是人类生存和发展的基础，为人类提供丰富的物质资源和良好的环境基础；不仅提供人类生存所需的全部食品、部分工业原料等，在调节气候、调节水文学过程、防止水土流失、吸收降解污染物等生态学过程中，也为人类生存提供无法估价的巨大价值。生物多样性具有极其重要的经济价值，其可分为使用和非使用价值。使用价值又细分为以下 3 个方面：第一，是指生物多样性为人类提供资源和服务的价值，如食物、木材、药材、旅游等直接使用价值；第二，是指生态系统的自然生态功能为人类经济活动提供间接保护、支持和服务功能等间接使用价值；第三，是指人类在将来可能使用的生物多样性资源等选择价值。从伦理学的角度来定义非使用价值，其内容包含生物多样性的存在价值以及遗产价值。

（一）遗传多样性

遗传多样性是生物多样性的重要组成部分，广义的遗传多样性是指地球上所有生物所携带的遗传信息的总和，也就是各种生物所拥有的多种多样的遗传信息。狭义的遗传多样性主要是指种内个体之间或一个群体内不同个体的遗传变异总和。一个物种就是一个独特的基因库，物种的多样性也就显示基因遗传的多样性。遗传多样性表现为遗传变异水平的高低，即遗传物质发生变化而导致可遗传给后代的变异，正是这种变异导致生物在群体水平、个体水平、组织和细胞水平以及分子水平的多样性。同时遗传多样性也表现在遗传变异的分布格局，即种群的遗传结构。遗传多样性是每个物种或种群所固有的特性，是长期适应与进化的产物。一个物种或种群存活并长久地生存，需具有适应现有环境和顺应环境变化的能力，这种能力既取决于种内遗传变异的大小，也依赖于遗传变异的群体结构。一个物种或种群的遗传多样性越丰富，对环境变化的适应能力越强，就越容易扩大其分布范围和开拓新的生存环境。

1. 形态水平的表型性状遗传多样性　植物形态学或表型性状的变异往往具有适应和进化上的意义，因而是传统分类学的重要依据，也是研究植物种群遗传变异大小和其适应与进化方式的传统方法。形态学水平的表型遗传多样性检测是指那些能够明确显示遗传多样性的外观性状，如株高、叶形、叶质、花型、花色、果实、种子等性状的相对差异。从形态学或表型性状上来检测遗传变异是简便易行的方法。这种形态性状的形成是其自身遗传结构和所处的生境共同作用的结果，也是植物适应其生存环境的表现形式。表型是各种形态特征的组合，是生物遗传变异的表征；表型性状多样性是基因组与其调控多样性的具体表现，是遗传多样性研究的最基本、最重要的组成部分。通过表型性状来检测植物遗传变异是最简便而直接的方法，利用表型性状研究群体的遗传多样性具有简便、快速和节省费用等优点，结合野外调查、标本采集、移栽等手段，采用严密的数量遗传学和统计学方法，可以在短期内对所研究物种的遗传变异水平有一个基本认识。

2. 细胞水平的遗传多样性　细胞水平研究主要集中在染色体上，染色体是遗传物质的载体，是基因的携带者。与形态学变异不同，染色体变异必然导致遗传变异的发生，是生物遗传变异的重要来源。染色体变异可以表现在染色体组型特征的变异，包括染色体数目变异和染色体结构变异。染色体数目变异主要有整倍数变异和非整倍数变异，而染色体结构变异主要有缺失、重复、倒位和易位。这些染色体的变异可在细胞水平表现出多样性如染色体核型多样性，其包括染色体数目、大小、随体、着丝点位置等；染色体带型多样性，如 C 带、N 带、G 带等。细胞水平的染色体核型和带型分析技术在植物遗传变异的研究中发挥重要作用，目前仍被广泛应用。

3. 生理生化水平的遗传多样性　生理生化水平的生化标记是利用生物代谢过程中具有特殊意义的生化成分或产物进行遗传多样性标记的技术。蛋白质作为基因表达的直接产物，其结构的多样性在一定程度上反映出其 DNA 组成的差异。生物遗传多样性研究中，生化标记一直是研究较为活跃的领域，主要包括贮藏蛋白和同工酶。贮藏蛋白作为基因产物，在一定程度上反映出其基因组成差异，可用于品种鉴定。同工酶是由同一基因位点不同等位基因编码的，具有同一底物的蛋白质分子，在同一物种不同个体间有不同的表现形式，具有组织、发育和物种的特异性。

4. 分子水平的遗传多样性　随着分子生物学的发展和分子标记技术的日益成熟，种质资源研究已从表型性状深入基因水平。与形态水平、细胞水平和生化水平研究相比，分子标记直接在 DNA 水平检测，不受发育时期、环境条件、采样季节的影响，具有数量多且遍及整个基因组、多态性高等特点，因而被广泛应用。目前常用的几种分子标记为限制性片段长度多态性（restriction fragment length polymorphism，RFLP）、随机扩增多态性 DNA（random amplified polymorphic DNA，RAPD）、简单重复序列（simple sequence repeat，SSR）又称为微卫星 DNA（microsatellite）、简单重复序列区间（inter-simple sequence repeat，ISSR）、扩增片段长度多态性（amplified fragment length polymorphism，AFLP）。

（二）物种多样性

物种是生物分类的基本单元，是生态系统中物质循环、能量流动和信息传递三大功能的基本环节。物种多样性是生物多样性最直观、最基本的表现，能有效、客观地反映一个地区生物资源的丰富程度。物种多样性的研究、保护与持续利用是生物多样性的核心内容，是物种均匀度和丰富度的综合表现，反映出在不同的自然环境条件下群落之间的相互关系及其异质性。物种多样性的计算公式为：

物种丰富度指数：灌木用 5m × 5m 样方内的物种数目表示；草本用 2m × 2m 样方内的物种数目表示。

多样性指数用 Shannon-Wiener 指数（H'）和 Simpson 指数（D）指数计算：

$$H' = -\sum_{i=1}^{S} P_i \ln P_i \qquad \text{式(5-1)}$$

$$D = 1 - \sum_{i=1}^{S} P_i^2 \qquad \text{式(5-2)}$$

均匀度指数采用 Pielou 指数:

$$J_{SW} = H' / \ln S \qquad \text{式(5-3)}$$

$$J_{Si} = D \Big/ \left(1 - \frac{1}{S}\right) \qquad \text{式(5-4)}$$

式中，S 表示样方中的物种数；P_i 表示样方中第 i 个物种的重要值，$P_i = n_i/N$，其中 n_i 表示第 i 个物种的个体数量，N 表示样方内所有物种的总个体数量；J_{SW} 表示 Shannon-Wiener 指数的 Pielou 均匀度指数；J_{Si} 表示 Simpson 指数的 Pielou 均匀度指数。

（三）生态系统多样性

生态系统多样性指的是生物圈内生境、生物群落以及生态过程的多样化和生态系统内部生境差异、生态学过程变化的多样性。生态系统多样性是物种多样性、遗传多样性的基础和生存保障，其评价值越大，说明该区域生物多样性保护的优先级别也越高。

生态系统多样性采用 Fragstats 软件香农多样性指数（Shannon diversity index）评价。该指数基于信息理论基础，反映区域生态系统组成的复杂程度，其值取决于生态系统丰富度和各类生态系统分布的均匀程度。计算公式如下:

$$SHDI = -\sum_{i=1}^{m} P_i \ln(P_i) \qquad \text{式(5-5)}$$

式中，$SHDI$ 为生态系统的香农多样性指数；m 为各类生态系统的数目；P_i 为生态系统 i 的面积占比。由此可知，香农多样性指数 $SHDI \geqslant 0$。

近年来，全球生物多样性锐减问题日益突出，生物多样性保护也引起越来越广泛的重视和关注。早在 1992 年，包括我国在内的 160 多个国家即签署了《生物多样性公约》，旨在为濒危动植物物种和全球生物资源提供最大限度的保护。我国生物资源丰富，拥有丰富、独特的生态系统和物种类型。但是，由于近年来人类活动的剧烈干扰、气候变化、土地利用变化等原因，我国也成为全球生物多样性面临威胁最为严重的国家之一。我国政府高度重视生物多样性保护工作，相继发布、实施了一系列保护规划或行动计划，如《中国生物多样性保护战略与行动计划（2011—2030年）》等。此外，我国还成立了由生态环境部、外交部等多部门组成的生物多样性保护国家委员会，以便更好地指导和推进我国的生物多样性保护工作。

四、生物入侵

生态系统是由生物物体及其生存环境所构成的相互作用的动态复合体，是经过成百上千年的长期演化而形成的。在自然界的进化历程中，生物与生物之间形成一种十分微妙的生存关系，它们之间相互制约、相互发展、协同进化。当一种生物进入新环境后，如果失去制约因素，那么在适宜的环境下，该生物会迅速扩散蔓延，形成单一优势种，破坏本地的生态系统平衡，造成生物多样性的消失。我国是遭受外来生物入侵最严重的国家之一。在世界自然保护联盟（International

Union for Conservation of Nature，IUCN）公布的全球 100 种最具威胁的外来生物中，我国有 50 余种，其中 11 种主要的外来生物造成的经济损失高达 570 亿元。

（一）生物入侵的概念

生物入侵（biological invasion）是指一些生物由于自然或人为的原因被引入新的生境，并在种群建立的生长与繁衍过程中对其入侵地的自然生态系统造成一定危害的现象。随着人类活动的日益频繁，尤其是贸易全球化进一步加剧外来生物入侵的进程，进而导致全球范围内的生物多样性丧失，从而威胁全球生态系统的稳定。目前，外来物种（alien species）入侵已成为全球最为严重的生态环境问题之一。当外来物种在自然或半自然生态系统或生境中建立种群，改变或威胁本地的生物多样性时，就成为生物入侵种。生物入侵种具有广泛的适应性，可在多种环境、气候下生长；生长速度快，种群密度高，且对干旱、污染等环境的抵抗能力强；繁殖能力强、生长速度快，并可以通过多种方式传播。

（二）入侵途径

1．有意引入　在众多外来入侵生物当中，绝大部分是作为发展经济和保护生态环境的有用生物引进的，如引入的番茄、玉米、马铃薯等经济植物。但这些引种也导致一些严重的生态后果，如外来植物水葫芦和互花米草等与本地植物竞争生长空间、淤塞河道、诱发赤潮，导致水质环境恶化。

2．无意引入　很多外来入侵植物是随着人类活动如贸易、运输、旅游等无意传入的，如假高粱、毒小麦是夹带在进口粮食中传入的，北美车前是通过旅行者的行李带入我国的。

3．自然传入　外来入侵植物还可以通过风力、水流、动物等自然媒介传入，如紫茎泽兰从泰国经中缅、中越边境自然扩散进入我国境内，经过半个多世纪的传播扩散，现已在云南、贵州、四川、广西、湖北等省区广泛分布。

（三）入侵机制

容易发生生物入侵的区域有重要的港口、口岸附近，铁路、公路两侧，还有人为干扰严重的森林、草原，温暖湿润、气候条件好的地区等，如乱砍滥伐、过度放牧使生态系统退化、多样性下降，给外来物种的入侵创造良好的条件。此外，物种多样性较低、生境较为简单的岛屿、水域、牧场，突发性的自然干扰如火灾、洪水和干旱等破坏后的生态环境均易导致物种的成功入侵。

（四）外来入侵物种的危害

入侵物种通过竞争或占据本地物种生态位，排挤本地物种；或与当地物种竞争食物；或直接扼杀当地物种；或分泌释放化学物质，抑制其他物种的生长，减少当地物种的种类和数量，形成单优群落，最后导致生态系统单一和退化，改变或破坏当地的自然景观。有的藤本入侵植物可以完全破坏发育良好、层次丰富的森林；禾草或灌木入侵种占据空间后，其他的乔木无法生长。这些植物群落（包括物种组成和空间结构等）的改变相应地引起生态过程的改变，如增加火灾的发生频率、水资源的消耗程度，加重土壤的贫瘠化等。外来入侵物种对生态系统的另外一个更加难以察觉的影响是污染当地的遗传多样性。入侵物种与本地物种的基因交流可能导致后者的遗传侵蚀。

值得注意的是，相比人类对环境的破坏，外来入侵物种对生态系统的破坏及威胁是长期性、持久性的。当人类停止对某一环境的污染后，该环境会逐渐恢复；而当外来物种入侵后，即使停止继续引入，已传入的个体并不会自动消失，而会继续大肆繁殖和扩散，这时要控制或清除往往十分困难。此外，外来入侵物种对人类的经济活动也有许多不利影响。杂草使作物减产，增加控制成本；水源涵养区和淡水水源生态体系质量的下降会减少水的供应；旅游者无意识中带入国家公园的外来物种会破坏公园的生态体系，增加管理成本；病菌传播范围的不断扩大甚至可能导致上百万人生病。外来入侵物种给人类带来的危害是巨大的，造成的损失也是显而易见的。

第三节　生物因子对药材质量的影响

生物因子在药材质量形成过程中发挥重要作用，主要是通过生态系统中各成分之间的营养传递来实现的，即通过食物链将生物与非生物、生产者与消费者、消费者与消费者连接成一个整体。药用植物处于食物链的最底层，除一些食草动物、土壤微生物及人类活动外，植物与药用植物之间的相互竞争也会影响其自身生长，从而间接影响药材质量。

一、微生物对药材质量的影响

植物与周围环境生物的互作是一种普遍现象。在叶围和土壤根围区域，植物体时刻与众多的有害、有益和中性微生物共同生存，并产生直接或间接接触，其中植物与土壤根际微生物的相互作用是重要形式之一。1904 年，德国微生物学家 Lorenz Hiltner 提出了“根际”的概念，他将根际定义为根系周围、受根系生长影响的土体，为植物生态系统与土壤生态系统相交叉形成的特殊区域。植物根际微生物既包括促进植物生长的有益微生物，又包括抑制植物生长的有害微生物，这些微生物的群落组成随着植物种类和发育时期等因素的改变而发生变化，进而影响药用植物生长发育及其药材质量。

（一）根际有益微生物对药用植物生长及质量的影响

由于受到植物根系活动的影响，根际微生物群落结构与非根际差异较大。根际微生物种类众多，功能多样，包括生防微生物、能生产植物生长激素的微生物和固氮菌等。如细菌中的固氮螺菌属 *Azospirillum*、根瘤菌属 *Rhizobium*、芽孢杆菌属 *Bacillus*、假单胞菌属 *Pseudomonas*、链霉菌属 *Streptomyces* 和真菌中的白粉寄生孢属 *Ampelomyces*、木霉菌属 *Trichoderma* 等已被证实对植物生长有显著的促进作用，即根际有益微生物。

根际有益微生物通常通过产生激素类物质、促进植物养分吸收、诱导植株增强抗性等直接作用方式和抑制病原菌生长的间接作用方式来促进植物生长。

1. 产生激素类物质　产生促进植物生长的植物激素类物质是根际有益微生物直接促进植物生长的方式之一。根际有益微生物可产生 IAA、GA_3、玉米素、ABA 等促生物质。研究发现，在无外来菌干扰的情况下，细菌产生的IAA与豇豆根系及叶片内源的IAA呈显著的相关性。

2. 促进植物养分吸收　根际有益微生物通过促进植物养分吸收，直接促进植物生长。目前研究比较深入的是根际有益微生物的固氮和溶磷作用。继根瘤菌（rhizobium）之后，存在于根际的多种具有固氮作用的细菌已被鉴定。丛枝菌根真菌是与80%以上的陆地植物存在共生关系的有益微生物，实验已证明，其根外菌丝可以吸收不同形式的氮并将同化的氮运输至寄主植物的根系。另外，根际有益微生物可以通过影响土壤有机质的分解而影响植物生长。植物根系通过沉积有机碳成分、与微生物竞争养分及改变根际的理化性质等途径来改变微生物活性，进而影响土壤有机质的降解。在大部分土壤中因碳源不足而限制土壤中的微生物数量，从而影响有机质的分解。

3. 诱导植株增强抗性　根际有益微生物还可以通过诱导植物对生物及非生物胁迫的抗性，促进植物生长。大量研究表明，在应对非生物胁迫方面，根际有益微生物有助于提升植物在干旱胁迫、盐胁迫、养分亏缺等非生物胁迫所造成的极端环境下的生存能力。而在应对生物胁迫方面，根际有益微生物通过抗生作用、营养物质和生存环境的竞争、寄生及诱导系统抗性等机制抵御病原菌侵染。

（二）根际有害微生物对药用植物生长及质量的影响

根际有害微生物与药用植物连作时减产有关，它主要通过分泌植物毒素、竞争营养物质，还可能通过抑制菌根功能，从而抑制植物生长。

一些由土壤有害微生物引起的植物土传病害与地上部病害相比更难控制，因为其地上部症状与干旱、养分亏缺等非生物胁迫症状类似，是限制药材质量的重要因素之一。土壤有害微生物的不断增加，极易诱发土传病害。Agrios认为，根际有害微生物可主要分为4类，即病原真菌、病毒、细菌和线虫，但起主要作用的是病原真菌和线虫两大类群。在药用植物病害中，大部分病害是由病原真菌侵染引起的，严重影响药材产量和质量，造成巨大的经济损失。在药用植物栽培中，表现较为严重的土传病害有根腐病、黑腐病、锈腐病、枯萎病等。如白术、地黄、三七、桔梗等中药材易发生的根腐病就是由镰刀菌属真菌引起的；人参根部的锈腐病由柱孢属真菌引起；人参、三七、西洋参等药材易发生的枯萎病则是由尖孢镰刀菌引起的，该病害是一种毁灭性的土传病害。药用植物的连作障碍问题日益突出，究其主要原因是药用植物根系分泌的物质有激活土壤中休眠的真菌孢子的作用，导致根际微环境中的病原菌数量增加，严重危害药用植物的正常生长发育和药材质量。

继病原真菌病害后，作物病原线虫引起的病害已成为农业生产中的第二大类病害，其中最重要的是根结线虫（root-knot nematode）和孢囊线虫（cyst nematode）。根结线虫可以寄生的植物有2 000余种，其主要症状是寄主植物根部形成根结，影响根系对水分和无机盐的吸收，严重时会导致植株死亡。

二、植物对药材质量的影响

植物与药用植物由于处于同一生态位，其间有互利共生关系，又有对光、水等能源的竞争与争夺。植物与药用植物的关系中，表现最为明显的就是药用植物的化感自毒作用与连作障碍问题。

近年来，随着栽培面积的不断扩大及中药材规范化种植的推行，中药材栽培中的“忌”连作现象日益突出，因此加强药用植物化感作用研究，克服连作障碍已迫在眉睫。多年来药用植物连作障碍的研究表明，造成连作障碍的原因还不十分清楚，主要有以下 3 个方面。

（一）土壤营养失衡

不同种类的药用植物对土壤中矿质营养元素的需求种类及吸收的比例具有特定的规律，尤其是对某种类的微量元素更有特殊的需求。同一种中药材长期连作，必然造成土壤中某些元素的亏缺，在得不到及时补充的情况下，便会影响下茬的正常生长。许多化感物质不仅影响邻近植物的生长发育，也影响土壤的理化性质，改变其养分状况，进而影响植物自身的生长。已有研究表明，土壤养分缺乏可使植物产生和释放次生物质的能力发生变化，包括次生物质含量的增加或减少，在大多数情况下有所增加，导致植物的抗逆能力下降，病虫害发生严重，使产量和品质下降。

（二）药用植物根系分泌物的自毒作用

植物根系分泌物是植物自身合成的物质。药用植物在正常的生命活动过程中，根系会不断地向根际土壤中分泌一些有机物或无机物。在这些分泌物中有一些有机酸、酚类等分泌物在土壤中积聚，对作物自身具有毒害作用，会造成植物发育不良、品质降低、产量下降、病虫害发生等严重危害，是导致药用植物连作障碍发生的重要原因。大量实验研究证明，三七、地黄、当归及人参属等药用植物自毒作用的发生也较为普遍。研究表明，地黄滞留在土壤中的根系分泌物和残茬腐解物对下茬地黄的生长具有明显的抑制作用。

（三）根际微生物群落结构失衡

中药材长期连作，药用植物与微生物相互选择的结果造成土壤微生物区系的变化，其中包括有益微生物的减少和某些病原菌数量的增殖，从而影响药用植物的正常生长和生命活动。由于栽培植物种类单一，药用植物的根系分泌物及残茬的腐解物为病原菌繁殖提供丰富的营养，同时栽培过程中农药的施用导致硝化细菌、氨化细菌等有益微生物受到抑制，土壤有害病菌蔓延。据报道，70% 左右的根类药用植物的连作障碍是由土传病原微生物引起的。人参不同栽培年限根际土壤微生物群落多样性的变化规律研究表明，人参栽培年限增加导致参地土壤细菌多样性下降，细菌群落结构简单，产碱杆菌科和丛毛单胞菌科的细菌数量显著下降，酸杆菌门和疣微菌门成为参地土壤细菌群落的优势种群；真菌的多样性指数增加，鱼孢霉目真菌、生赤壳科的粉红粘帚霉等类群消失，隐球菌属和镰刀菌属致病真菌显著增多，使人参的生存环境恶化，螺杆菌属病原菌类增多，加重病害对植物的侵袭，对植物生长发育不利，土壤生态的系统结构与功能明显失调。

三、动物对药材质量的影响

动物与药用植物之间通过互利共生及取食关系对中药材质量产生直接影响，如药用植物病虫害的频繁发生。农业害虫又包含地上害虫和地下害虫。昆虫的取食除造成药用植物的光合产物受损外，由于其取食在植物体上所造成的伤口，还易使药用植物感染病害，进而影响药用植物的正常生长发育，降低药材质量。昆虫中能引起植物损伤的主要有 3 类害虫：①韧皮部害虫，如蚜虫、粉虱；②细胞害虫，如螨虫；③咀嚼式口器的害虫，如毛虫、蝗虫、甲虫等。研究发现，受蚜虫危害后，金银花中 4 种有效成分的含量均低于正常植株，其中绿原酸的含量降低 5.99%。

土壤动物还能通过对营养物质的转化、储存和释放，间接影响药用植物生长及其质量。土壤动物区系包括在土壤中至少度过部分生命史的所有动物。有些土壤动物除取食植物根系外，还兼具土壤的机械粉碎、纤维素和木质素的分解等功能。土壤动物数量适宜时可改良土壤结构，有利于植物生长；但数量过多时，容易造成土壤结构过于疏松，毁坏植物根际的微生态环境，反而不利于植物存活。例如大型土壤动物蚯蚓的生命活动可改善土壤性质、增强土壤养分循环、促进药用植物生长、提高药用植物产量和质量。根际土壤中的小型土壤动物如线虫是土壤中最广泛的后生动物，对植物直接造成危害的主要是植物寄生性线虫，它们是土壤中普遍存在的病原体，以植物为食，能够使作物产量下降。

综上，根际土壤动物影响土壤营养物质的形成，从而影响药用植物生长发育和质量形成。根际土壤动物对药材质量形成的影响主要表现在：①影响植物对养分和水分的吸收；②影响植物根系及其活性；③影响植物产量或生物量等。

另外，人类活动对自然界和其他分布在地球各地的生物都直接或间接产生特殊而重要的影响。人也是一种生物，对环境的作用能力居万物之首，人类活动对自然界和其他生物的影响已经越来越大且越来越具有全球性。同时，人类活动对药材的产量与品质具有重要意义。

第五章同步练习

（李先宽　肖春萍）

第六章　人类活动与中药资源

第六章课件

第一节　野生中药资源保护的生态学策略

一、中药资源保护的现状

生物多样性保护及资源可持续利用是当今世界环境问题的热点，其中药用资源多样性保护及可持续利用正日益引起世界各国的广泛关注。在我国，处于濒危状态的近 3 000 种植物中，用于中药或具有药用价值的占 60%～70%。在人类经济活动的不断干扰下，野生中药资源生长环境已遭到严重影响。例如在已经开发利用的 300～400 种常用中药中，有 100 多种野生动植物资源量呈现急剧下降的趋势。为此，我国针对不同的资源制定了不同的保护策略。

保护中药资源首先要清楚中药资源的相关情况，如资源生产所需的条件、资源本身的发展规律、人类开发利用资源的压力、资源消耗对人类的影响以及可采取的措施等。药用物种濒危和资源减少的主要原因是过度采挖和生态环境恶化，因此在资源保护方面，通过加大药用动植物就地（迁地）保护区（园）、加强中药资源种植（养殖）技术，使中药资源乱采乱伐趋势得到有效遏制。

（一）药用动植物致濒危的因素

造成药用动植物濒危的因素包括：①生境退化和丧失；②人为过度利用；③物种自身的因素，包括分布面积过小、极小种群以及繁育系统问题；④种间影响，包括入侵物种的影响和病虫害侵扰；⑤环境污染；⑥自然灾害和气候变化。其中最主要和突出的致危因子是生境退化和丧失，尤其是近年来兴起的基本建设热（包括城镇建设、路网建设等）、热带经济作物种植热以及自然保护区和国家森林公园生态旅游热，均对野生动植物的生存环境造成巨大的压力。药用植物的濒危与人为过度采挖也有直接关系，但随着国家相关政策的干预和公民保护意识的增强以及大宗中药材的普遍种植，这种现象有所缓解。

野生动物的繁衍需要合适的自然环境，我国未被人类侵扰的原始森林只占国土森林面积的 2%，其范围仍在不断缩小，而人工林又无法满足它们对于生态体系丰富度的生存需求，野生动物的生存环境不断减少。大多野生药用动物除药用外，还有其他经济价值，如动物毛皮和甲骨在手工业和制造业、肉在餐饮行业以及动物分泌物在香薰行业产生的经济价值远高于用作中药材的经济价值。随着人口的增长对于野味的需求也在增加，而在某些地区一直有食用穿山甲、野鸡或其他鸟类等物种的习惯，“濒危”和“保护物种”等词不但没有制止他们的行为，更加助长了进行私下交易的价值，从而导致物种濒危。此外，华南虎等大型动物的濒危还与当时的社会环境相关。20世纪60年代，这些动物对人类的生存造成严重威胁，农民自发地、商业性地猎杀，直至国家禁止时已将近灭绝。目前我国已经禁止虎骨、豹骨、犀牛角等药材的使用和交易，梅花鹿、林蛙等药用动物已经实现人工驯化和养殖，麝香、牛黄等动物的生理性或病理性产物已实现人工合成。

（二）保护野生中药资源物种目录

《国家重点保护野生药材物种名录》共收载野生药材物种76种。其中动物类的有赛加羚羊*Saiga tatarica*、梅花鹿*Cervus nippon*、马鹿*C. elaphus*、林麝*Moschus berezovskii*、马麝*M. sifanicus*、原麝*M. moschiferus*、棕熊*Ursus arctos*、黑熊*Selenarctos thibetanus*、穿山甲*Manis pentadactyla*、林蛙*Rana temporaria chensinensis*、银环蛇*Bungarus multicinctus*、乌梢蛇*Zaocys dhumnades*、五步蛇*Agkistrodon acutus*、蛤蚧*Gekko gecko*等；植物类的有甘草*Glycyrrhiza uralensis*、黄连*Coptis chinensis*、人参*Panax ginseng*、杜仲*Eucommia ulmoides*、厚朴*Magnolia officinalis*、黄檗*Phellodendron amurense*、川贝母*Fritillaria cirrhosa*、伊犁贝母*F. pallidiflora*、刺五加*Acanthopanax senticosus*、天冬*Asparagus cochinchinensis*、防风*Saposhnikovia divaricata*、肉苁蓉*Cistanche deserticola*、软紫草*Arnebia euchroma*、五味子*Schisandra chinensis*、诃子*Terminalia chebula*、山茱萸*Cornus officinalis*、石斛*Dendrobium nobile*、连翘*Forsythia suspensa*、羌活*Notopterygium incisum*等。

《中华人民共和国野生植物保护条例》保护名录中包括的药用植物有珊瑚菜*Glehnia littoralis*、土沉香*Aquilaria sinensis*、地枫皮*Illicium difengpi*、明党参*Changium smyrnioides*、降香檀*Dalbergia odorifera*、七叶一枝花*Paris polyphylla*、金荞麦*Fagopyrum dibotrys*、巴戟天*Morinda officinalis*、云南肉豆蔻*Myristica yunnanensis*等。

《濒危野生动植物种国际贸易公约》（CITES）附录的药用植物主要有白及*Bletilla striata*、甘松*Nardostachys jatamansi*、金毛狗脊*Cibotium barometz*、红豆杉*Taxus chinensis*、独蒜兰*Pleione bulbocodioides*、云南独蒜兰*P. yunnanensis*、杜鹃兰*Cremastra appendiculata*、石斛属*Dendrobium*、手参*Gymnadenia conopsea*、桃儿七*Sinopodophyllum hexandrum*、天麻*Gastrodia elata*等。《国家珍贵树种名录》中的药用植物主要有杜仲*Eucommia ulmoides*、银杏*Ginkgo biloba*、见血封喉*Antiaris toxicaria*、篦子三尖杉*Cephalotaxus oliveri*等。

二、中药资源保护的生态学策略

为了更好地保护好、利用好中药资源，我国政府部门、民间组织和社会群众共同参与国际生物多样性保护，制定并遵守相关保护条例，取得显著的成果。如《中医药发展战略规划纲要（2016—2030年）》提出“实施野生中药材资源保护工程，完善中药材资源分级保护、野生中药材物种分级保护制度，建立普查和动态监测相结合的中药材资源调查制度。建立五类保护区、基地和示范区；建立濒危野生药用动植物养殖基地；鼓励社会力量投资建立中药材科技园、博物馆和药用动植物园等保育基地；建立种质资源库；建立国家级药用动植物种质资源库。完善中药材国家储备；在国家医药储备中，进一步完善中药材及中药饮片储备”。具体包括：

1. 对药用野生动植物资源实行动态监测和定期普查。野生药材资源保护管理不是一朝一夕的事情，要想将野生药材资源保护好、管理好，就要建立一个长效机制，制定具体的保护规划。开展野生药材资源动态监测和濒危预警，对野生药用动植物的种类、分布定期进行普查，对野生药材资源的采集、收购、运输、使用等环节实施有效监控，实时了解全国野生药材资源保护管理工作的现状和存在的问题，及时掌握资源动态变化，及时提供预警信息。自 2011 年起，国家中医药管理局组织开展了第四次全国中药资源普查试点工作，掌握了近 1.4 万种药用资源的种类和分布信息，初步建成 1 个国家中心、28 个省级中心、65 个监测站的动态监测体系。2018 年已经全面启动第四次全国中药资源普查工作，旨在全面摸清我国的中药资源家底。

2. 建立药用野生动植物种质资源库。种质是所有携带遗传物质的活体，对于植物来说，不仅包括种子，还包括植株、根、茎、胚芽和细胞、基因等。种质资源库包括药用植物种子库、植物离体库、DNA 库、微生物库和动物种质资源库等。我国的生物物种极为丰富，生物资源开发将是未来全球物种资源竞争的一个战略重点。药用动植物种质资源库的建设对中药材品质改善、规范化生产、资源和生态修复等有重要意义。中药材种质资源库的建设，为我国中药种质资源保存提供了一个很好的平台。目前，在全国普查的基础上，国家中药材种质资源库（四川）、国家基本药物所需中药材种质资源库（海南）的基础建设已经完成。

3. 鼓励发展人工种植养殖，依法开展珍贵、濒危药用野生动植物保护、繁育及其相关研究。由于野生药材资源的有限性，已不能满足人们日常用药的需求，过度依赖采集利用野生药材资源势必会造成资源的破坏。因此，在保护和合理利用野生药材资源的同时，应积极进行中药材的人工培育。国家采取措施，从资金、技术等方面鼓励人工种植养殖，鼓励科研人员开展珍贵、濒危药用野生动植物保护、繁育及其相关研究。为了保护自然资源和生态环境，我国相继制定了一系列法律法规，如《中华人民共和国野生动物保护法》《中华人民共和国草原法》《中华人民共和国森林法》《中华人民共和国野生植物保护条例》等，这些法律法规中都对野生药材资源保护管理工作作出规定。因此，开展珍贵、濒危药用野生动植物保护、繁育及其相关研究，要注意与相关法律的衔接，依法进行。

三、中药资源的生态保护进展

（一）就地保护

就地保护是指为了保持生态系统内生物的繁衍与进化，维持系统内的物质能量流动与生态过程，通过建立不同类型的保护区，包括自然保护区、风景名胜区、森林公园、湿地公园等方式，对有价值的自然生态系统和野生生物及其栖息地予以保护。就地保护是生物多样性保护中最为有效的一项措施，是拯救生物多样性的必要手段。

建立自然保护区是生物多样性就地保护最为有效的方式之一。自然保护区是指对有代表性的自然生态系统、珍稀濒危野生动植物物种的天然集中分布、有特殊意义的自然遗迹等保护对象所在的陆地、陆地水域或海域，依法划出一定面积予以特殊保护和管理的区域。建立自然保护区实行就地保护，是保护药用动植物资源、实现保护和开发利用有机结合的有效途径。迄今为止，全国共建立自然保护区 2 750 处，国家级自然保护区已增至 474 处（图 6-1）。如黑龙江省已建成保护面积达21.1万亩的野生药材保护区，主要保护防风、龙胆、五味子、芡 *Euryale ferox*、刺五加、知母等野生药材，对保护区内的药材实行有序采挖，与家种、家养相结合，产生了较明显的经济和社会效益。广西建立龙血树的保护体系，保护点71个，保证了血竭药材资源的可持续利用。在长白山自然保护区有900多种药用植物、峨眉山国家公园有1 655种药用植物受到保护。

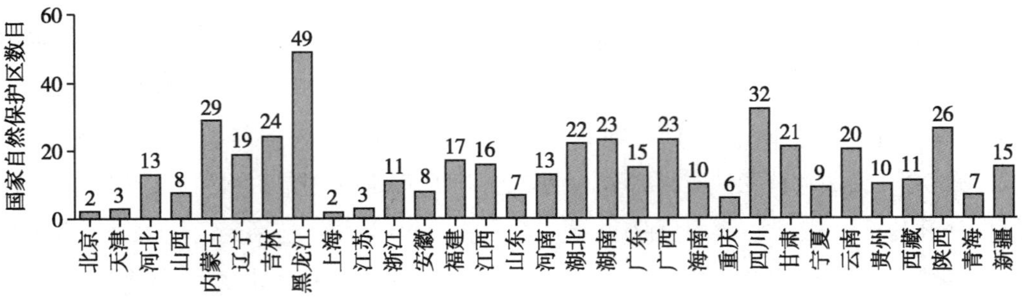

● 图6-1　国家自然保护区数量（2017年）

（二）迁地保护

迁地保护又称生境外保护，即对严重濒危的物种可以携出原栖息地进行保护。广泛意义上的迁地保护包括个体或种群的迁地保护、植物组织和基因的离体保存和生物信息保存3个方面。在个体和种群方面，设有动（植）物园、种植（养殖）基地、种子种苗繁育基地、药用动物繁育中心等多种保护需求与社会需求相结合的机构；在离体保存方面，设有药用动植物标本馆、种质资源库等保护性机构；在信息保护和服务方面，建立自己的中药资源服务信息平台、药用植物数据库、中医药数据中心，以及国际上位列第4位的深圳国家基因库等。

迁地保护机构的功能分类包括国家和地区级的植物园、专业型药用植物园、标本馆、种子库以及民间非政府组织建立的教学型或公益型公园等。其中专业型药用植物园、综合植物园中的药用植物专类园、大学机构和社会企业建设的药用植物园以及国家中药材种子种苗基地为主要的个体水平以上的药用植物的迁地保护机构。

1．植物园和药用植物园　中国医学科学院药用植物研究所根据我国中药资源发展需求、我国地理气候和世界自然保护联盟（IUCN）药用植物保护指南筹建了国家药用植物园体系，分别在北京、湖北、贵州、重庆、广西、云南、海南等省、自治区、直辖市建立了7个国家级专业药用植物园，以北京药用植物园为中心，以各地方药用植物园为支撑，支持并联合其他专业药用植物园或相关专业园共同建设此体系。此外，全国约有35家综合性植物园中设有药用植物园或草药园，全国有26所高校、科研院所、地方政府、企业和民间机构已建有或正在建一批药用植物园或特色草药园，几乎遍布我国所有省、自治区、直辖市，已引种保存全国本土药用植物6 000余种，约占我国药用植物资源种数的60%，其中珍稀濒危物种200多种。

2．中药资源标本馆　全国共有124家单位纳入国家标本资源共享平台（National Specimen Information Infrastructure，NSII），共整理、整合1 062万份标本（包括生物标本、矿物标本等）。其中以药用资源为主题的标本馆有73家，包括药用植物腊叶中药材标本、药用动物及矿物标本等专门用于中药教学和研究的标本馆（室），总计保存标本数量达到200万份，而且数目不断在增加中。中国中医科学院中药资源中心标本馆是目前基于第四次全国中药资源普查工作专门收集药用植物腊叶标本和药材标本的主要机构，馆藏腊叶标本已达20万份、药材标本已达4.2万份。

（三）野生抚育保护

野生抚育是根据药用动植物的生长特性及对生态环境条件的要求，在其原生或相类似的环境中，人为或自然增加种群数量，使其资源量达到能为人们采集利用，并能继续保持群落平衡的一种药材生产方式。比较适合人们对其生长发育特性和生态条件的认识尚不深入、生长条件较苛刻、种植（养殖）成本相对较高的野生药材，如川贝母、雪莲花等；也较适合人工栽培后药材性状和质量会发生明显改变的药材，如防风、黄芩、人参等。此外也适合野生资源分布较集中，通过野生抚育能迅速收到成效的药材，如连翘、龙血树等。

野生抚育有封禁、人工管理、人工补种等方式。在生产实践中，根据药材种类、药材所处的自然社会经济环境及技术研究状况不同，可采用其中的一种或多种方法。封禁是将野生目标药材分布较为集中的地域通过各种措施封禁起来，借助药材的天然下种或萌芽增加种群密度。封禁的措施有划定区域、采用公示牌标示、人工看护、围封等各种方式，典型的药材有甘草、川贝母的围栏养护。此外，根据野生药材的繁殖方式和繁殖方法，在药材原生地人工栽种种苗或播种，或者在相类似的天然环境中完全采用人工种植的方式培育和繁殖目标药材种群，如林下栽培人参、天麻等。

第二节　中药农业及其生态学策略

一、农田生态系统

（一）农田生态系统的概念与基本结构

农田生态系统是一种被人类驯化了的生态系统，是人类在以作物为中心的农田中，利用生物和非生物环境之间以及生物种群之间的相互关系，通过合理的生态结构和高效生态功能，按人类社会需要进行物质生产的综合体。农田生态系统既受自然规律的制约，也受人类活动和社会经济规律的支配。

在中药农田生态系统中，占据主要地位的生物是经过人工驯化的药用植物、一些人工放养的药用动物，以及与这些生物关系密切的生物种群，如专食性害虫、寄生虫、根瘤菌等。由于人类是有目的地进行选择与控制，其他的生物种类与数目一般较少，生物多样性显著低于同一地区的自然生态系统。

农田生态系统的基本结构包括：

1. 时间结构　这是随着季节变化而种植不同药材的一种结构，反映各个物种在时间上的相互关系，以及每个物种在生态系统所处的时间位置。因农田生物有不同的生长发育阶段、生态类型和季节分布类型，按人类需求将适应不同季节的中药材或作物实行复种、套作或轮作是当前提高农田生态系统复种指数的有效手段之一。

2. 空间结构　包括水平结构与垂直结构。

（1）水平结构：是指一定区域内，农田生物会因为自然和社会条件在水平方向的差异而形成带状分布、同心圆式分布或块状镶嵌分布。如农田生产中采用的间作、套种，由农田中多种类型的景观单元所组成的农田景观结构，因地理原因而形成环境因子的纬向梯度或经向梯度，如温度的纬向梯度、湿度的经向梯度，都是典型的水平结构。

（2）垂直结构：在同一土地单元内，环境因子因地理高度、水体深度、土壤深度和生物群落高度而产生相应的垂直梯度，如温度的高度梯度、光照的水深梯度，农田生物因适应这些环境的垂直变化而形成立体结构。在农业生产上，人们利用生物在形态上、生态上、生理上的不同而创建复合群体，实行高矮相间的立体种植或深浅结合的立体养殖，以及种养结合的立体种养方式，组成多种多样的人工立体结构。

3．营养结构　又称食物链结构，是指农田生物以营养为纽带而形成的若干条链状营养结构。营养结构反映各种生物在营养上的相互关系，以及每种生物所占的营养位置。农田生态系统不仅具有与自然生态系统相同的输入、输出途径，还具有人类有意识的输入和强化性输出。有时，人类为了提高农田生态系统的生产力和经济效益，常采用食物链“加环”来改造营养结构；为了防止有害物质沿食物链富集而危害人类健康与生存，而采用食物链“解链”法中断食物链与人类的连接，从而减少对人类健康的危害。

（二）农田生态系统的特性

在农田生态系统中，人类既是主宰者，又是最重要的消费者。农田生态系统的特点有：

1．具有独特的物质转化和能量流动的过程　人类建立良好的农田生态系统的根本目的就是获得更多的物质产品。为达到此目的，人类首先对生物种群进行优选，对妨碍此类生物正常生长发育的其他生物种群则采取抑制甚至消灭的手段。同时，为栽培作物营造优良的生长环境（如耕作、施肥、灌水、调节光热气水土等），增大系统内的能量流动和物质转化与积累，以最终达到增大系统的生产量。

2．通过人工和自然的双向调控才能保持动态平衡　农田生态系统生产出来的产品大部分为人类所利用，同时又通过大量输入及时补充物质和能量，维持系统的平衡。但人为干扰使农田生态系统中的动植物种类少，营养结构简单，自我调节能力较小。因此，人类必须对系统采取人为的有效的防治和保护措施，以增加系统的抵抗能力，保持系统的平衡稳定状态。

3．具有自然再生产和社会、经济再生产的综合特性　农田生态系统的运行不仅要受到气候、水源、地形、土壤等自然条件的制约，还要受到国家政策和措施、城市和工业的发展与分布、市场需要等社会经济规律的制约，因此它是一个自然和社会、经济再生产协调的系统。

4．保持连续不断的人为干预，才能保持农田生态系统的正常运行　人们必须不断地从事播种、施肥、灌溉、除草和治虫等活动，才能使农田生态系统健康发展。一旦人的作用消失，农田生态系统会很快退化，占优势地位的中药材或作物会转入自然生态系统的恢复演替系列。

二、中药生态农业

（一）中药农业

1．中药农业的概念与发展　中药农业是指利用药用动物、药用植物和微生物的生长、发育和繁殖规律，通过人工培育来获得中药材产品的生产活动。中药农业是我国现代农业的重要组成部分，更是整个中药产业的源头。

中药植物栽培历史悠久，唐代太医署下设药用植物引种园，明代《本草纲目》详细记载麦冬等100多种药用植物栽培技术。在长期的生产实践中，对于药用植物的分类、种质鉴定、选育与繁殖、驯化栽培，以及加工贮藏等都有丰富的经验，为现代中药植物栽培奠定良好的基础。

随着大健康产业的快速发展，中药材的需求量剧增，为了满足不断增长的医疗需求，历史上很多以野生或少量栽培为主的中药材开始大面积种植。伴随着我国农业的发展，以中药植物栽培技术进步为代表的中药农业经历了飞速发展的过程。尤其是自1998年，国家开始实施中药现代化科技产业行动计划，先后立项支持了100余种中药材规范化种植研究项目，极大地推动了中药农业的迅速发展，中药植物野生抚育、新品种选育、栽培技术、病虫害防治、消减连作障碍等方面的研究进入一个全新的历史时期，中药材种植种类及规模都达到历史上前所未有的水平。

2002年3月，国家食品药品监督管理局通过《中药材生产质量管理规范（试行）》（Good Agriculture Practice，GAP），并于同年6月1日发布实施，是我国首次颁布对中药材生产实施规范化管理的基本准则，从保证中药材质量出发，规范中药材生产的各个环节乃至全过程，确保中药材质量"安全、有效、稳定、可控"，是我国中药现代农业发展的指导原则，为引进、吸收现代农业科技的最新成果，实现中药农业跨越式发展奠定坚实的理论基础和技术支撑。

迄今为止，全国中药材栽培面积超过133万公顷，常见栽培品种达到300多种，人工栽培的中药材已占整个药材消耗量的70%以上。分布在全国的中药材生产基地，依托基地的众多中药材种植、养殖农户，分布在全国的中药材交易农贸市场以及全国性和地方性的批发交易市场形成全世界规模最大、体系最完整的中药农业体系，人工种植（养殖）的品种不断增加。建立了以《中华人民共和国药典》为主体，部（局）颁标准和各省（区、市）中药材标准为补充，相对完整的中药材质量标准体系。

2．中药农业发展的问题　中药材保护和发展仍然面临严峻的挑战。一方面，由于土地资源减少、生态环境恶化，部分野生中药材资源流失、枯竭，中药材供应短缺的问题日益突出；另一方面，中药材生产技术相对落后，重产量轻质量，专用化肥、农药、除草剂等生产资料缺失，滥用化肥、农药和生长调节剂的现象较为普遍，导致中药材品质下降，影响中药的质量和临床疗效。近20年来，快速发展的中药农业模仿工业化农业生产，生产中的大肥、大水、大量使用农药造成土壤恶化、病虫害失控、连作障碍严重，同时引起中药材质量安全等严重的问题。中药材GAP推行的10多年来取得巨大的成就，对提高药材产量与质量起到积极的作用。然而GAP的推行特别是固定产地和单品种机械化的规范种植，导致中药材可持续种植与环境（尤其是连作土壤环境）的矛盾异常突出。在这种背景下，不少学者提出中药生态农业的理念并开展生产实践。

（二）中药生态农业

1．生态农业的起源　生态农业（ecological agriculture）是在保护、改善农业生态环境的前提下，遵循生态学、生态经济学规律，运用系统工程方法和现代科学技术，集约化经营的农业发展模式。生态农业是一个农业生态经济复合系统，将农业生态系统同农业经济系统综合统一起来，以取得最大的生态经济整体效益。它是农、林、牧、副、渔各业综合起来的大农业，又是将农业生产、加工、销售综合起来，适应市场经济发展的现代农业。

环境问题如水土流失、气候变暖、环境污染等为现代农业带来巨大的挑战，人们开始探索新的道路。20 世纪 30～60 年代，冈田茂吉提出“自然农法”，JI Rodale 在《堆肥农业与园艺》及 Rachel Carson 在 *Silent Spring* 专著中表达了生态农业的思想。1974 年，日本成立国际有机农业运动联盟（International Federal of Organic Agriculture Movement，IFOAM）。1975 年，英国成立国际生物农业研究中心，同年美国建立了 Rodale 有机农业实验场。1982 年，出现了地区性协作研究机构——东南亚地区大学农业生态系统研究网（Southeast Asian Universities Agr-oecosystem Network，SUAN）。1987 年，世界环境和发展委员会提交“我们共同的未来”的报告。1992 年，巴西里约热内卢地球问题首脑会议上通过了《21 世纪议程》，提出人类社会可持续发展的行动准则。21 世纪以来，生态农业的实践在全球范围内，尤其在德国、美国、英国、日本、以色列等很多国家得到飞速发展，如在美国已有 2 万多个生态农场。

我国生态农业的发展起始于 20 世纪 80 年代，1984 年中国农业大学开始进行生态农业和有机食品的研究与开发。但几十年来，我国生态农业发展缓慢，生产规模较小，市场份额极小。近 5 年来，生态种植在国内中药材产业中开始走上规模化道路。

0601
生态农业

2．生态农业的特点　生态农业是将农业生产、农村经济发展和生态环境治理与保护、资源的培育与高效利用融为一体的具有生态合理性、功能良性循环的新型综合农业生产模式，具有以下基本特征：①追求生态平衡，合理利用自然资源，减少对生态环境的负面影响；②注重农、林、牧、副、渔全面发展，重视综合经济学；③不用或少用化肥、农药、生长调节剂，减少能源消耗，以较少的投入获得较多的产出；④内部组成与结构复杂，形成良性循环，有较强的抵抗外界干扰的缓冲能力和较高的自我调节能力，有稳定和持续发展能力；⑤提倡使用固氮植物、作物轮作以及正确处理和使用农家肥料等技术，副产品循环可再利用，尽量减少废弃物输出，能自我维持。总体来看，生态农业在生态上低输入、能自我维持，在经济上有活力，在环境、伦理道德、审美、人文社会方面不引起大的或长远不可接受的变化。

3．中药生态农业的概念　中药生态农业（ecological agriculture for Chinese material medica）是指应用生态学原理和生态经济规律，以社会、经济、生态综合效益为指标，结合系统工程方法和现代科学技术，因地制宜地设计、布局、生产和管理中药农业生产的发展模式。

4．中药生态农业的特点　中药生态农业的核心理念是“道法自然”，认为大自然是个有机整体，其各个组成要素之间的相生相克可以造就一个和谐、平衡的农业环境。与化学农业相比，具有以下特点：①整体性。遵循“整体、协调、循环、再生”的原则，鼓励各业之间互惠共存，强调全面规划、调整和优化，提高中药农业的综合生产能力和效率。②多样性。不仅体现在轮作、间作、套作等农业生产模式上，还充分考虑在自然条件、资源基础、经济与社会发展水平等情况的基础上，因地制宜地采用多种生态模式、生态工程、生态技术及各类农业装备。③高效性。体现物质循环和能量多层次综合利用与系列化深加工，实行废弃物资源化利用，降低生产投入成本，能更好地提高农业效益。④优质性。生态种植过程由于不使用化学肥料、农药、激素等干扰剂，提高农产品的安全性。⑤持续性。重视环境与经济的协调发展，反对违反自然的人工干扰，在生产中持续提高生态系统的稳定性和持续性，实现中药农业的可持续发展。

5．与中药生态农业相关的几个基本概念　准确理解和掌握中药生态农业相关的基本概念是全面正确认知中药生态农业的基础。

（1）生态种植：生态种植（ecological planting）是指应用生态系统的整体、协调、循环、再生原理，结合系统工程方法设计，综合考虑社会、经济和生态效益，充分应用能量的多级利用和物质的循环再生，实现生态与经济良性循环的生态农业种植方式。即生态农业是在宏观层面描述农业的发展模式，而生态种植更多地是强调一种具体的种植方式。对中药生产而言，中药生态农业应是指包含各种药用植物生产的农业模式，而中药材生态种植则更多地是指具体某种药用植物的生产方式。

（2）中药生态农业模式：中药生态农业模式（model of ecological agriculture for Chinese material medica）是宏观层面对不同类型的中药生态农业模式的细分，通常成熟的生态农业模式的结构和功能均已优化。根据生态学的组织层次，生态农业的模式常有区域与景观布局模式、生态系统循环模式和生物多样性利用模式等。

（3）中药材生态种植模式：中药材生态种植模式（pattern of ecological planting for Chinese material medica）是指由适用于某种中药材生态种植的一套完整、相对固定，可在同种或同类中药材生产中复制的技术组成的技术体系。如"天然林（人工林）- 重楼林下种植模式""西红花 - 水稻水旱轮作模式""半夏的一种多收生态种植模式""黄芪 - 马铃薯 - 畜牧业生态种养模式"等。

6. 中药材规范化种植（GAP）与中药生态农业的关系　两者既有区别又有联系，各有其特点。在目的方面，中药材 GAP 是保证中药材的质量和安全，高度关注中药材本身；而中药生态农业是保证中药材的质量和安全、保证生态环境的持续利用，关注中药材、环境及两者的相关关系。在技术管理方面，中药材 GAP 是通过制定制度、规范及标准，严格记录，保证可追溯，尤其适应较大规模的中药材规范化种植；中药生态农业借鉴合理的农业生态模式，开展农业生态设计，配合使用各种农业生态技术，利用循环经济等手段，提高生态系统的多样性和稳定性，实现持续优质高效生产。适用于各种尺度、各种方式的中药材生产。在不足方面，中药材 GAP 记录过程繁杂，比较效益偏低；土壤微生态恶化，连作障碍严重；中药生态农业早期技术要求高，需要生态学、经济学方面的专业人士进行设计和指导。当前，制约中药材 GAP 生产的关键问题一个是经济学问题（比较效益偏低），另一个是生态学问题（土壤微生态恶化、连作障碍严重），而这两个问题正是生态农业研究和实践的核心。

在 GAP 生产过程中，引入中药生态农业的理念和方法，遵循生态与经济整体统一的原理，在中药材 GAP 生产中建立生态与经济两者之间的协调和统一，不仅是有效控制中药材栽培土壤污染及连作障碍，确保中药材产量和质量，保障人民用药安全及促进农业可持续发展的关键，也是保护中药农业立地条件及土壤微生态，减少农残重金属污染，解决农业生态环境恶化，实现经济、社会和环境的和谐发展，促进生态文明的重要组成部分。依托中药材 GAP，发展中药生态农业对落实国家中药农业发展部署，转变中药农业发展方式，加强农业生态治理意义深远。

（三）发展中药生态农业的重要意义

1. 有利于促进中药农业的可持续发展　中药生态农业的生产技术有利于防治环境和中药产品的污染。因为生态农业的生产过程要求无污染，所以生态农业技术无论是栽培技术、施肥技术，还是病虫害防治技术、采收加工技术等，都不会对环境造成污染。相反，还会有利于生态环境的保护与改善，有利于中药生产在生态上的可持续性。同时，中药生产技术的运用和监控也保证药材的安全性。这是中药材生产从“土地到药品”全程质量控制的必然结果，从而有效地促进保护生态环境。

2．有利于加快社会主义新农村的建设　中药生态农业作为一种生态经济优化的农业经济体系，在指导思想上明确了以经济发展与环境、自然资源的持续承受能力相适应，在不危及后代需要的前提下寻求满足当代人需求的发展途径，这一指导思想与新农村建设的目标要求相适应。

建设新农村的目标要求是“生产发展、生活宽裕、乡风文明、村容整洁、管理民主”，彼此之间是互相促进、相辅相成的，统筹发展这 5 项要求才能建设好新农村。通过中药生态农业建设，有助于改变中药农业增产的单一方式，优化生产布局，推进农业产业化经营，提高农业综合生产能力，发展高产、优质、高效、生态、安全农业，增加农民收入，改善农业和农村生态环境，为加速社会主义新农村建设奠定雄厚的物质基础。

3．有利于实现经济、社会和环境的和谐发展　我国农村经过 30 年的改革开放发生了巨大变化，但土地资源相对短缺，耕地面积在不断减少，而人口还在继续增加。农村剩余劳动力的转移已成为农村可持续发展的障碍。建设社会主义和谐社会的重点、难点和焦点都在农村，因此解决好“三农”问题是建设社会主义和谐社会的关键。

（四）中药生态农业模式的基本类型

1．景观模式　主要涉及一个区域或者一个流域范围土地的功能区划分，包括在一个行政区域或者地理区域内对各农业生产项目、自然生态保护、旅游观光区、生活休闲区、工业加工区、交通运输线等进行面上的合理布局；在一个流域实行水源保护，生物多样性保护，水利设施建设，坡地、平原、低洼地的农业高效利用的整体优化布局。如水稻 - 泽泻轮作模式下，不仅可提高泽泻的产量、土地的复种指数，又可对泽泻种植地实施保护性耕作、提高土壤肥力，且获得较好的经济效益，实现药粮双丰收；莲 - 泽泻轮作比水稻 - 泽泻轮作增收近 2 倍，并且种植过泽泻的莲田能克服莲的化感作用，减少莲瘟和莲腐病的发生，既防止莲群衰退，又提高莲藕的产量。这不仅减少了土地季节性抛荒，还改善了农田土壤性状和美化了环境。

2．循环模式　主要涉及农业生态系统中物质的循环利用。如天麻 - 冬荪轮作，即采挖天麻后，在种植过天麻的菌材上再种冬荪菌，利用蜜环菌与冬荪菌的互作关系，消耗天麻旧菌材，减少不必要的木材砍伐，避免废弃菌材对生态环境的污染；恢复土壤微生态系统的平衡，减轻天麻连作障碍；提高土地使用率，实现了经济双重增收。

3．立体模式　根据相互不同的生物学特性，组成空间多层次结构、时间的有序配置，通过安置生态位互补的生物，提高辐射、养分、积温、水分等资源的利用率，形成有效抵御病、虫、草等生物逆境和水、旱、热等物理逆境的互利关系。如半夏通过与高秆农作物玉米、大豆等合理搭配，能减少半夏叶片的光照强度，提高半夏的光合速率，从而提高半夏的产量。此外，与玉米、大豆等农作物间作、套种还可以降低田间温度，增加土壤耕作层的水分含量，延缓半夏夏季倒苗，从而延长半夏生育期。夏季半夏倒苗后，玉米能有效地控制田间杂草的生长，减少化学除草剂的使用。

4．食物链模式　主要涉及有食物链关系的初级生产者、次级生产者和分解者之间的搭配。

如白莲套养泥鳅种养，利用泥鳅经常钻进泥中活动，可疏松田泥，有利于有机肥快速分解，同时避免了施除草剂，田中的杂草和虫卵是泥鳅的良好饵料，而泥鳅代谢物又是莲的肥料。这种模式不仅增加农田生态系统多样性，还改良土壤理化性质，提高生态系统稳定性，同时莲花开放时带动本地的旅游观光，很大程度上提高了莲田的综合效益。

5. 品种搭配模式　主要涉及适应当地自然生态条件和社会经济需求的动植物品种选择，品种能充分利用当地的生态资源，包括气候资源、养分资源、水分资源等。如西红花-稻鱼共生轮作高效种养等生产模式是利用西红花种植季节与水稻生长发育紧密衔接，提高土地利用率、增加收入，同时建立稻鱼共生的生态系统，利用鱼吃虫、虫吃草、鱼粪肥田的作用，解决水稻与杂草争肥、争水、争光的矛盾，这也是资源利用效率搭配的模式。而林下种植重楼是根据重楼喜荫的特性，在适宜产区仿原生态的种植模式，是以林地土壤、气候、环境资源为基础，在不影响林木正常生长的前提下，充分利用林下的自然条件进行合理种植，充分发挥林木和重楼综合效益的一种新型农林生产模式。

（五）中药生态农业的任务和发展思路

生态农业实践的基本做法是在对自然条件、资源状况和社会经济条件等进行调查研究的基础上，分析区域特征，确定对农业生产和社会发展的有利条件与限制因子，借鉴国内外生态种植的经验和教训，将现代先进的科学技术与实用有效的传统农业技术相结合，合理开发、综合利用农业资源，因地制宜地选择生态农业模式及配套技术，并进行推广应用。中药生态农业的思路也大体如是。当前中药生态农业的重点任务包括：

1. 全国中药材生产格局分析及规划　在全国中药资源普查获得大量环境数据的基础上，完成中药材分布区划、产量区划、质量区划；参照现代农业规划，分析中药材分布格局，制定我国现代中药农业规划，完成中药材种植分区。

2. 区域中药农业典型特征提取　明确各区域优势特色中药材品种及其生产特点和规律，确认该优势与当地自然生态和社会生态的相关性，分析优势特色中药材品种中药农业生产和社会发展的有利条件及限制因子。

3. 各区域典型中药材与根际土壤微生态互作规律及机制研究　在各类农业区划内选择代表性中药材，开展典型中药材与根际土壤微生态互作规律研究，运用土壤宏基因组、代谢组等现代技术揭示中药材与根际土壤互作的机制。

4. 中药材生态种植技术研究　依据各区域中药农业特征及各类典型中药材的生理生态学特性，综合研究品种筛选、栽培物候期、播种密度、养分平衡、测土配方、立体栽培、间作套作、轮作、中药材与其他农林牧副产业的综合生产等各种实用技术。

5. 中药生态种植模式的提取及固化　综合考虑土地利用布局、生态系统组分能量流、生物种群结构安排、食物链关系设计、品种选择等因素，在景观、生态系统、群落、种群、个体和基因等不同尺度与不同生物层次总结、提炼并固化经济适用、高效低毒的中药生态农业模式，开展推广应用。

6. 中药生态农业理论研究　利用生态系统和生物多样性的经济学（the economics of ecosystems and biodiversity, TEEB）原理，分析各种生态农业模式及配套技术对提高中药材产量和质量、减少病虫害发生率、减少中药材生产中化肥与农药用量和保护生物多样性及生态系统服务功能的贡献，提出和完善中药生态农业理论，并指导中药生态农业实践。

三、其他现代中药农业模式

（一）中药材精准农业

基于中药材安全生产及智能化调优栽培的精准农业，将成为未来中药农业发展的重要途径。充分发挥科技人才的作用，着力提高中药材种植中的科技含量，是中药材栽培种植中亟待解决的关键问题之一。

精准农业是由信息技术支持的根据空间变异，定位、定时、定量地实施一整套现代化农事操作与管理的技术系统。中药材精准农业是指利用全球定位系统、地理信息系统、连续数据采集传感器、遥感、变率处理设备和决策支持系统等现代高新技术，获取农田小区中药材产量和影响中药材生长的环境因素（如土壤结构、地形、植物营养、含水量、病虫草害等）实际存在的空间及时间差异性信息，分析影响小区产量差异的原因，并采取技术上可行、经济上有效的调控措施，区域对待，按需实施定位调控的"处方农业"。它根据土壤肥力和中药材生长状况的空间差异，调节中药材的投入，对耕地和中药材长势进行定量的实时诊断，在充分了解大田生产力的空间变异的基础上，以平衡地力、提高产量和质量为目标，实施定位、定量的精准田间管理，实现高效利用各类农业资源和改善环境这一可持续发展目标。可见，实施中药材精准农业不但可以最大限度地提高现实生产力，而且是实现优质、高产、低耗和环保可持续发展的有效途径。

其中，定位养分管理就是中药材精准农业的重要内容之一。目前，我国中药材种植的施肥方式是药农根据传统经验过量施肥，氮肥利用率低于世界平均水平，长期不合理的施肥方式造成土壤板结、地力下降、病虫害增多；药材品质下降，营养失衡，活性物质减少，硝酸盐含量增加；道地产区环境污染加剧。定位养分管理就是在田间的不同地点根据土壤等条件的差异实行区别管理。定位强调田间不同地点间的差异性，克服肥料使用的不合理性。针对不同的土壤条件实行有区别的管理，同时对土壤、水文、微气候、不同种类的中药材等条件的时空变化进行管理。在作业管理中实行按需投入原则，以中药产地的多层数据（土壤理化性质、病虫草害、气候等信息）的叠加分析为依据，根据中药生长模型、药用植物营养均衡等，建立以高产、优质、环保为目的的因土、因时、因中药种类全面平衡的施肥模式。

（二）中药设施农业

设施农业是农业现代化的重要标志，具有高投入、高产出、高品质、高附加价值等特点。中药设施农业是指利用工程技术手段突破自然环境限制，人为优化作物生长环境因子，使生产自动化、信息化、智能化的现代农业产业技术。中药设施农业一般指药材的设施栽培。设施种类可分为简易设施、塑料棚、温室大棚和现代植物工厂；简单设施又分为风障畦、阳畦、遮阳棚、温床、中棚、小棚、地膜覆盖等；塑料棚根据规模的大小有小拱棚、中拱棚、大拱棚之分；温室又称暖房，按其构造可以分为日光温室、塑料温室、玻璃温室、连栋温室等类型。

设施农业在国外发展较早，目前已达到相当高的水平。20 世纪 60 年代以来，美国、荷兰、以色列、日本等一些发达国家开始研究设施农业工厂化；曾有欧盟官员明确指出，所有欧盟国家园艺作物的种植要全部实现无土栽培。我国早在 2 000 多年前便出现了室内栽培农作物的记载，但直到 20 世纪 80 年代，我国从国外大量引进连栋温室技术之后，相关现代设施农业技术才有了起步。目前我国设施总面积居世界第 1 位，蔬菜生产面积占到总生产面积的 80%，设施农业规模不断扩大、层次逐渐提高。中药的设施栽培如石斛、白及等药材虽取得了一定进展，但与农作物相比差距较大，具体表现在设施水平偏低、设施内栽培品种单一、机械化和自动化程度低、运行管理机制不全等方面，还有待于快速提升和健全。

第三节　中药生态旅游

（一）中药生态旅游的发展历史

中药生态旅游是一种以中药文化和生态农业为载体的新型旅游方式。近年来，随着生活节奏的加快以及竞争的日益激烈，人们渴望健康，向往“回归自然”，尤其希望能在典型的农村环境中放松自己。于是，回归田野、自然的观光农业就成为人们最好的选择，作为生态旅游分支之一的中药旅游，是中医药文化的延伸和旅游业的探索性扩展。人类文明高度进步的今天，人们越来越注重养生之道，这些均为中药乡村养生旅游发展提供了先机。

在日本、美国等发达国家，观光农业于 20 世纪 70 年代就已形成产业规模，进入 90 年代，随着我国人民生活水平的提高，观光休闲农业也应运而生。中药生态农业旅游不是人们通常所述的生态农业、旅游农业、高效农业等同意义上的生态农业观光，它是在原有生态农业观光的基础上，立足中药生态农业“健康养生”“绿色环保”以及“科普教育”，充分利用中草药奇花异草的自然景观，形成“可览、可游、可居”的环境景观和集“自然 - 生产 - 休闲 - 康乐 - 教育”于一体的景观综合体，发展体验中草药农业与观光农业相结合的特色旅游。中药生态农业旅游是以生态为手段的养生开发，如森林浴养生法、生态阳光浴法、民俗养生法、养生茶和药膳食疗法等；是以市场为导向，以区域优势为基础，以高新示范园区为桥梁，以产业化经营为主线，集直接效益与观赏效益、长远效益与社会效益于一体的现代农业新体系。

0602

生态旅游

（二）中药生态旅游的建设原则

中药生态旅游建设秉承“可持续发展”的原则，提倡自然循环和自然生态，保护好生态环境，依托药用植物奇花异草的浪漫景致和人们对美好的向往，建设环境优美、情调别致的中药农业观光，将资源开发和经济社会协调发展有机结合起来，将可持续发展的中草药农业与乡村发展有机结合起来，实现产业化发展和生态环境相互促进的良性循环。设计建设有如下原则：

1. 整体与开放性原则　整体布局，特别注重观光区和服务区与周边环境的有机结合。从内部来讲，各个功能区尽管有各自的特点，但并不是一个无机的、分散的结构，而是一种开放式的有机结合体；同时使整个生态村与周边环境相互衔接、相互融合。

2. 生态性原则　中药生态农业的生产、生活将更加注重生态方面的要求，节制引用外来物种，保护和发展本地物种，不会对周边村庄产生不良影响，并且还能带动周边村庄的发展。

3. 经济性原则　在中药生态农业规划中将充分考虑经济生产的内容，坚持在经济效益好的基础上，良性发展中草药生态农业观光，充分发挥高科技的优势，强调用最少的人工和资金投入来健全自然生态过程，强调有效利用有限的土地资源。另外，公司与农户“合作”将是整个中草药生态村建设中的亮点。

4. 参与性原则　亲身直接参与体验、自娱自乐已成为当前的旅游时尚。中药生态农业村在观光项目的设置上将充分考虑体现“参与感”“体验感”，让观光者广泛参与到农庄生产、生活的方方面面，多层面地体验农村生活的情趣，享受到原汁原味的乡村文化氛围。

5. 特色性原则　特色是中草药生态农业村经济发展的生命之所在，愈有特色其竞争力和发展潜力就会愈强。因此，生态村会明确资源特色，选准突破口，使农庄的观光旅游具有更鲜明的市场特色。

6. 多样性原则　鉴于人们在当今的休闲娱乐中将充分展现个性，在进行观光规划中安排观光方式、时间和消费水平上要综合考虑多种方案，组织多样的休闲项目供观光者选择。

7. 适宜性原则　土地能力是指土地的生产潜力，它是一定土地所固有的。要对村里不同土地类型的各种利用作出适宜性安排，以达到土地的合理化利用，获得最大的经济效益。

（三）中药生态旅游的建设内容

可分为健康科普馆、观赏区、示范区、体验区、经济区、科技区等功能园区，建设百草园、养鱼池、药食同源蔬菜、青饲种植基地、百果园、农家小院、养殖场、中药科技园、中药博物馆等多处旅游景点。

1. 健康科普馆　让游客较为全面地了解中药的历史文化、农业发展，是广大游客了解中医药文化、健康养生“治未病”等知识的地方。

2. 百草园　建立名贵中药、道地药材等百草园，种植各种适合本地生长的药用植物，按照不同种类、不同地形合理种植为花卉区、草本区、灌木区和乔木区。

3. 百果园　种植桃、李、杏、枣、草莓、葡萄等各种水果，可采用温棚和露天两种栽培方式，可供游客一年四季参观、采摘。园区采用对称布局，分为春、夏、秋、冬 4 个功能区，与春、夏、秋、冬四季景色相呼应，营造不同的生态景观。

4. 养鱼池　建立鱼池 2～3 个，开放供游客垂钓，使鱼池在旅游收入低的情况下仍能保证自身的正常经济运转。

5. 农家小院　药食同源蔬菜基地可承包，建药膳酒店，也可采用游客去村民家用膳真正体验吃农家饭的方式，让游客吃农家饭、住农家屋、看农家景，做一次真正的“农家人”。

6. 养殖场　主要养鸡、鸭和猪。鸡为果园散养，猪为集约化笼养。种植的青饲可作草皮使用，也可作猪吃饲料，并能提高自然环境的观赏性。

7. 中药科技园、中药博物馆　建立中药材生产加工的标准，加强对中药材生产加工企业的扶持力度，促进中药材加工企业与生态旅游相结合。

中药生态农业村根据自身特点和现状，因地制宜，利用“山”的优势和“水”的优势，坚持以农为本，以农业带动相关产业的共同发展，将经济发展与环境保护相协调，走可持续发展道路，按照

“统一规划，分期实施，开发一片，建成一片，受益一片，滚动发展”的原则，以现代高效生态农业和观光业为主要功能区进行开发建设，加强宣传，营造良好的旅游文化氛围。

旅游不仅仅是一种生活享受，而且十分有益于人的身心健康。中药生态农业旅游是通过中医药文化理念和人文景观，使游客与自然的接触、体验生活、加强保健，它对于消解现代社会由于工作紧张、城市喧嚣所带来的身心疲惫的亚健康状况很有帮助。从这个意义上讲，它是一种有效的保健“治未病”措施。中药生态旅游使人乐观、开朗，有助于形成一种积极向上的人生态度。同时，中药生态旅游能够开阔人的视野，增长知识与才干，还有助于增添家庭生活乐趣、和睦家庭关系、增强家庭凝聚力等。总之，将中药生态旅游与现代人的生活方式联系在一起，造就一种健康养生的人生观念，营造一种良好的中药历史文化氛围。

06章 同步练习

第六章同步练习

（周　涛　周　洁　韩邦兴）

第七章　次生代谢与中药资源

第七章课件

第一节　次生代谢

植物次生代谢（secondary metabolism）是一个相对于初生代谢而言的，以初生代谢的中间产物作为底物的消耗能量的过程。通常认为植物次生代谢与生长、发育、繁殖等无直接关系。自1892年Kossel提出植物的初生代谢和次生代谢的概念以来，人们对于植物次生代谢的认识得到不断发展。

植物次生代谢产生大量的、种类多样的、对其生长和发育似乎没有直接功用的一类天然化合物，称为植物次生代谢物（secondary metabolites）。目前已知大约有20 000种次生代谢物，包括黄酮类、酚类、萜类、生物碱、香豆素、皂苷、木脂素、糖苷、甾类、多炔类、有机酸等。植物次生代谢是植物在长期的进化过程中产生的，与植物对环境的适应密切相关，同其他代谢过程一样受植物生存环境的影响。

一、药用植物次生代谢与中药资源的关系

药用植物的有效成分绝大多数都为植物次生代谢物，也就是说，大部分药用植物的有效成分都来源于其次生代谢过程，是由初生代谢所派生而来的一些非生长发育所必需的、具有特殊生理功能的小分子有机代谢物质。中药药效的物质基础，例如人参 *Panax ginseng* 中的人参皂苷，丹参 *Salvia miltiorrhiza* 中的丹参酮、丹酚酸，新疆紫草 *Arnebia euchroma* 中的紫草素，黄连 *Coptis chinensis* 的药效成分小檗碱，草麻黄 *Ephedra sinica* 的有效成分麻黄碱等都是典型的植物次生代谢物。

与初生代谢物不同，植物次生代谢物的分布在植物中受到严格限制，某些特殊的次生代谢物往往只存在于一种或一些相关的物种中。不同的药用植物所含的次生代谢物不同，不同的次生代谢物形成中药不同的药性，表现出不同的疗效。同时，次生代谢物的种类、数量及其配比还是中药资源质量评价的核心和关键。中药资源品质形成的生物学本质是药用植物次生代谢物合成与积累的过程，因此，次生代谢的研究在个体水平，尤其是生理生态研究层次是中药资源生态学的关键。

二、药用植物初生代谢与次生代谢的关系

初生代谢通过光合作用、三羧酸循环等途径，为次生代谢提供能量和一些小分子化合物原料；同时，次生代谢也会对初生代谢产生影响。初生代谢与次生代谢的区别为前者在植物生命过程中始终都在发生，而后者往往发生在生命过程中的某一阶段。

初生代谢与植物生长发育和繁衍直接相关，为植物的生存、生长、发育、繁殖提供能量和中间产物。绿色植物及藻类通过光合作用，将水和二氧化碳合成为糖类，进一步通过不同的途径，产生腺苷三磷酸（adenosine triphosphate，ATP）、辅酶Ⅰ（nicotinamide adenine dinucleotide，NADH）、丙酮酸、磷酸烯醇式丙酮酸（phosphoenolpyruvic acid，PEP）、4-磷酸-赤藓糖（4-phosphate-erythritose）、核糖（ribose）等维持植物机体生命活动不可缺少的物质。PEP与4-磷酸-赤藓糖可进一步合成莽草酸（植物次生代谢的起始物）；而丙酮酸经过氧化、脱羧后生成乙酰辅酶A（acetyl coenzyme A，acetyl-CoA）（植物次生代谢的起始物），再进入三羧酸循环（three carboxylic acid cycle，TCA）中生成一系列的有机酸及丙二酸单酰辅酶A（malonyl coenzyme A）等，并通过固氮反应得到一系列的氨基酸（合成含氮化合物的底物），这些过程为初生代谢过程。在特定的条件下，一些重要的初生代谢物如乙酰辅酶A、丙二酰辅酶A、莽草酸及一些氨基酸等作为原料或前体，又进一步进行不同的次生代谢过程，产生酚类化合物（如黄酮类化合物）、异戊二烯类化合物（如萜类化合物）和含氮化合物（如生物碱）等。

植物次生代谢物种类繁多，化学结构多种多样，但从生物合成途径看，次生代谢是从几个主要分叉点与初生代谢相连接，初生代谢的一些关键产物是次生代谢的起始物。如乙酰辅酶A是初生代谢的一个重要“代谢枢纽”，在三羧酸循环、脂肪代谢和能量代谢上占有重要地位，它又是次生代谢物黄酮类化合物、萜类化合物和生物碱等的起始物。很显然，乙酰辅酶A会在一定程度上相互独立地调节次生代谢和初生代谢，同时又将整合的糖代谢和TCA途径结合起来。初生代谢与次生代谢的关系如图7-1所示。

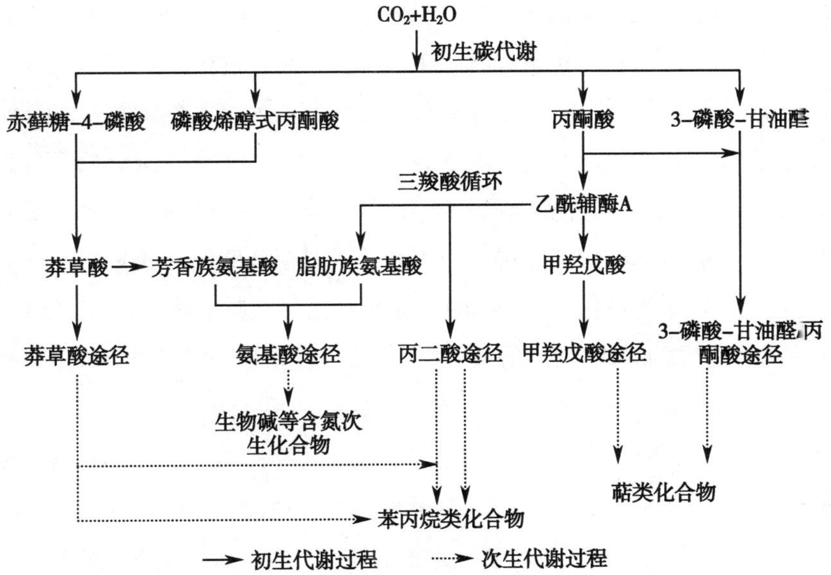

● 图7-1 植物初生代谢与次生代谢的关系示意图

第二节　主要次生代谢物、生物合成途径及其生物学功能

植物次生代谢物主要分为3类：萜类、酚类和含氮化合物。

一、萜类化合物

萜类化合物（terpenoids）是以异戊二烯（isoprene）为基本单位构成的一类化合物。萜类是植物天然产物中最大的一类，多数以各种含氧衍生物如醇、酮、酯类及糖苷的形式存在，大约已有25 000种化合物的结构被阐明。许多萜类化合物具有很好的药理作用，如抗癌、抗肿瘤的紫杉醇，抗疟疾的青蒿素，镇痛解毒的甘草酸等。从结构上看，绝大多数萜类都由五碳（C_5）的异戊烯基焦磷酸（isopentenyl pyrophosphate，IPP）和二甲基丙烯基焦磷酸酯（dimethylallyl pyrophosphate，DMAPP）基本结构以"头-尾"的方式形成。根据含有C_5单元数量的不同，萜类可以划分为半萜（semi terpenoid，C_5），如由光合作用活跃组织释放的异戊二烯；由2个单位C_5组成的单萜（monoterpene，C_{10}），它们往往是植物气味（如花香）的主要成分；由3个单位C_5组成的倍半萜（sesquiterpene，C_{15}），是植物挥发油的主要成分，可以作为植保素参与植物对微生物侵染和昆虫采食的防御过程；由4个单位C_5组成的二萜（diterpene，C_{20}），如植醇（plant alcohol）（叶绿素的侧键）、赤霉素等，一些二萜也是植保素，脱落酸虽然只含有15个碳，但却是从二萜化合物衍生而来的。除此之外，萜类还包括由2个倍半萜形成的三萜（triterpene，C_{30}），如油菜素内酯、皂苷和甾类等；由2个二萜形成的四萜（tetraterpenes，C_{40}），如类胡萝卜素；以及由更多的C_5单元形成的多萜（polyterpene），如作为电子载体的质体醌、泛醌等。

（一）萜类化合物的合成途径

目前已知的合成萜类化合物的途径有甲羟戊酸途径（mevalonate pathway，MVA途径）、3-磷酸-甘油醛/丙酮酸途径（3-phosphate glyceraldehyde/pyruvate pathway）。

1. 甲羟戊酸途径　该途径由3分子乙酰辅酶A在细胞质内经生物合成产生甲羟戊酸（MVA），然后经由磷酸化、脱羧过程形成异戊二烯类化合物的基本骨架IPP和DMAPP，再经过异戊烯基转移酶（prenyl transferase）的催化缩合成非环式牻牛儿基焦磷酸（geranylpyrophosphate，GPP）、法尼基焦磷酸（farnesyl pyrophosphate，FPP）和牻牛儿基牻牛儿基焦磷酸（geranylgeranyl pyrophosphate，GGPP），然后经过多种类型的环化、稠合和重排，最后形成具有典型代表的每种结构骨架，再经过ATP或NADPH中间产物的氧化、缩合等变化，最后形成植物体中成千上万种不同萜类化合物的代谢产物（图7-2）。倍半萜、三萜、甾类化合物等经过这一过程合成。

2. 3-磷酸-甘油醛/丙酮酸途径　该途径也称去氧木酮糖磷酸还原途径（deoxyxylulose phosphate pathway，DOXP途径）或2C-甲基-4-磷酸-D-赤藓糖醇途径（2C-methyl-D-erythritol-4-phosphate pathway，MEP途径）。在这一途径中，IPP的直接前体不是MVA，而是丙酮酸和3-磷酸甘油醛；其合成部位不是细胞质，而是在质体中。3-磷酸甘油醛和来自于丙酮酸的二碳单位缩合形成五碳

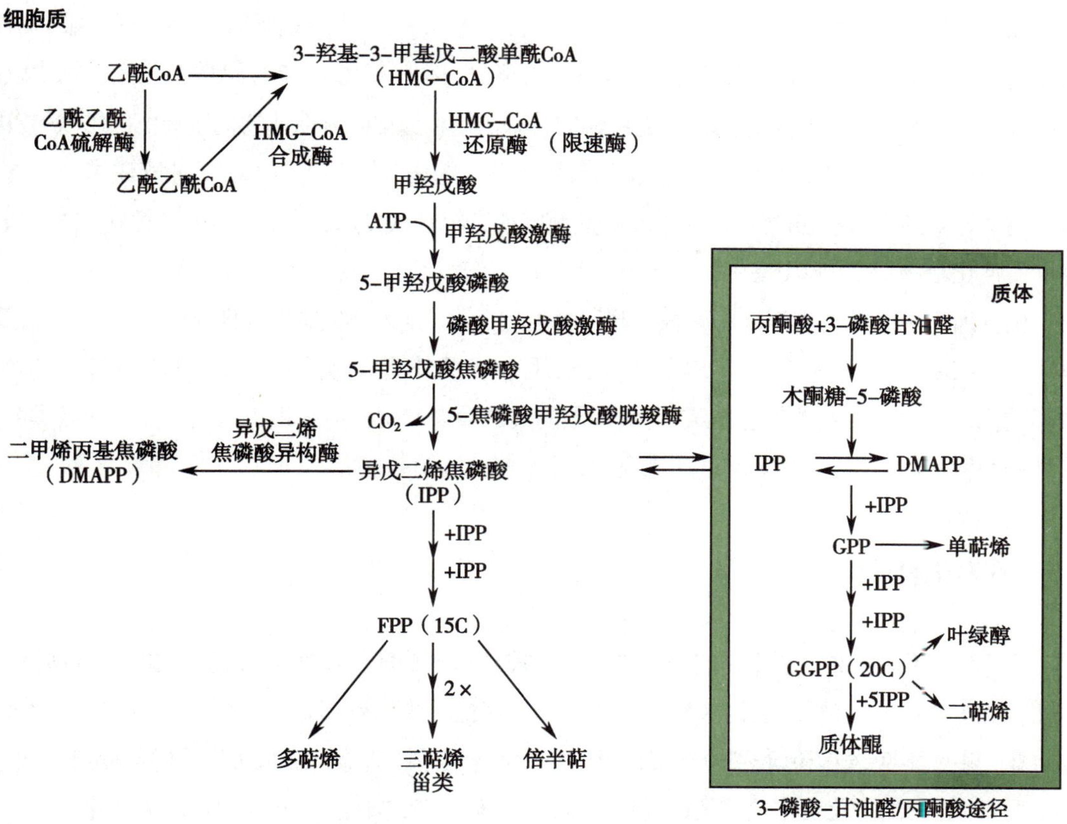

图 7-2 异戊二烯化合物代谢途径

的中间成分木酮糖 -5- 磷酸，这个中间产物经过重排和还原形成甲基苏糖醇磷酸酯，并最终转变为 IPP。胡萝卜素、单萜和二萜等通过该途径合成。

现在普遍认为，倍半萜和三萜是通过细胞质的 MVA 途径合成的，而单萜、二萜、四萜是通过质体的 MEP 途径合成的。然而有时这两条途径会发生交叉，导致混合的合成方式。

综上所述，萜类次生代谢物种类繁多，化学结构多种多样，次生代谢物的生物合成和积累是个复杂的网络系统，合成过程中涉及大量的酶和关键基因的调控。

（二）萜类化合物的生物学功能

某一些萜类化合物在植物生长发育中起重要作用，例如赤霉素双萜是一类重要的植物激素；油菜素内酯作为调节植物生长发育的重要激素，是由三萜转化而来的；脱落酸也是由类胡萝卜素前体降解的倍半萜形成的；固醇类是三萜的衍生物，它与磷脂相互作用对细胞膜的结构稳定十分重要；类胡萝卜素是四萜，作为光合作用的附属色素行使功能，保护光合组织免受光氧化的损伤。绝大多数萜类物质作为次生代谢物，参与植物的防御反应。

萜类是许多草食昆虫和草食哺乳动物的毒素或拒食剂，因此它在植物界起到重要的防御作用。如存在于菊科多年生草本除虫菊 *Pyrethrum cinerariifolium* 的叶和花中的一种被称为拟除虫菊酯的单萜酯表现出强烈的杀虫活性，现已成为一种被广泛使用的商业杀虫剂。薄荷 *Mentha haplocalyx* 的主要单萜成分薄荷醇可以防止以植物为食的昆虫和其他微生物的侵害。某些植物在受到昆虫侵袭时产生的某些萜类物质具有防御、趋避害虫的作用，如棉酚等萜类化合物对烟芽夜蛾和红铃虫具有防御作用。某些植物在受到虫害后会释放有机挥发化合物以吸引天敌，被有机挥发化合物吸引的天敌以捕食和寄生两种方法消灭害虫，称为“间接防御”，这些有机挥发物中以萜类居多。研究发现，昆虫口腔分泌物、昆虫输卵管分泌物和昆虫咬食造成的机械损伤都可以引发植物发动“间接防御”。在甜菜夜蛾幼虫口腔分泌物中分离的化合物 *N*-（17- 羟基 - 亚麻酰基）-L- 谷氨酰胺能诱导受到机械损伤的玉米 *Zea mays* 幼苗释放芳樟醇、（*E*）-β- 法尼烯、（*E*）- 橙花叔醇、吲哚等挥发性化合物，从而吸引寄生蜂。

植物所产生的芳香类物质中有很多属于萜类化合物，具有刺激昆虫取食或起昆虫性信息素的作用，可引诱昆虫前来取食从而实现授粉、繁衍种群。此外，通过分泌、挥发或淋溶到外界环境中的萜类化合物具有强烈的化感作用，可对周围的其他植物产生相生或相克作用。如一些萜类能抑制种子萌发和幼苗生长，从而增强环境竞争力，维护种群的稳定。

二、酚类化合物

酚类物质（phenols）是芳香族环上的氢原子被羟基或功能衍生物取代后生成的化合物，结构多变，种类繁多，是重要的植物次生代谢物之一。在植物中的作用也多种多样，有的酚类化合物决定花、果的颜色，如花色素和橙皮素；有的酚类化合物是构成植物细胞次生壁的重要组成成分，如木质素；有的酚类化合物是重要的药用活性成分，如芦丁、肉桂酸、肉桂醇等。酚类化合物广泛分布于植物体中，以糖苷或糖脂状态积存于液泡中。广义的酚类化合物约 8 000 种，根据其芳香环上带有的碳原子数目不同，可以分为简单酚类、醌类和黄酮类等。

（一）酚类化合物的种类

1. 简单酚类　简单酚类是含有 1 个被羟基取代的苯环的化合物，广泛分布于植物叶片及其他组织中。其结构有 3 类。

（1）简单苯丙酸类化合物：具有苯环 -C_3 的基本骨架，如阿魏酸、咖啡酸。

（2）香豆素类化合物（coumarins）：又称苯丙烷内酯（环酯），也具有苯环 -C_3 的基本骨架，但 C_3 与苯环通过氧化成环，如伞形酮、补骨脂内酯。

（3）苯丙酸衍生物类化合物：具有苯环 -C_1 的基本骨架，如水杨酸、香兰素等。

2. 醌类　醌类（quinones）是由苯式多环烃碳氢化合物（如萘、蒽等）衍生的芳香二氧化物。根据其环系统的不同可以分为苯醌、萘醌和蒽醌等。醌类是植物呈色的主要原因之一，如紫草素是紫草科部分植物栓皮层中的萘醌类色素。部分醌类具有抗菌、抗癌等功效，是重要的药品和化妆品原料。此外，还有一些醌类，如胡桃醌则是具有强烈异株相克作用的化感物。

3. 黄酮类　黄酮类（flavonoids）是以苯色酮环为基础、具有 C_6-C_3-C_6 结构的一大类酚类化合物，广泛存在于多种植物中，不仅数量种类繁多，而且结构类型复杂多样，其生物合成的前体是苯丙氨酸和丙二酸单酰辅酶 A。在化学上，黄酮具有由 2 个苯环（A 和 B）和 1 个杂环（C）组成的 15- 碳骨架的一般结构（图 7-3）。这种碳结构可以缩写为 C_6-C_3-C_6，根据苯环与中间 C_3 部分的连接方式、B 环连接位置、C_3 部分氧化水平以及聚合度不同等，可以将天然黄酮分为黄酮、黄酮醇、二氢黄酮、异黄酮、查耳酮、橙酮、黄色素等类型。黄酮类化合物因其独特的化学结构而对哺乳动物和其他类型的细胞具有许多重要的生理、生化作用，如具有抗氧化、抗癌、抗血管增生、消炎、抗变应性和抗病毒功效，是许多中草药的有效成分。如槐 *Sophora japonica* 的干燥花蕾（槐米）中的芦丁用于毛细血管脆性引起的出血症及高血压的辅助治疗；从银杏 *Ginkgo biloba* 中提取的以黄酮糖苷为主要成分的 Ginkoba 则被认为具有改善大脑供血等作用，在北美已经上市多年。

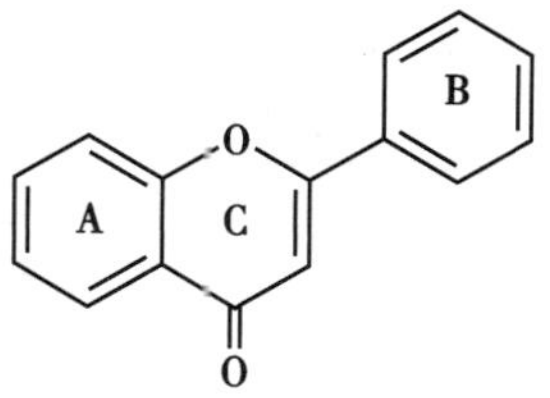

● 图 7-3　黄酮类母核

（二）酚类化合物的合成途径

植物的酚类化合物是由多种途径合成的，但大部分的酚类化合物来源于莽草酸途径和乙酸 - 丙二酸途径。

1. 莽草酸途径　莽草酸途径（shikimate pathway）是一条初生代谢与次生代谢的共同途径，在植物体内，大多数酚类化合物由该途径合成。高等植物将 4- 磷酸 - 赤藓糖（戊糖磷酸途径的产物）与磷酸烯醇式丙酮酸（糖酵解途径的产物）结合生成莽草酸，莽草酸转化为分支酸，分支酸经预苯酸生成苯丙氨酸和酪氨酸，为苯丙烷类化合物生物合成的起始分子。天然化合物中具有 C_6-C_3 骨架的苯丙素类、香豆素类、木脂素类、一些黄酮类化合物均由苯丙氨酸经苯丙氨酸解氨酶脱氨后生成的反式肉桂酸得来，途径过程如图 7-4 所示。由分支酸产生的苯丙氨酸、酪氨酸和色氨酸也是生物碱的合成前体。

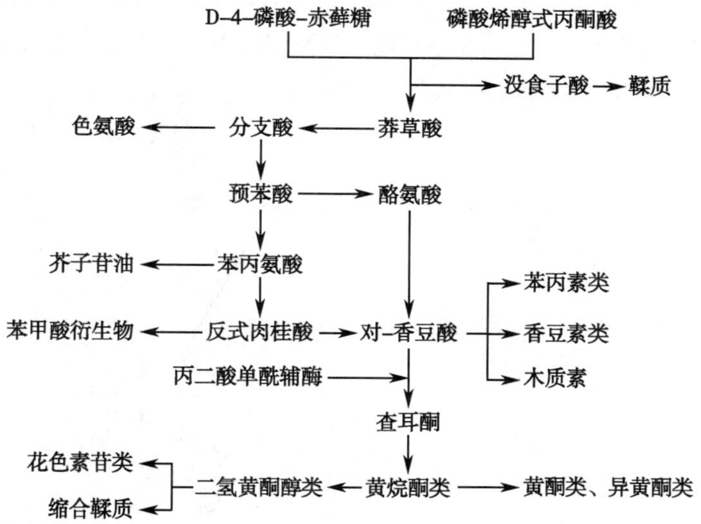

● 图 7-4　莽草酸途径代谢图

2. 乙酸 - 丙二酸途径　乙酸 - 丙二酸途径（acetate-malonate pathway）以乙酰辅酶 A、丙酰辅酶 A、异丁酰辅酶 A 等为起始物，丙二酸单酰辅酶 A 起到延伸碳链的作用（图 7-5）。这一途径主要生成脂肪酸类、酚类（苯丙烷途径也产生酚类）、蒽醌类等。

（1）脂肪酸类：饱和脂肪酸类均由乙酸 - 丙二酸途径生成，这一过程的生物合成基源（起始物）是乙酰辅酶 A、丙酰辅酶 A、异丁酰辅酶 A 等，但起延伸碳链作用的是丙二酸单酰辅酶 A。碳链的延伸由缩合及还原两个步骤交叉而成。

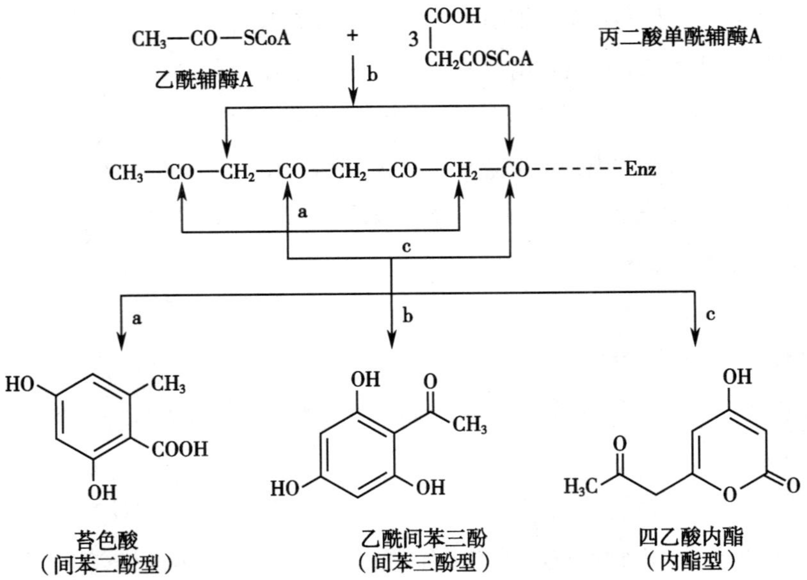

● 图 7-5　乙酸 - 丙二酸途径代谢图

（2）酚类：酚类化合物的生物合成与脂肪酸有所不同，由乙酰辅酶 A 出发，延伸碳链过程中只有缩合过程，生成的聚酮类中间体经不同途径环合而成。

（3）蒽醌及萘类化合物：蒽醌及萘类化合物由乙酸 - 丙二酸途径生成，属于多酮类化合物。

3．复合途径　黄酮类化合物的生物合成首先通过苯丙烷途径将苯丙氨酸转化为香豆酰 -CoA，香豆酰 -CoA 再进入黄酮合成途径与 3 分子丙二酰 CoA 结合生成查耳酮，然后经过分子内的环化反应生成二氢黄酮类化合物。二氢黄酮是其他黄酮类化合物的主要前体物质，通过不同的分支合成途径，可以分别生成黄酮、异黄酮、黄酮醇、黄烷醇和花色素等（图 7-6）。

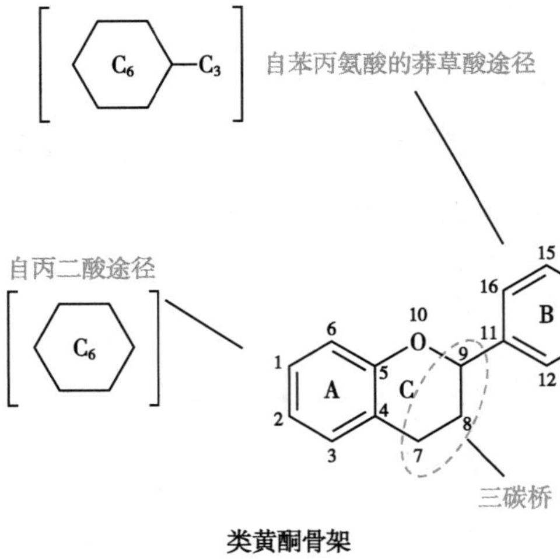

● 图 7-6　复合途径代谢图

（三）酚类化合物的生物学功能

1．调节生态群落　某些简单酚类具有调节植物生长的作用，或者与植物的化感作用有关。有研究表明咖啡酸和阿魏酸在土壤中达到一定量时会抑制植物萌发和生长。

2．吸引动物帮助植物繁殖　黄酮类物质是植物组织呈色的主要原因之一，在植物繁殖过程中也具有重要作用。花色素是黄酮形成的一类糖苷，在果实和花中可呈现出红色、粉色、紫色和蓝色，有助于吸引昆虫传粉和种子传播。

3. 对非生物逆境的适应　生长在恶劣条件中的植物，其体内的多酚含量会相对较高。植物产生的这些酚类物质可以使植物适应外界环境，起到保护植物的作用。红树林能适应海岸的高盐环境，是因为红树 *Rhizophora apiculata* 的多酚类物质鞣质能与过量的盐离子结合，使其沉积在细胞壁中而失去毒性。调查发现，生长在酸性而又贫瘠土壤上的植物群落矮小且体内含有大量的植物多酚类化合物，植物多酚类化合物能为这些植物适应酸性贫瘠的土壤环境起到促进作用。含有多酚类化合物和高活力多酚氧化酶的植物睡莲 *Nymphaea tetragona* 对重金属铬的毒害具有更强的抑制能力，表明多酚类化合物和多酚氧化酶具有协同作用，能抑制重金属的胁迫。

4. 保护植物免受紫外线损伤　类黄酮类化合物在抵抗紫外辐射方面具有一定的效能。一般来说，低纬度高山地区植物叶片的 UV 透射率较低，这与该地区植物叶片含有较多的类黄酮类化合物有关。将高纬度地区的植物引入低纬度地区种植，或利用人工模拟的紫外辐射环境培养，植物叶片中的类黄酮类化合物合成量大大增加。其作用机制可能有两种：一种观点认为黄酮类化合物具有紫外吸收作用，以减少对核酸、蛋白质等大分子的破坏作用，保护植物器官尤其是光合系统免受辐射伤害；另一种观点认为黄酮类化合物具有清除氧自由基的功能。氧自由基对膜稳定性的伤害是植物遭遇逆境胁迫时生理代谢紊乱从而导致细胞功能丧失的主要原因，很多黄酮类物质表现出较强的自由基清除功能，如槲皮素、儿茶素等有利于植物抵御外界逆境的胁迫，这些黄酮类物质也是治疗心血管疾病、抗衰老、美容药物和天然抗氧化剂的重要来源。

5. 对病原微生物的防御作用　大部分关于酚类物质与植物抗病性的相关报道中指出，植物在受到侵染时会积累大量的酚类化合物，对病原菌起到抑制作用，从而达到抗病目的。旱芹 *Apium graveolens* 中的光毒性呋喃香豆素可被日光中的紫外线激发为高能电子态而产生毒性，可以嵌入 DNA 双链区，阻止转录和修复，进而导致细胞死亡；在芹菜植株受到挤压伤害和感病状态下，其含量可以增高 100 倍。木质化也是植物对感染和伤害的一种反应，可以抑制病原菌的生长和入侵。香蕉 *Musa nana* 根部木质部导管中的穿孔板将其纵向连接的部分隔开，进一步阻止分生孢子的扩展，使其形成堆积，阻止分生孢子生长的菌丝体穿过孔板继续侵染，从而为抗病反应留出时间。许多木本植物的心材都含有高浓度的鞣质酸来抵制真菌和细菌的侵害。

6. 对天敌的抵御作用　主要表现在对食草动物的阻食作用和影响食草动物的生长繁殖。鞣质酸是一类具有防御作用的多酚类化合物，其收敛性可以减少食草动物对植物的取食，是阻碍食草动物取食的基本物质。鞣质酸能够与食物中的蛋白质结合降低其营养价值，并与食草动物消化道内的消化酶结合降低其消化能力，导致食草动物营养不良，具有抗营养性。多酚还会影响食草动物的生长繁殖，鞣质酸会抑制根田鼠断乳幼体的生长，并降低其存活率；缩合鞣质作为一种慢性毒剂，可抑制棉铃虫幼虫的生长。这些酚类物质在植物对昆虫的防御中起直接防御的作用。

三、含氮化合物

植物中含有许多从普通氨基酸合成而来的含氮次生代谢物，包括生物碱、含氰糖苷、芥子油苷、非蛋白氨基酸等，大部分具有防御功能，其中最主要的是生物碱。

生物碱（alkaloids）是起源于氨基酸的一类含有氮原子的化合物。因为结构中含有氮原子，生物碱一般呈碱性，在植物中可以游离态、盐的形式或氮氧化物的形式贮存于液泡中。植物器官中的生物碱含量很低，一般在万分之几到百分之几；且在不同的生长时期，植物中所含的生物碱成分及含量常不同，有些随着生长年限的增长，某部分的含量逐渐增加，如金鸡纳 *Cinchona ledgeriana* 树皮中的奎宁碱随树龄的增长而增加。植物生物碱的含量也受外界条件的影响而改变，如氮肥多时烟碱含量增加。

目前，在植物中已发现约 15 000 种生物碱，其中很多可以作为药用，是中药中重要的有效成分，具有心血管系统、中枢神经系统、抗炎、抗菌、抗病毒、保肝、抗癌等多个方面的药理活性。如黄连中的小檗碱、木贼麻黄 *Ephedra equisetina* 中的麻黄碱、喜树 *Camptotheca acuminata* 中的喜树碱、长春花 *Catharanthus roseus* 中的长春新碱等。

根据化学结构不同，生物碱分为有机胺类（麻黄碱）、吡啶衍生物类（苦参碱、莨菪碱）、喹啉衍生物类（喜树碱）、喹唑啉酮衍生物类（常山碱）、嘌呤衍生物类（茶碱）、异喹啉衍生物类（小檗碱）、吲哚衍生物类（长春新碱）等。根据合成前体不同，生物碱可分为真生物碱、伪生物碱和原生物碱。真生物碱和原生物碱都是氨基酸衍生物，但后者不含杂氮环，而伪生物碱则不来源于氨基酸，是由萜类、嘌呤和甾类化合物转化而来的。

（一）生物碱的合成途径

1. 氨基酸途径（amino acid pathway） 根据生物合成的起源，生物碱可分为异戊二烯类（萜类和甾体来源）和非异戊二烯类（氨基酸来源）。其中非异戊二烯类生物碱占大多数，起源的氨基酸多为 L- 氨基酸，如色氨酸、酪氨酸、苯丙氨酸、赖氨酸和精氨酸等。其中芳香族氨基酸来自于莽草酸途径，脂肪族氨基酸则基本上由来自于 TCA 循环及糖酵解途径中形成的 α- 酮戊二酸经还原、转氨化后形成。这类氨基酸脱羧后成为胺类，再经过一系列化学反应（甲基化、氧化、还原、重排等）后即转变成为生物碱，如苄基异喹啉类生物碱与莨菪烷类生物碱。

（1）苄基异喹啉类生物碱：苄基异喹啉类生物碱（benzyl isoquinoline alkaloids，BIAs）来源于酪氨酸，麻醉镇痛药吗啡、止咳药可待因等均属于苄基异喹啉类生物碱。BIAs 是从 2 种酪氨酸衍生物的缩合开始其生物合成的，而后在酪氨酸脱羧酶的作用下生成多巴胺，然后在去甲乌药碱合成酶的催化下生成（*S*）- 去甲乌药碱，再经 6-*O*- 甲基转移酶作用生成反式乌药碱，经 4′-*O*- 甲基转移酶等酶的催化产生反式心果碱，反式心果碱是大部分生物碱的中间和普遍前体物质，随后在各种不同酶的作用下生成血根碱、可卡因、吗啡等苄基异喹啉类生物碱（图 7-7）。

（2）莨菪烷类生物碱：莨菪烷类生物碱（tropane alkaloids，TAs）起源于鸟氨酸、精氨酸，两者在脱羧酶的作用下生成 *N*- 甲基 -1，4- 丁二胺，而后被甲基腐胺氧化酶氧化成 4- 甲基氨基正丁醛，后者可自发环化生成 *N*- 甲基 -Δ^1- 吡咯啉正离子。此后，代谢途径分为 2 支，其一与烟酸结合后生成烟碱（尼古丁），其二是经过一系列酶促反应生成 TAs 特有的前体托品酮，而后在托品酮还原酶Ⅰ、细胞色素氧化酶 P80F1、莨菪碱 6β- 羟化酶等酶的催化下生成莨菪碱、东莨菪碱等 TAs（图 7-8）。

2. 复合途径 异戊二烯类（萜类和甾体来源）是由氨基酸转变得到的含氮部分与类固醇、类裂环烯醚萜（如次番木鳖苷）或其他类萜配基结合生成的，其合成途径也包括两部分的合成。如萜类生物碱的合成途径就分为萜类部分的合成和含氮部分的合成。萜类部分的合成主要发生于细胞质

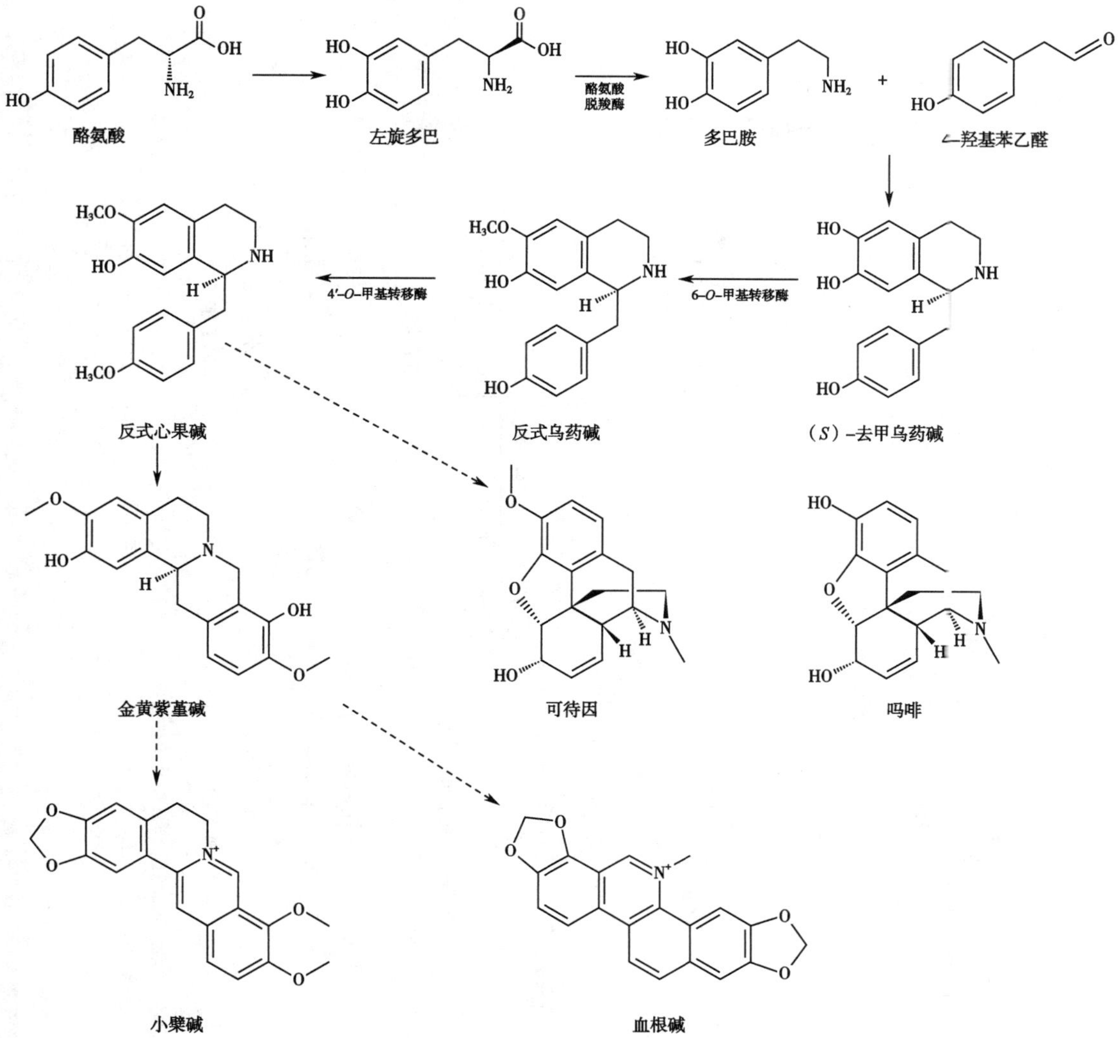

● 图 7-7 苄基异喹啉类生物碱代谢途径图
（虚线表示多个反应步骤）

中的 MVA 途径和发生于质体中的 MEP 途径。萜类生物碱中的含氮部分多为吲哚结构，属于萜类吲哚生物碱（indole alkaloids，IAs），因为其合成途径由萜类合成途径与吲哚合成途径集合而成。

（二）含氮化合物（生物碱）的生物学功能

1. 对食草动物的拒食或趋避作用　在植物的根、茎或叶中积累的生物碱对昆虫或食草动物具有拒食或趋避作用。生物碱与植物的抗食性有密切关系，通常生物碱含量越高的植物被食植类昆虫取食的机会越小。植物生物碱的合成代谢可对食草动物或昆虫的取食及微生物的攻击产生积极的应答，如受到机械损伤的颠茄 *Atropa belladonna* 叶片，其体内的托品烷生物碱急增 1.5 倍左右；再次经过机械损伤的颠茄叶片中，该生物碱的含量可升高 2 倍。植物中的生物碱能够阻遏昆虫取食，影响其消化能力，引起中毒以及发育不良等。如烟碱可显著影响田间烟蚜的种群数量，且浓度越大烟蚜的数量越少；烟碱对烟蚜的胎生期、胎生数量和存活时间均存在显著影响，现已被研究开发成抗虫剂应用于农业生产。茄碱、番茄素对马铃薯甲虫的幼虫和成虫均有阻止取食、抑制生长发育的作用。

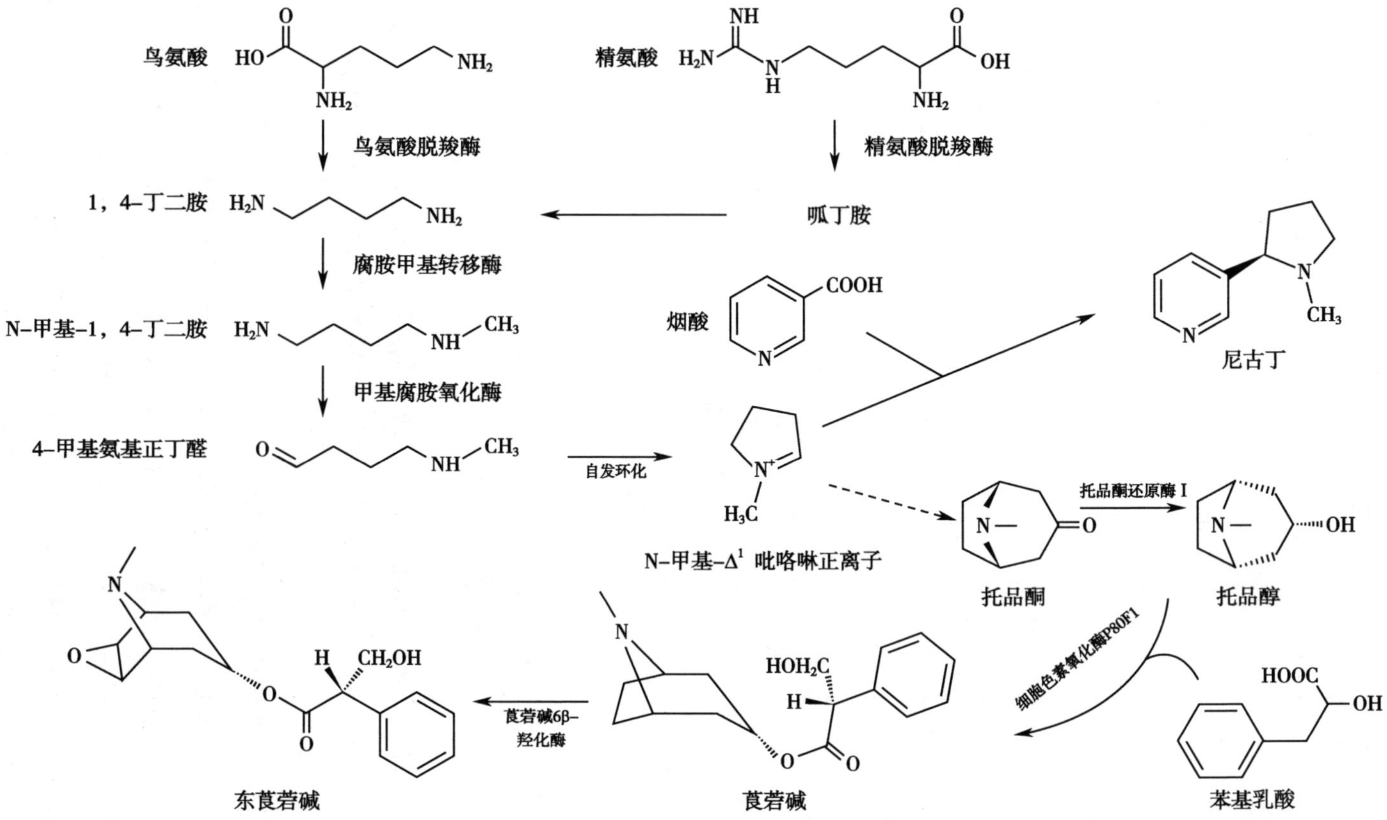

● 图 7-8　莨菪烷类生物碱代谢途径图
（虚线表示多个反应步骤）

2. 抵御病害　生物碱对于植物防止病原菌入侵，抑制细菌滋生作用显著。黄连中含有大量异喹啉类生物碱，其生物碱粗提物具有广泛的抗植物病原菌的特性，在研究黄连白绢病菌的致病性时发现这类化合物的活性大小受环境酸碱度的调节，能够间接地影响植物的抗病性。槐定碱、槐胺碱、苦参碱、野靛碱、氧化苦参碱和苦豆草总生物碱对周围环境中的大肠埃希氏菌、产气杆菌、变形杆菌、枯草杆菌、白色葡萄球菌（即表皮葡萄球菌）均具有明显的抑制作用，这在防止农林细菌病害、控制药材质量方面具有重要意义。

3. 调节生态群落　植物也可通过向环境中释放某些生物碱，从而影响其他植物的生长而在生态群落中增强生存竞争能力。相关研究表明某些生物碱可抑制种子的萌发和生长，具有某种生长调节物质的功能。

4. 应对环境胁迫　某些植物的生物碱合成代谢可对外界非生物胁迫产生响应，从而增强植物的抗逆性。例如含高水平双吡咯烷类生物碱的高羊茅 *Festuca elata* 比低水平生物碱含量的高羊茅具有更强的耐旱性；高羊茅体内的吡咯双烷类生物碱参与其应对干旱胁迫的过程，水分胁迫3周后，高羊茅中的 *N*- 乙酰黑麦草碱和 *N*- 甲酰黑麦草碱含量显著增加，前者增加2倍，后者则增加5倍，解除胁迫后，生物碱含量随之下降。在高温、干旱、遮阴以及水淹条件下，喜树中的喜树碱含量会升高2～3倍，表明喜树碱可能参与植物抵御外界环境胁迫的过程。

第三节　药用植物次生代谢物合成和积累的特点

植物次生代谢物的合成和积累随着植物的不同种类个体，植物的不同生长环境，植物的不同部位，植物的生命周期、年生长周期、物候期等不同而不同。植物次生代谢物的合成和积累在植物的系统进化史上呈现出一个动态的过程，在植物的个体生长史上也呈现出一个动态的过程。同种类植物中不同有效成分的积累动态不同，同一种有效成分在不同植物中的积累动态也不同。研究次生代谢物合成和积累的规律与特点是认识和提高次生代谢物产量的一条重要途径。只有掌握次生代谢物合成和积累过程的规律，才能更好地利用次生代谢物，更好地利用中药资源。

（一）次生代谢的全能性

次生代谢的“全能性”是指任何植物的离体细胞在适宜的人工培养条件下都具有亲本植物的合成次生代谢物的能力。换句话说，就是次生代谢物合成的全部遗传信息（转录、翻译、基因表达等）和生理基础（酶、底物、代谢枢纽），都存在于一个离体细胞中。植物细胞在离体培养下有再分化为完整植株的能力，这种形态建成的全能性必定是以其内部生理生化过程为基础的，这些生理生化过程也包括次生代谢物的生物合成。植物细胞次生代谢全能性的一个典型例子是在新疆紫草 *Arnebia euchroma* 中，紫草素及其衍生物的分布部位是根部的木栓层。将新疆紫草种子萌发，用幼苗的根、胚轴、真叶和子叶诱导的愈伤组织均能合成紫草素类萘醌色素，其组分与原植物的基本相同，有的含量则明显超过原植物，如具有抗肿瘤活性的乙酰紫草素。在栽培或野生条件下，新疆紫草地上部分的细胞不合成（或合成强度很弱）紫草素，而在组织培养条件下，合成能力都表现出来，表明这些细胞含有合成紫草素的全部遗传信息和生理基础，即代谢的全能性。植物细胞代谢的全能性是植物细胞代谢工程的基础，如果培养细胞不具备代谢全能性，植物次生代谢细胞工程的研究就无法进行。

（二）次生代谢的多途径性和可调控性

次生代谢的多途径性主要表现在同一底物可以通过不同的代谢途径合成不同的代谢产物；同一产物可以由同一底物经由不同途径产生；同一产物也可由不同底物通过不同途径形成，如黄酮类、多酚类化合物可由不同途径、不同底物形成。这些途径在时间上是并行和交错的，在空间上是多方向的。这种多途径在时间和空间上不同强度和速度的搭配，构成植物次生代谢的不同类型。次生代谢的多途径观点表明次生代谢具有可调控性，包括含量的提高和成分的改变。植物生长的环境发生改变，其产生的次生代谢物种类和数量会随之发生变化。光、温度、湿度、土壤营养、大气组成等环境因子均影响植物次生代谢，调控次生代谢物的合成。在特定的次生代谢物生产过程中，酶、基因、激素、诱导子等亦能有效地调节控制次生代谢物生物的合成和积累。

（三）近缘种次生代谢物的相似性

次生代谢物的合成部位、分布范围及含量受植物遗传性的影响，在植物的系统进化史上呈现出一个动态的过程，这一过程通过植物亲缘关系反映出来。一般说来，如果一种植物含有某种次生代谢物，那么与其亲缘关系较近的其他植物往往也含有该次生代谢物。利用“亲缘关系相近的植物类群具有相似的化学成分”这一规律，可以预测某些化合物在植物界的分布，有方向、有目的地在某些类群中寻找新药源、新成分，开发和利用植物资源，并为植物系统演化和生物多样性保护等方面的研究提供一定的化学依据。在中药资源开发利用过程中，利用近缘种化学成分相似性的原理，在相近种中寻找新的资源植物，是既省时间又省人力的一条捷径。如印度在 20 世纪 50 年代研制出的“利血平”（降血压药物）是从印度蛇根木 *Rauvolfia serpentina* 中提取出来的，我国没有这种植物，但是应用近缘种化学成分相似性原理，我国专家在其同属植物中找到含有相似成分的国产植物萝芙木 *Rauvolfia verticillata*，研制出了替代品“降压灵”，打破了国外对“利血平”的垄断局面。

（四）次生代谢物分布范围的广布性和特异性

所有高等植物都存在着次生代谢，每种植物中所含的次生代谢物有许多种，因此次生代谢物的存在范围十分广泛。如生物碱在植物界中分布广泛，存在于 50 多个科中，绝大多数存在于双子叶植物中。但对有些特定的次生代谢物来说，其产生的范围似乎又是特异性的，一种次生代谢物只产生于某一种或几种植物中，或只在某种植物中含量较高。如杜仲胶只产生于杜仲 *Eucommia ulmoides* 中；长春花碱只在长春花 *Catharanthus roseus* 中含量较高；紫杉醇只在红豆杉属 *Taxus* 植物中有较高的含量。

（五）次生代谢物合成和积累部位的差异性

不同部位次生代谢物的差异性表现在 2 个方面，即不同部位次生代谢物成分的差异性和不同部位同种次生代谢物含量的差异性。不同种类的植物发生次生代谢的器官往往不同。如烟草

属 *Nicotiana*、颠茄属 *Atropa* 等茄科植物的生物碱在根系中合成，金鸡纳属 *Cinchona* 植物中的奎宁碱却在叶中合成。次生代谢物合成后可在原处积聚或转化，也可转运至他处贮存，结果使它们在不同植物体内的分布状况各异。有的植物各器官均含某种活性成分，但含量高低不同，如三角叶黄连 *Coptis deltoidea* 植株根茎、须根、茎秆及叶中的小檗碱含量分别为 3.55%、0.88%、0.35% 和 0.44%。每种植物都有含次生代谢物最多的器官，如草麻黄 *Ephedra sinica* 的髓部、黄檗 *Phellodendron amurense* 的树皮等。有些植物同一器官不同部位的次生物质含量也有差异。同一植物不同器官所含的次生物质种类也常有差异，如白屈菜 *Chelidonium majus* 植株根主含白屈菜碱、原阿片碱、α- 别隐品碱，种子却主含黄连碱、白屈菜红碱及小檗碱等。

（六）次生代谢物的积累与年生长周期相关性

处于不同生长发育阶段（或一年中的不同季节）的植物的次生代谢物含量往往呈现一定的变化趋势，例如在一项益母草 *Leonurus japonicus* 的总生物碱含量在一年中变化的研究中发现，在幼苗期、盛叶期、花蕾期、盛花期、晚花期、果熟期和枯草期分别为 1. 06%、0.97%、0.939%、1.06%、0.70%、0.39% 和 0.08%。据此可为确定最佳采收期提供参考，如我国北方广为流传的“三月茵陈四月蒿，五月砍来当柴烧”的药学谚语，就说明 3 月生长的茵陈蒿 *Artemisia capillaris* 其药用有效成分含量高，可以作为药材，而 4 月以后的就不是药材茵陈而是“蒿”和“柴”了。

（七）药用植物次生代谢物的积累生长年限相关性

植物生命周期中次生代谢物的合成和积累呈动态变化，大量次生代谢物的产生常出现在植物生长发育的一定阶段。许多多年生植物随着年龄增长或生长年限不同，次生代谢活动也有差异，其次生代谢物含量亦有变化。例如黄连中的小檗碱含量以 5 龄最高，6 龄较少，故 5 龄为最佳采收期；人参随植株年龄增长有效成分逐年增加，5 年生植株含量接近 6 年生植株，但 4 年生植株含量只有 6 年生植株的一半。

第四节　生态环境对次生代谢物合成和积累的影响

与初生代谢物相比，植物次生代谢物的产生和变化与环境有更强的相关性和对应性。次生代谢物的形成和积累与环境条件密切相关，生存环境的改变对植物次生代谢物的形成有非常显著的作用。植物遗传物质感受环境应力信号并控制蛋白质合成的过程是植物次生代谢物与环境之间相关性和对应性的内在机制。植物次生代谢物在植物体内的合成和积累是在植物具有相关基因的基础上，经环境条件诱导作用的结果。即环境刺激细胞外部的信号受体，激活次生代谢信使产生信号分子，通过信号传递转入细胞，启动合成次生代谢物关键酶相关基因的表达，相关的酶再催化次生代谢的生物化学合成过程，促使植物体内次生代谢物合成或增加。

次生代谢物在不同药用植物体内的合成和积累是药用植物在一定环境条件下长期生存选择的结果，与产地的生态环境具有紧密的联系，从而形成“道地性”。外界生态环境条件的不同会导致相同品种的药用植物体内次生代谢过程的变化，从而影响同一品种药材的内在质量。我国具有丰富的植物资源，其中药用植物有 11 146 种，占全世界 25 000 余种药用植物的 40% 以上，而大多数的种属在次生代谢途径上都有或多或少的特异。11 146 种药用植物次生代谢物是一个巨大的宝藏，有待于我们去开发和保护。

一、药用植物次生代谢产生的生理机制

植物次生代谢物合成的生理机制尚不明确，但是不少学者进行了这方面的研究，先后提出几种基本假说，主要有生长 / 分化平衡假说、碳 / 营养平衡假说、积极防御假说和资源获得假说。

生长 / 分化平衡假说（growth/differentiation balance hypothesis，GDBH）认为，植物生长发育在细胞水平上可分为生长和分化两个过程，生长主要是指细胞的分裂和增大，分化主要指细胞的成熟、特化、形态及化学成分的差异。其理论基础是假设在与植物生长和分化有关的代谢之间存在竞争（包含所有的初生代谢和次生代谢过程），即植物在生长和分化过程中的生理代谢上存在物质交换平衡。植物细胞生长和分化都依赖于光合产物，消耗同一资源，但光合产物在它们之间的分配却不平均。细胞生长与分化互为负相关，即光合产物分配给细胞生长的投入增加，而分配给分化的投入就会减少。次生代谢物是细胞分化（特化和功能转化）过程中生理活动的产物。任何对植物生长与光合作用有不同程度影响的环境因子都会导致次生代谢物的变化，对植物生长抑制作用更强的因素将增加次生代谢物。在资源充足的情况下，植物以生长为主；中等资源水平时，如轻微干旱、适当的养分胁迫或温凉的生境，植物就以分化为主，并伴随更多次生代谢物的合成和积累；在资源匮乏时，植物的生长和分化均减小。

碳 / 营养平衡假说（carbon/nutrient balance hypothesis，CNBH）认为，植物个体的 C/N 平衡强烈地影响植物初生代谢和次生代谢资源的分配方式。植物体内以碳为基础的次生代谢物如酚类化合物、萜类化合物和鞣质等的产量与植物体的 C/N 比呈正相关，而以氮为基础的次生代谢物如生物碱和氰苷等含氮化合物与植物体内的 C/N 比呈负相关。其理论基础是假设植物营养对植物生长的影响大于其对光合作用的影响。CNBH 认为在营养不足时，植物生长的速度大大减慢，与之相比光合作用变化不大，植物会积累较多的 C 元素，体内的 C/N 比增大，光合作用过多积累的碳被用于合成次生代谢物，酚类、萜烯类等以 C 为基础的次生代谢物就会增多，含 N 的次生代谢物减少。当生境养分充足时，植物营养生长旺盛，植物体内的 C/N 比降低，光合作用固定的碳被用于生长，酚类、萜烯类等不含 N 的次生代谢物数量降低，生物碱数量增加。

积极防御假说（active defense hypothesis，ADH）认为，次生代谢物的积累是植物普遍的防御机制，可以保护植物免受其他化合物产生的毒害和食草动物产生的机械伤害。其理论基础是植物次生代谢物的产生以减少植物生长的机会成本为代价，次生代谢物在植物体内的功能是防御作用，防御需要成本，防御功能与其他功能如生长和繁殖之间存在对立平衡关系。植物只有在其产生的次生代谢物所获得的防御收益大于其生长所获得的收益时才产生次生代谢物。即当植物生长受到大的危害威胁时，才会产生次生代谢物。在虫害胁迫下，植物产生具有抗虫性的次生代谢物（主要是酚类、萜烯类物质）。这是植物对食植类昆虫的一种积极的防御反应，是植物与食植类昆虫协同进化的产物。植物在受虫害侵袭时产生化学防御物质的过程是一种积极主动的过程。

资源获得假说（resource availability hypothesis，RAH）认为，所有植物的生长发育都依赖于光、

营养、水等必需资源的获得，然而自然界中的环境条件多种多样，有资源丰富、良好的生态环境，也有资源匮乏、恶劣的生态环境，生境中资源的丰富程度是影响植物次生代谢物类型及数量的重要进化因素。由于自然选择的结果，在环境恶劣的自然条件下生长的植物具有生长慢而次生代谢物多的特点，而在良好的自然条件下生长的植物生长较快且次生代谢物较少。植物保护自己不受外界伤害的能力建立在资源获得的基础上，在一定的条件下，用于保护而分配的成本强烈地影响植物的生长。生长在资源丰富环境中的植物具有生长速度快、叶子寿命短的特点，在叶子衰老前获得的稳定次生代谢物如生物碱和生氰苷少；反之，生活在资源匮乏环境中的植物具有生长速度慢和叶子寿命长的特点，这类植物产生较多的相对稳定的次生代谢物。

目前，关于次生代谢与环境关系的这些假说或解释都具有一定的局限性，还没有一个假说被发现具有普遍意义。一方面是由于人们尚未认识到次生代谢物的合成和积累与环境的内在、本质的关系，另一方面也反映出次生代谢及诱导机制的多样性、复杂性。尽管这些假说都存在缺陷或不足，但对探讨药用植物次生代谢有效成分的变化规律仍具有重要的指导或参考意义。

二、不同生态因子对药用植物次生代谢物合成和积累的影响

植物的年龄、生长的季节、微生物的侵染、放牧、辐射、植物间的竞争和营养供应状态等均对高等植物的次生代谢有很大影响。大多数植物根据其所处环境的变化来决定合成次生代谢物的种类和数量，只有在特定的环境下才合成特定的次生代谢物，或者显著地增加特定次生代谢物在体内的产量。影响植物次生代谢的环境因子可分为物理因子、化学因子和生物因子三大类，其中物理因子包括水分（干旱、水涝）、温度（热害、冻害）、紫外辐射、电损伤、风害、土壤理化性质等；化学因子包括营养、元素、毒素、重金属、盐碱、农药、大气组成等；生物因子包括竞争、抑制、化感作用、病虫害、有害微生物、个体密度等。以下主要从光照、温度、水分、土壤、大气环境以及生物因素等环境因子对植物次生代谢的影响进行叙述。

（一）光照的影响

光照强度、光照时间以及光质都对药用植物次生代谢产生影响。光照强度对不同药用植物次生代谢的作用并不一致。不同的药用植物最适宜的光照强度不同，对于某些阳生药用植物，光照强度的增加能够提高其次生代谢物的含量，如生于阳坡的忍冬 *Lonicera japonica* 中的绿原酸含量高于阴坡；而对于阴生植物，则须适当遮阴以减少光照强度，如在 20% 的荫棚透光率时人参皂苷含量可达干重的 4.5%。对于不同的药用植物，光照时间长短对次生代谢物积累的影响也各不相同，对某些药用植物来说，适当延长光照时间有利于提高其药用次生代谢物的含量，如长日照可提高许多植物的酚酸和萜类含量。产于河南、山东等道地产区的金银花中的绿原酸和黄酮类化合物含量明显高于江苏等非道地产区，其主要决定因素就是光照时间。光质与次生代谢物的生成密切有关，如紫外辐射的增强可诱导植物产生较多的酚醛类等紫外吸收物质，增强抗氧化能力，减少紫外辐射对植物自身的伤害。不同的光质对毛地黄 *Digitalis purpurea* 组织培养中的强心苷形成与积累有影响，蓝光照射下强心苷含量最高，而黄光、红光、绿光及黑暗条件下则很低。

（二）温度的影响

药用植物次生代谢成分的合成也受到环境温度的影响。温度变化引起植物的生理、生化等代谢的变化和植物次生代谢物的变化，是植物自身防御机制的表现。同一植物所处的温度不同时，其次生代谢活动强弱不同，次生代谢物积累量也有差异。适温条件有利于无氮物质如多糖、淀粉等的合成，高温却有利于生物碱、蛋白质等含氮物质的合成。高温诱导植物产生次生代谢物是植物对温度胁迫的积极反应，如在高温干旱条件下，颠茄、金鸡纳等植物体内的生物碱含量较高。不同的植物忍受高温胁迫的能力和产生次生代谢物的种类以及次生代谢物的积累量不同。低温一方面影响植物的光系统Ⅰ、光系统Ⅱ、ATP 的合成以及碳循环，从而影响植物次生代谢，如在低温下贯叶连翘 *Hypericum perforatum* 中的金丝桃苷含量降低；另一方面低温诱导植物产生化学成分以保护植物免遭冻害的破坏，如低温引起植物体内的不饱和脂肪酸增加而产生抗低温防御反应。在进行药用成分的细胞培养时，温度的高低与培养细胞的有效成分含量有密切关系，如水母雪兔子 *Saussurea medusa* 愈伤组织生长和黄酮合成的适宜温度在 2℃左右。

（三）水分的影响

水分是植物生长发育不可或缺的条件，降水量和土壤中水分含量的多少会影响药用植物次生代谢。如黄连、何首乌、半夏等喜温暖、湿润的土壤环境，而甘草、麻黄则以在适当干燥的环境中有效成分含量较高。干旱胁迫通常会使药用植物体内的次生代谢物浓度升高，如萜类、生物碱、有机酸等。如金鸡纳在高温干旱条件下奎宁含量较高，而在土壤湿度过大的环境下含量就显著降低，甚至不能形成；干旱胁迫可对银杏叶片中的槲皮素含量提高有一定的促进作用，而抑制芦丁含量的增加；干旱胁迫的薄荷叶中萜类物质浓度升高，水分较多时薄荷油的含量则下降。干旱对次生化合物含量的影响通常与干旱胁迫的程度、发生时间的长短有关。短时间的干旱胁迫可使次生代谢成分的含量增加，但长时间的胁迫会得到相反的结果。原因是在适度的干旱条件下，一方面脱落酸和脯氨酸等次生代谢物增多，提高植物的抗逆性；另一方面植物的生长受到限制，大量的光合产物在体内积累，植物利用这些“过剩”的光合产物合成含碳次生化合物（如萜类），使组织中的次生代谢物浓度上升。但严重的干旱会使植物体内的水分失去平衡，生理代谢过程发生紊乱，使产生的光合产物和其他原料非常有限，而使植物中的含碳次生化合物合成受到限制。

（四）土壤因素的影响

植物的根系在植物和土壤之间进行频繁的物质交换，土壤条件是药用植物获得养分和水分的基础，是影响植物生长和次生代谢物积累的重要生态环境因子。影响植物生长并影响其次生代谢的关键因子主要有土壤质地、土壤养分（矿质元素）、土壤 pH 和土壤中的盐分含量。泽泻 *Alisma orientale*、黑三棱 *Sparganium stoloniferum* 等适宜黏土生长，而珊瑚菜 *Glehnia littoralis*、川贝母 *Fritillaria cirrhosa*、阳春砂 *Amomum villosum* 等在砂土中有利于次生代谢物的积累。土壤中的无机营养元素在药用植物次生代谢过程中起重要作用，如土壤元素钾、磷、锰、锌、镁和土壤有机质含量的差异是当归道地性形成的主要土壤生态因子。根据次生代谢的 C/N 平衡假说，土壤氮素的增加会导致植物中的非结构碳水化合物含量下降，从而使以非结构碳水化合物为直接合成底物的单萜类次生代谢物水平减少，但以氨基酸为前体的次生代谢物水平提高；反之，在增加植物体内非结构碳水化合物的条件下，缩合鞣质、纤维素、酚类化合物和萜烯类化合物等含碳次生代谢物大量产生。如限制氮肥和磷肥的施用有利于黄酮类物质的积累。大部分药用植物适宜 pH 6～7 的土壤环境，其土壤的养分条件最好，有利于植物的生长。但也有很多植物偏爱微酸或微碱性的土壤，如石松 *Lycopodium japonicum*、金毛狗脊 *Cibotium barometz*、肉桂 *Cinnamomum cassia* 喜酸性土壤，而甘草 *Glycyrrhiza uralensis*、柏木 *Cupressus funebris* 等喜碱性土壤。土壤中的含盐量也影响药用植物次生代谢成分。不同生境土壤的含盐量对枸杞 *Lycium chinense* 果实的多糖含量具有一定的影响，过高与过低的土壤盐分浓度下枸杞果实积累的多糖含量均低于含中等土壤盐分下枸杞果实多糖含量的累积。

（五）大气环境的影响

大气中的 CO_2 可以通过植物光合作用形成碳水化合物，从而间接地对植物次生代谢等生理过程产生影响。增加 CO_2 的浓度会使植物的光合作用增强，引起植物内非结构碳水化合物过剩，促进以碳为基础的次生代谢物如酚类、萜类、鞣质等的合成。有实验证明，CO_2 倍增条件下，梣叶槭 *Acer negundo* 叶片的防御性化合物（鞣质）含量也大大增加；薄荷叶片挥发性物质如单萜和倍半萜烯的总含量升高。CO_2 对植物次生代谢物的影响存在种间差异，高 CO_2 浓度下的小麦，灌浆期其叶的酚类化合物含量明显高于对照，而橙树无变化，松树叶片的酚类化合物浓度反而呈下降趋势，但是总体上 CO_2 倍增会诱发植物次生代谢物含量的增加。除二氧化碳外，臭氧也影响次生代谢物积累量，如针叶植物暴露在臭氧中可以增加其酚类物质的含量。植物叶子暴露在臭氧中后，其缩合鞣质的含量增加。

（六）生物因素的影响

药用植物在与动物、植物和微生物协同进化的过程中，会产生一些次生化感物质如酚类、鞣质、萜类、生物碱等来抵御天敌的侵袭，增强抗病能力，提高种间的竞争能力以适应环境。植物在遭到昆虫侵害后，植物的挥发性化感化合物的含量和组分会发生改变，次生代谢物可作阻食剂或毒性物质驱避昆虫；也可释放到空气中使食植类昆虫难以辨认或增强对天敌昆虫的引诱作用，如受棉红蜘蛛侵袭的陆地棉 *Gossypium hirsutum* 会释放一些萜类物质以吸引智利小植绥螨。微生物的侵袭可引起药用植物次生代谢的改变，例如普遍认为的菌根真菌的侵染会在一定程度上促进药用植物次生代谢物的积累。另外，一些微生物是某些药用植物生长和产生有效药用成分的必要条件，如不同生物学类型的蜜环菌对天麻的生物量和化学成分含量的影响有明显差异。从短叶红豆杉 *Taxus brevifolia* 树皮和德国鸢尾 *Iris germanica* 根状茎中分离出的一些内生真菌可产生紫杉醇和鸢尾酮等次生代谢物，此源于高等植物与其寄生菌间存在的基因转移现象。

第五节　药用植物次生代谢的生理生态意义

在植物对物理、化学环境的反应和适应，植物与植物之间的相互竞争和协同进化，植物对昆虫、草食动物甚至人类的化学防御以及植物与微生物的相互作用等过程中，次生代谢物都起着重要作用。从动态发展的角度看，植物与环境的关系就是植物对环境的适应与进化的过程。

（一）植物次生代谢与生物进化

次生代谢物成分种类的复杂性也是植物进化的一个重要标志。由于气候、地理因素的变化，陆生植物只可能有两种选择：适应或灭亡。植物自身不能通过移动来躲避环境中的各种危害，要想生存就得采取相应的措施，因而进化出多种有效的抗逆性机制。次生代谢物就是植物在长期的进化过程中适应生态环境的结果，是植物自身防御机制的表现。普遍认为，植物次生代谢所产生的化学成分可以通过保护植物自身不受草食动物和病原菌的侵害及调控枯枝落叶的分解等，从而在生态系统的平衡中起着非常重要的作用。次生代谢物的成分种类由简单到复杂的规律与植物由初级向高级进化的规律是基本一致的。

（二）植物次生代谢的生理功能

虽然通常认为植物次生代谢是与植物生长、发育、繁殖等无直接关系的代谢过程，但现代研究发现许多植物次生代谢物在植物的生命活动中也有重要的生理功能。如木质素为植物细胞壁的重要组成成分，纤维素、木质素、几丁质等对维持生物个体的形态必不可少；花青素是一类广泛存在于植物中的水溶性天然色素，在植物的生殖器官如花瓣、种子和果实中呈现不同的颜色；叶绿素、类胡萝卜素等作为光合色素参与植物的光合作用过程；有些次生代谢物如水杨酸和茉莉酸还作为信号分子参与植物的生理活动；植物体内合成的维生素 C 在植物抗氧化和自由基清除、光合作用和光保护、细胞生长和分裂以及一些重要次生代谢物和乙烯的合成等方面具有非常重要的生理功能。

（三）植物次生代谢对天敌的抵御作用

随着植物体的不断进化，形成了一系列的防御机制来防止昆虫取食，这些机制主要分为两类：一类是组成型防御（constitutive defense），是植物固有的防御反应，是植物受基因控制且在长期系统发育过程中形成的一种固有特性，但随着环境条件的改变，其防御程度存在差异；另一类为诱导型防御（inducible defense），仅发生在植物被伤害以后，具有高效快速被激活的特性。根据植物对食植类昆虫及外界环境胁迫的防御及抵抗方式，可分为化学防御（chemical defense）和机械防御（mechanical defense）。化学防御是指植物通过生理生化调节而产生不利于昆虫取食等的抵抗作用，次生代谢物的合成是植物化学防御的重要策略之一。

与抗虫性有关的植物次生代谢物主要是生物碱、萜类和酚类，这些物质通过多种方式影响昆虫的行为，作用包括直接防御和间接防御。直接防御是指植物中的多酚、黄酮、生物碱等化合物可直接影响食植类昆虫的取食并表现出毒性或排趋性。其防御机制主要有 3 种：一是次生物质决定植物可食部分的适口性，使动物拒食，如由生物碱、皂苷类、萜类、黄酮类等化合物形成的苦味对动物有拒斥作用，使动物不以味苦的植物为食；二是利用氰类及生物碱等有毒物质进行防御，由于这类物质易被吸收，在剂量很低时就对动物产生有效的生理影响，从而达到防御目的，如蓖麻 *Ricinus communis* 种子中的蓖麻蛋白比砷和氰化物的毒性还要强 500 倍；三是利用酚类和萜类化合物抑制动物消化，限制觅食。间接防御是指有些植物在受到食植类昆虫取食攻击时，能够释放出特异性的挥发物吸引天敌，以减轻害虫对植物自身的进一步伤害。这种通过吸引天敌来保护寄主植物的防卫措施可视为是一种间接抗性机制。同时，昆虫侵害植物后释放的特定挥发物能作为信号传递给邻近的植物来诱导防御反应基因的表达，增强对食植类昆虫攻击的反应。

（四）植物次生代谢对病原微生物的防御作用

植物次生代谢物参与植物抗真菌、细菌、病毒甚至线虫的过程，当植物受到真菌、病毒、细菌等病原微生物的诱导后可以产生抗病菌能力，其生化机制是植物产生的次生代谢物参与植物免疫反应。参与植物抗病反应的次生代谢物有些是植物原有的成分，如角质、木栓质、木质素等相对分子质量大的成分，在病原菌侵入前作为物理障碍；有些是组成型表达的鞣质酸、多酚、生物碱等相对分子质量小的次生代谢物，它们可以阻止病原菌侵入而起抗病作用；另外一类是诱导型次生代谢，是植物体在病原菌或其他诱导因子的作用下，通过抑制或激活相关的酶系基因而合成新的代谢产物，称为植物抗毒素或植保素（phytoalexin）。这些物质主要是萜类、二苯乙烯类、异黄酮类、生物碱类等小分子次生代谢物。这些物质积累在感染点周围，具有强烈的抗菌活性，能够提高植物的抗病能力，增强免疫能力。如油茶 *Camellia oleifera* 中的皂苷对炭疽病菌有较强的毒害作用；梨火疫病菌等病原菌侵染苹果亚科欧洲花楸 *Sorbus aucuparia* 后，可诱导其在染病组织与健康组织衔接处大量积累联苯和二苯并呋喃类化合物，具有强烈的抑菌活性，可以阻止病菌的进一步侵染。植物体内非诱导的次生代谢物也可以作为预先形成的抑菌物质暂时贮存在一定的组织中，如以糖苷的形式储存在液泡中，当植物受到病原体的诱导后转变为植保素而产生免疫反应。

（五）植物次生代谢与植物对物理环境的适应性

植物对非生物因素的防御主要表现在对物理环境的适应。在自然环境条件下，高温、低温、干旱、高盐等物理环境都有可能对植物造成伤害。在一定程度上，植物对环境的变化也可以作出相应的适应，植物对物理环境的适应可以发生在形态结构上，也可以发生在生理生化上，而次生代谢物则成为生理生化适应的物质基础。干旱胁迫下植物组织中的一些次生代谢物浓度常常上升，如生氰苷、硫化物、萜类化合物、生物碱、鞣质和有机酸等，以提高植物的抗逆性。如小麦在发生萎蔫的 4 小时内，脱落酸含量增加达 40 倍。类似的，许多盐生植物体能大量积累甜菜碱和脯氨酸，以抵御不良环境，盐生植物通过在细胞内积累这些无毒溶质，可以平衡由于液泡内的无机离子（如 Na^+ 等）积累所造成的细胞质渗透压的变化，能对细胞起到保护作用。耐霜植物在低温下糖类积累增加，同时在苹果 *Malus pumila*、秋子梨 *Pyrus ussuriensis*、石榴 *Punica granatum* 中发现有多元醇如甘油、山梨醇、甘露醇等的积累，糖类和多元醇的增多可减少液泡中冰的形成，增加体内的不饱和脂肪酸含量，增强细胞膜液化程度，提高细胞膜的抗寒力。同样，高温可使植物体内的饱和脂肪酸含量增加，从而使细胞膜不易液化，抗热能力增强。由紫外辐射诱导产生的酚类等次生代谢物可吸收紫外线，具有增强植物抗氧化能力和抗虫食能力、减少紫外辐射对植物自身的伤害和影响枯枝落叶分解的功能。

（六）植物次生代谢与植物之间的协同和竞争作用

植物间的化感作用是近年来颇受重视的研究领域，它主要是指植物产生并向环境释放次生代谢物，从而影响周围植物生长和发育的过程。化感作用包括促进和抑制 2 个方面，在范围上包括种群内部和物种间的相互作用。植物间相互存在以化学物质为媒介的交互作用，也称为克生作用，这些化学物质多是次生代谢物。植物通过次生代谢物可对同种或不同种植物产生相生或克生作用，在营养和空间的生存竞争上起防御作用，以控制种群数量，达到有利于种群持续繁衍的目的。

第七章同步练习

（韦坤华　赵　容　王　升）

第八章　非生物胁迫与药用植物的适应

第八章课件

第一节　逆境及抗逆性

植物是一个开放体系，在其生命活动中不断与环境进行物质、能量和信息的交换。在自然条件下，植物经常会遇到环境因子的剧烈变化，其变化幅度超过植物正常生命活动所能忍受的范围，导致植物受到不同程度的伤害甚至死亡。对中药生产来说，各种不良环境条件是影响药用植物资源地理分布、生长发育过程以及品质形成的直接因素之一。因此，研究植物在不良环境下的生命活动及其抵抗和忍受能力，对于提高药用植物生产力和品质及保护中药资源生态环境有重要的现实意义。

在植物生长发育过程中，除了受到病害、虫害、草害、化感作用、人类活动等生物因素的影响外，也常常受到各种不利环境因素的影响。通常将对植物生存与发育不利的各种环境因素总称为逆境(environmental stress)。对植物而言，逆境就是环境胁迫。对植物的环境胁迫可分为生物胁迫(biotic stress)和非生物胁迫(abiotic stress)。

一、非生物胁迫

(一) 非生物胁迫的概念

非生物胁迫是指由过度或不足的物理或化学条件引发的对植物生存和生长发育不利的各种非生物环境因素的总称。

(二) 非生物胁迫的种类

非生物胁迫的种类多种多样，包括物理胁迫和化学胁迫(表 8-1)。这些胁迫因子往往是相互关联的，例如高温和干旱常常伴随发生，所以植物旱害和热害有密切关系；再如盐分过多与干旱经常同时存在，故植物盐害和旱害所导致的组织脱水也难以分开。

表 8-1　非生物胁迫的种类

物理胁迫	化学胁迫
水分：干旱、洪涝	气体污染物：SO_2、氯气、氟化物、光化学烟雾等
温度：冷害、冻害、热害	有机化学品：农药、化肥、除草剂的副作用

续表

物理胁迫	化学胁迫
辐射：红外线或紫外线伤害、过强或过弱的可见光	无机化学品：重金属污染等
离子辐射：α、β、γ、X 射线	盐碱土危害
机械、雪、雹、冰、风、雷、电、磁等	毒素
	土壤溶液 pH

二、非生物胁迫对植物的危害

非生物胁迫对植物产生的伤害效应首先直接使生物膜受害，导致细胞脱水，质膜透性加大，这种伤害被称为原初直接伤害。质膜损伤后，膜系统破坏，位于膜上的酶代谢紊乱，各种生理活动无序进行，进一步导致代谢失调，影响正常的生长发育，此种伤害被称为原初间接伤害。一些胁迫因子往往还可以产生次生胁迫伤害，即不是胁迫因子本身的作用，而是由此引起的其他因子造成的伤害。例如盐分胁迫的原初胁迫是盐分本身对植物细胞质膜的伤害及其导致的代谢失调；另外，由于盐分过多，使土壤水势下降，产生水分胁迫，使植物根系吸水困难，这种伤害称为次生伤害。如果胁迫急剧或时间延长，则会导致植物死亡。

非生物胁迫对植物的危害主要表现在形态结构的变化和生理代谢的变化两个方面。

（一）形态结构的变化

在非生物胁迫条件下，植物形态有明显的变化。例如干旱会导致叶片和嫩茎萎蔫，气孔开度减小甚至关闭；淹水使叶片黄化、枯萎，根系褐变甚至腐烂；高温下叶片变褐，出现死斑，树皮开裂。

胁迫往往使细胞膜变性，细胞的区室化被打破，原生质变性，叶绿体、线粒体等细胞器结构破坏。

植物形态结构的变化必然导致代谢和功能的改变。

（二）生理代谢的变化

1．质膜损伤　逆境对植物的伤害程度与生物膜的结构和组分有关。当植物遭受到逆境胁迫时，造成膜相变和膜结构破坏，质膜及各种细胞器的内膜系统都会膨胀或破损。包括：①膜透性增大，内含物渗漏，细胞物质交换平衡破坏，代谢紊乱，有毒物质积累，细胞受损，原生质停止流动；②结合在膜上的酶系统活性降低，有机物分解占优势；③膜蛋白损伤，使蛋白质分子中的—SH 形成—S—S—，破坏蛋白质的空间构象，转变为不可逆的凝聚状态。

2．活性氧伤害　当植物遭受到胁迫时，植物体内的氧代谢失调，细胞内自由基产生和清除的动态平衡被打破，形成氧化胁迫（oxidative stress）。逆境下，植物组织中通过各种途径产生超氧阴离子自由基、羟基自由基、过氧化氢、单线态氧等，它们有很强的氧化能力，性质活泼，称为活性氧（reactive oxygen species，ROS）。其可能的机制是 ROS 加速脂质过氧化链式反应，自由基增多；而超氧化物歧化酶（superoxide dismutase，SOD）等保护酶系统又被破坏，积累许多有害的过氧化产物，如丙二醛（malondialdehyde，MDA）等。自由基破坏膜结构，损伤生物大分子，引起代谢紊乱，导致植物死亡。

3. 代谢失调　非生物胁迫等逆境条件破坏植物的水分代谢、光合作用、呼吸作用和物质代谢。主要表现为以下四个方面。

（1）水分代谢失调：多种胁迫作用于植物体都会对植物造成水分胁迫。干旱可直接导致水分胁迫，而低温、冰冻、高温等情况可间接导致水分胁迫，引起植物脱水，影响生物膜的结构和功能。同时，植物的蒸腾速率和水分吸收能力下降，但蒸腾量大于水分的吸收量，出现水分胁迫，造成植物的含水量下降而萎蔫。

（2）光合速率下降：在任何一种逆境下，植物的光合速率都呈下降趋势。在高温条件下，植物光合速率的下降可能与酶的变性失活有关，也可能与脱水时气孔关闭，气体扩散阻力增加有关；在干旱条件下，由于气孔关闭而导致的光合速率降低则更为明显；土壤盐碱化、过湿或积水、低温、二氧化硫污染等都能使植物的光合速率显著下降，同化产物供应减少，这可能是由于光合作用酶活性下降、钝化或气孔关闭，造成 CO_2 供应不足，叶绿素含量下降，光合作用酶受伤或者活性降低等原因所致。

（3）呼吸作用的变化：冻害、热害、盐渍和涝害会使植物的呼吸速率下降；冷害和旱害使植物的呼吸速率先升后降；植物受到机械伤害时，呼吸作用增强。同时，呼吸代谢途径亦发生变化，如在干旱、机械损伤时，戊糖磷酸途径会增强。

（4）物质代谢的变化：低温、高温、干旱、盐渍胁迫促使植物体内的合成酶活性下降，水解酶活性增强，大分子物质被降解，淀粉分解为葡萄糖，蛋白质水解加强，可溶性氮含量增加，合成代谢小于分解代谢。

第二节　药用植物对逆境的适应性

一、植物抗逆性的方式

植物对逆境的抵抗和忍耐能力称为植物的抗逆性（stress resistance），又称抗性。抗逆性是植物在对环境的逐步适应过程中形成的。由于植物没有动物那样的运动功能和神经系统，基本上是生长在固定的位置上的，因此更易遭受不良环境的侵袭。但植物可以通过多种方式来适应逆境，以求生存与发展。植物对逆境的适应能力称为植物的适应性（adaptability），其适应方式主要有避逆性（stress avoidance）和耐逆性（stress tolerance）。

避逆性指植物通过对生育周期的调整来避开逆境干扰，在相对适应的环境中完成生活史。如沙漠中的植物在雨季快速生长，阴生植物在灌木林间生长等。

耐逆性指植物处于不利环境时，通过代谢反应来阻止、降低或修复由逆境造成的损伤，使植物仍保持正常的生理活动。如植物组织缺水时气孔会关闭，逆境条件下渗透调节物质含量会增加等。

一般来说，避逆性多取决于植物的生长周期特性、形态和解剖学特点，而耐逆性往往与原生质特性和内部生理机制有关。这两类抗逆性有时并不能截然分开，同一植物可以同时表现出两种抗逆性。

二、植物对逆境的适应

（一）植物形态结构的适应

当植物受到逆境胁迫时，其外部形态和内部结构均会发生变化，植物会出现叶片变色、萎蔫、畸形、植株矮小甚至死亡的现象。在长期的进化过程中，植物表现出对逆境的一定适应性。如在干旱胁迫下，植物会通过增加根长密度、垂直或水平方向的伸展、提高根冠比、增加根毛密度等改变来适应干旱。

（二）生理生化的适应

1．生物膜、活性氧与抗逆性　逆境胁迫的最明显的特征是活性氧（ROS）的积累增多。ROS是生物体的氧自由基，作为细胞内和细胞间的第二信使，调节许多信号分子，如超氧自由基（O_2^-）、过氧化氢（H_2O_2）、氢氧根离子（OH^-）和羟基自由基（—OH）等，它能导致植物体内的蛋白质、膜质、DNA及其他细胞组分受到严重损伤。在正常情况下，植物体内ROS的产生与清除处于动态平衡状态，一般不会导致伤害植物。但在逆境条件下，植物细胞的这种平衡会被打破，产生大量的ROS，这些ROS以其极强的氧化性造成细胞脂质过氧化反应，导致膜系统损伤和细胞氧化，从而对植物造成严重的伤害。

2．逆境蛋白与抗逆性　由逆境因素如干旱、水涝、高温、低温、病虫害、有毒气体和紫外线等诱导植物体内形成的新蛋白质，统称为逆境蛋白（stress proteins）。

（1）抗氧化酶：植物处于逆境环境中时，活性氧会大量产生，进而引发脂质过氧化作用而使细胞膜受到损伤，影响植物生长。植物通过形成一整套防御机制来应对活性氧的损伤，其中抗氧化酶（antioxidative enzyme）保护系统是植物适应逆境的重要生理机制。超氧化物歧化酶（SOD）、过氧化物酶（peroxidase，POD）、过氧化氢酶（catalase，CAT）是抗氧化酶系统中控制植物体内活性氧积累的最主要的酶。SOD是植物抗氧化的第一道防线，其主要功能是清除生物体内的超氧离子基团，防御活性氧或其他过氧化物自由基对细胞膜的伤害。CAT和POD可以使H_2O_2歧化成水和氧分子。活性氧能及时被清除，减轻对植物的伤害。

（2）热休克蛋白：热休克蛋白（heat shock protein，HSP）又称为热激蛋白，是一种保护性蛋白。当机体受到高温等恶劣环境袭击时，就会大量合成热休克蛋白（正常情况下也有少许存在），从而帮助每个细胞维持正常的生理活动。HSP种类很多，按照SDS电泳的表观分子量大小可以将植物HSP分为5类：HSP100、HSP90、HSP70、HSP60以及小分子量热激蛋白smHSP。HSP与很多蛋白质结合，帮助氨基酸链折叠成正确的三维结构，清除受损而无法正确折叠的氨基酸链，护送蛋白分子寻找目标分子以免受到其他分子的干扰等。HSP不仅会保护对于基本生理过程中不可或缺的蛋白，还会分解受损蛋白，回收合成蛋白的原材料，让细胞内的生理化过程得以平稳运行。

（3）胚胎发育晚期丰富蛋白：胚胎发育晚期丰富蛋白（late embryogenesis abundant protein）简称LEA蛋白，是植物中广泛存在的一类小分子亲水蛋白。近年研究表明，植物LEA蛋白广泛参与应答非生物逆境胁迫（尤其是水分胁迫）的生理过程，并在提高植物抗逆性方面发挥重要作用。早期关于LEA蛋白的研究表明，该类蛋白及其编码的mRNA主要积累于种子发育过程中胚胎发生晚期的一些暴露于脱水、渗透压、低温等失水胁迫下的营养组织中，LEA 蛋白能够在水分缺少时代替水分子，保持细胞液处于溶解状态，保护细胞膜系统免受伤害，避免细胞结构塌陷。由于 LEA 蛋白通常在缺水的组织或细胞中聚集，且通常含有较多的亲水性氨基酸，因此也被称为亲水素（hydrophilic element）。

（4）低温诱导蛋白：低温诱导蛋白是植物在温度逆境条件下诱导产生的一系列蛋白，以抗冻蛋白、脱水蛋白、热激蛋白较多，而且低温诱导蛋白一旦在体内形成，植物体就会尽快地适应外界环境，表现出较强的抗逆性。

1）抗冻蛋白（antifreeze proteins，AFPs）：是植物在适应低温过程中产生的抑制冰晶生长的耐寒功能蛋白之一，包括不含糖基的 AFPs 和含糖基的 AFPs，具有热滞效应、冰晶形态效应和重结晶抑制效应。抗冻蛋白最初是在北极鱼的血清中发现的，这种蛋白能够与冰晶结合并控制其生长，在不影响细胞质渗透压的情况下降低血液的冰点，从而使鱼类免受冰冻伤害。与鱼类抗冻蛋白相比，关于植物 AFPs 的研究较晚，但目前已在多种植物中观察到抗冻蛋白的合成，它们的共同特点是富含甘氨酸、低芳香族氨基酸和高亲水性氨基酸，可使蛋白质保持高度的可伸缩性以保护细胞由于低温引起的脱水作用。

2）脱水蛋白（dehydrins，DHNs）：是植物在脱水、低温、冷冻、渗透胁迫、盐碱、脱落酸处理和种子成熟时积累的一个典型的植物蛋白家族，属于 LEAD-11 蛋白家族。最早在水分胁迫的水稻中发现，随后发现脱水蛋白广泛存在于植物细胞中。脱水蛋白富含甘氨酸，不含半胱氨酸和苏氨酸，其亲水性强、热稳定性高并且具有高度保守性，保守区域一般为 K、S、Y 片段，其中 K 片段富含赖氨酸，由 15 个氨基酸组成，可形成兼亲性的 α 螺旋。该结构为脱水蛋白的亲脂性提供结构基础，所以脱水蛋白 K 片段的功能之一是可以与部分变性蛋白质及膜的疏水区相互作用，从而防止蛋白质和膜进一步变性。因而在低温诱导下，脱水蛋白的出现有助于提高植物在冰冻时忍受这种胁迫的能力，减少细胞冰冻失水，提高耐寒性。

（5）其他逆境蛋白：植物逆境应答蛋白还包括一类具有调控作用的蛋白，如蛋白激酶和转录因子。参与植物逆境应答过程的蛋白激酶主要有钙依赖型蛋白激酶（calcium-dependent protein kinases，CDPKs）、促分裂原活化蛋白激酶（mitogen-activated protein kinases，MAPKs）和类受体蛋白激酶（receptor-like kinases，RLKs）。转录因子是调控基因表达的 DNA 结合蛋白，能与真核基因启动子区的顺式作用元件结合，激活或者抑制转录的进行。其中与植物逆境应答过程相关的转录因子有五大类，分别是 bZIP 类、MYB 类、AP2/EREBP 类、WRKY 类及 NAC 类。

3．渗透调节与抗逆性　渗透调节（osmotic adjustment）是植物细胞通过主动增加溶质、降低渗透势、增强吸水和保水能力，以维持正常细胞膨压的作用。渗透调节是植物在遭受干旱、低温、高温、盐碱胁迫等多种逆境时维持体内水分平衡的最有效的生理策略之一。通常包含两种方式，一是合成并大量积累小分子有机溶质，如甜菜碱、脯氨酸、可溶性糖、多胺等；二是调控离子吸收、转运使其在体内积累更多的无机离子，来提高细胞液浓度，降低渗透势，提高细胞吸水或保水能力，从而适应逆境胁迫环境。

（1）无机离子：为了维持根系吸水的渗透梯度，许多盐生植物积累无机离子（inorganic ion）达到与周围溶质相当甚至更高的水平。对某些植物而言，无机离子因为有明显的优点，因此发挥比有机溶质更为重要的渗透调节作用。首先，无机离子大量存在于介质中，容易获得，无须浪费能量合成，较为廉价；其次，无机离子的调节作用迅速且效果显著。参与渗透调节的主要无机离子有 K^+、Ca^{2+}、Na^+、Cl^-、NO_3^-、Mg^{2+}、SO_4^{2-}，不同的植物对离子的选择性有所不同。

（2）脯氨酸：脯氨酸（proline）是植物体内最有效的一种亲和性渗透调节物质。各种逆境几乎都会刺激脯氨酸的积累，干旱胁迫时尤为明显。脯氨酸作为细胞的有效渗透调节物质，它能保持原生质与环境的渗透平衡，防止失水；另外脯氨酸与蛋白质结合能增强蛋白质的水合作用，增加蛋白质的可溶性和减少可溶性蛋白质的沉淀，从而保持细胞膜的稳定性。

（3）甜菜碱：甜菜碱（betaine）是植物体内的另一类理想的亲和性渗透物质，属于季铵化合物，其在抗逆中具有渗透调节和稳定生物大分子的作用。在多种胁迫下，许多植物细胞质中积累的甜菜碱类物质维持细胞的正常膨压，其作用与脯氨酸类似，合成部位主要在叶绿体中，合成途径经胆碱由甜菜碱醛生成甜菜碱。甜菜碱比脯氨酸的积累速度慢，降解也慢。

（4）可溶性糖：可溶性糖（soluble sugar content，SSC）是逆境条件下植物细胞起渗透调节作用的物质之一，是植物体内的主要贮藏物质，是植物生长发育、新陈代谢的能源物质。SSC 主要包括蔗糖、葡萄糖、果糖等，主要来源于淀粉等物质的分解或者是光合作用的产物，其亲水性强，在细胞中积累能有效地维持细胞膨压。

（5）多胺：多胺（polyamines，PA）是生物体代谢过程中产生的具有较高生物活性的低分子量脂肪族含氮化合物，主要包括腐胺（putrescine，Put）、亚精胺（spermidine，Spd）、精胺（spermine，Spm），广泛分布于动植物和微生物中。多胺类物质在植物逆境胁迫的适应性反应中起重要作用。

4．植物激素与抗逆性

（1）脱落酸：长期以来，人们一直将脱落酸（ABA）与植物生长的抑制、植物器官的衰老和脱落、种子的休眠等生理现象联系在一起。近年来，ABA 的作用成为非生物胁迫响应研究中的热点。在低温、高温、干旱、盐害等多种逆境下，ABA 含量都会显著增加，ABA 作为一种胁迫激素或信号物质调节植物对逆境的适应性，植物交叉适应的作用物质可能是 ABA。ABA 可以促进气孔关闭，降低蒸腾速率，提高水的通导性；胁迫下，叶绿体膜对 ABA 的通透性增加，ABA 可以增加叶绿体的热稳定性，降低高温对叶绿体超微结构的破坏。在逆境下，植物体内积累 ABA 的含量与其抗逆性呈正相关。

（2）乙烯：乙烯也是植物体中的一种重要的植物激素。植物在多种逆境下，体内的乙烯含量会成倍增加，胁迫解除后含量又恢复正常。乙烯对植物器官（如叶片、果实）的脱落有极显著的促进作用，减少蒸腾面积，保持水分，从而克服逆境胁迫对植物带来的伤害。

（3）细胞分裂素：细胞分裂素有促进细胞分裂、诱导芽分化、抑制叶绿素降解等作用。有研究也表明，细胞分裂素能直接或间接地清除氧自由基，减少脂质过氧化作用，从而减轻细胞膜受逆境的损害。

（4）赤霉素：在抗冷性强的植物中含量低于抗冷性弱的植物，外施赤霉素也可以降低植物的抗冷性。

（三）信号转导通路与抗逆性

1．蛋白激酶通路　促分裂原活化蛋白激酶（MAPKs）是一类参与信号转导的重要蛋白激酶，在植物生长发育和逆境响应中发挥极为重要的作用。MAPKs 属于 Ser/Thr 蛋白激酶，植物在响应逆境胁迫的过程中通过 MAPKKK-MAPKK-MAPK 逐级磷酸化，将外界刺激信号放大并传递，激活胁迫应答基因表达。植物中不同家族的 MAPKs 基因参与不同的信号通路。钙依赖型蛋白激酶（CDPKs）同样属于 Ser/Thr 类蛋白激酶，参与植物生长发育和胁迫响应过程，其激酶活性依赖于胞内的自由 Ca^{2+} 浓度，是钙信号途径中进化保守的传感蛋白，同时也是 ABA 信号途径中的正调控因子。CDPKs 家族成员众多，不同成员的表达模式、亚细胞定位及功能特性各不相同。类受体蛋白激酶（RLKs）是植物内的一类定位于细胞膜上的膜蛋白，与动物的受体蛋白激酶类似，具有典型的结构特征，通常由胞外结构域感受环境刺激信号，通过跨膜结构域传递信号并激活下游信号元件。

2. ABA 信号通路　ABA 调控与种子萌发、植物发育以及生物和非生物胁迫应答相关的关键过程，且 ABA 能够与植物防御机制相关的其他激素互作。ABA 信号通路组分有 PYR/PYL/RCARs、PP2Cs 和 SnRK2s。默认情况下，PP2Cs 通过物理相互作用使 SnRK2s 激酶磷酸化处于失活状态。但是有逆境刺激或发育信号时，PYR/PYL/RCARs 与 ABA 结合，形成的复合物可以与 PP2Cs 互作而抑制 PP2Cs 的活性，而 SnRK2s 磷酸化被激活，从而进一步诱导 ABA 应答基因的表达。

3. 钙信号通路　在植物响应逆境胁迫时，钙是最重要的第二信使。一些信号分子如三磷酸肌醇、二酰甘油、六磷酸肌醇、环状 ADP 核糖等可诱导胁迫条件下细胞质内 Ca^{2+} 水平的增加。逆境响应中活性氧作为细胞信号转导和调控的重要信号分子，可以通过激发 Ca^{2+} 信号的产生来应对各种逆境胁迫。不同的环境胁迫刺激引发细胞内 Ca^{2+} 信号的不同途径，有的来源于细胞外 Ca^{2+} 的内流或是细胞内 Ca^{2+} 的释放。

总之，植物在受到逆境胁迫时，细胞感知并接收信号，引起胞内第二信使的产生，第二信使通过进一步调控胞内蛋白激酶活性，经过磷酸化作用从而激活转录因子去调控相应的基因表达，其中的一些胁迫响应基因的表达又会促进脱落酸和乙烯等一些植物激素的形成，从而使植物细胞适应各种逆境胁迫。

三、植物对逆境的交叉适应

植物经历某种逆境后，能提高对另一些逆境的抵抗能力，这种对不同逆境间的相互适应作用称为交叉适应（cross adaptation）。即某种非致死性逆境条件不仅可以增强植物对该种逆境的适应能力，同时可以增强对其他逆境的耐受性。如适度的干旱胁迫提高植物对高温、盐碱性及冻害等各种胁迫的抗性，盐胁迫也可以提高植物的抗热性。在植物生长发育过程中，系统了解植物逆境交叉胁迫产生耐受性的机制，有利于对植物抗性机制的进一步研究，加快植物抗逆性新品种的选育。植物逆境交叉胁迫诱导和发展起来的耐受性或适应性存在某些共同的生理基础，植物可以通过调节渗透调节物质、活性氧清除系统、诱导和合成逆境蛋白、植物激素等的变化，增强植物的逆境交叉耐受性或适应性。但不同植物在逆境交叉胁迫的耐受性或适应性发展过程中，各种生理生化指标的变化也不尽相同。目前，评判交叉适应体系的指标尚未建立，系统的研究方法也有待于开发。

第三节　水分胁迫及其适应性

一、植物旱害与抗旱性

（一）旱害及其对植物的影响

当植物蒸腾速率超过水分吸收速率，或土壤缺乏植物可利用的水分时，就使植物组织内水分亏缺。过度水分亏缺的现象称为干旱（drought）。旱害（drought injury）是指土壤水分缺乏或大气相对湿度过低等原因造成植物的伤害。植物抵抗旱害的能力称为抗旱性（drought resistance）。

根据引起水分亏缺的原因，干旱可分为：①大气干旱，是指空气过度干燥，相对湿度过低，伴随高温和干风，造成植物蒸腾过强，根系吸水补偿不了失水；②土壤干旱，是指土壤中没有或只有少量的有效水，严重降低植物吸水，使其水分亏缺引起永久萎蔫；③生理干旱，是指土壤中的水分并不缺乏，只是由于土壤温度过低、土壤溶液浓度过高或有毒物质积累等原因妨碍根系吸水，造成植物体内水分平衡失调。

干旱对植株影响的外观表现，最易直接观察到的是萎蔫（wilting），即因水分亏缺，细胞失去紧张度，叶片和茎的幼嫩部分出现下垂的现象。萎蔫可分为两种：暂时萎蔫和永久萎蔫。暂时萎蔫（temporary wilting）指植物根系吸水暂时供应不足，叶片或嫩茎会出现萎蔫，蒸腾下降，而根系供水充足时植物又恢复成原状的现象。永久萎蔫（permanent wilting）是指土壤中已无植物可利用的水，蒸腾作用降低亦不能使水分亏缺消除，表现为不可恢复的萎蔫。永久萎蔫与暂时萎蔫的根本差别在于前者原生质发生严重脱水，引起一系列生理生化变化。原生质脱水是旱害的核心。

（二）旱害机制

干旱导致植物的生理生化变化，从而伤害植物甚至致死的原因主要有以下几条。

1．机械损伤　细胞失水时，生活细胞的原生质体和细胞壁收缩，由于它们的弹性不同，两者的收缩速度不同，失水到一定限度后致使原生质被拉破。失水后尚存活的细胞如再度吸水，由于细胞壁的吸水膨胀速度远远超过原生质体，使其再度遭受机械损伤。可见，严重干旱使植物死亡的原因不是失水本身，而是失水和再吸水时对细胞原生质造成的机械损伤。

2．蛋白质凝聚　同冻害造成的脱水反应。由于干旱使细胞过度脱水时，蛋白质变性凝聚，空间结构破坏，导致细胞死亡。

3．膜伤害　干旱脱水引起膜蛋白变性，膜脂 - 蛋白质构象改变，使膜结构发生变化，膜透性受到破坏，由此造成离子外渗，细胞内的离子平衡丧失（图 8-1）。同时，造成酶的区隔也受到破坏，膜上的酶游离下来，直接影响酶的活力。最终代谢失调，能量供应受阻，膜系统进一步破坏，最后使细胞死亡。

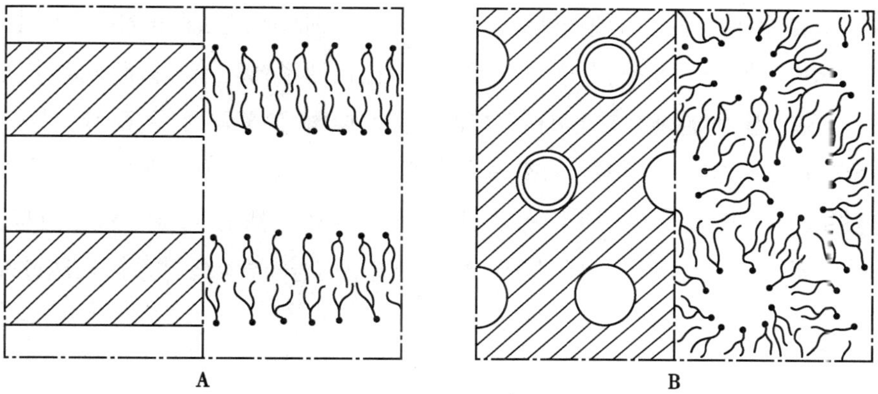

● 图 8-1　膜内脂质分子排列
A. 在细胞正常水分状况下的双分子排列；B. 脱水膜内脂质分子呈放射星状排列。

（三）抗旱性机制

1. 植物形态构造适应性变化　不同植物可通过不同形态构造的变化来适应干旱环境，其中耐旱植物常具有以下形态构造：①根系发达而深扎、根冠比大，能有效地吸收利用土壤中的水分（特别是土壤深层水分），以维持植物体内的水分平衡。②叶片细胞小、细胞间隙小、细胞壁较厚，可以减少细胞失水收缩时产生的机械伤害；叶片气孔多而小、叶片表面茸毛多、角质化程度高或蜡质层厚等，能减少水分丢失；叶脉较密、输导组织发达，能增强植物对水分的吸收和运输。

2. 植物生理反应　植物在干旱胁迫下，细胞膨压与光合作用都会发生相应的变化，其中耐旱植物常具有以下生理特点：①细胞液浓厚，原生质水合度高，束缚水含量多，原生质的弹性、黏性大，保水能力强，遇干旱时不致因脱水而使原生质变性凝聚。原生质弹性大，抗机械损伤的能力也强。②气孔仍能维持一定的开度，以保证 CO_2 的供应并维持较高或一定水平的光合作用，避免植物因有机物的缺乏而死亡。

3. 植物生化反应　植物在长期的进化过程中形成抵御干旱环境、减轻旱害的生化物质，主要包括 3 类：①清除活性氧伤害的酶促和非酶促保护系统，酶促系统包括超氧化物歧化酶（SOD）、过氧化氢酶（CAT）、过氧化物酶（POD）、谷胱甘肽还原酶（GR）、谷胱甘肽过氧化物酶（glutathione peroxidase，GSH-POD）、抗坏血酸过氧化物酶（APX）等，非酶促系统包括维生素 E、维生素 A、维生素 C、辅酶 Q 等；②渗透调节物质，如多元醇（甘油、山梨醇、甘露醇等）、低分子糖类（蔗糖和海藻糖类）、氨基酸（脯氨酸、甘氨酸、甜菜碱等）及其衍生物以及蛋白类保护剂；③次生代谢物，包括苯丙素类、醌类、黄酮类、鞣质、萜类、甾体及其苷类、生物碱、挥发油等，多为中药活性成分，在药用植物抵御干旱胁迫的过程中发挥重要作用，如在干旱胁迫下，甘草 *Glycyrrhiza uralensis* 根中的甘草酸与甘草苷等次生代谢物积累明显增多，忍冬中的绿原酸含量迅速升高，玄参 *Scrophularia ningpoensis* 中的环烯醚萜类成分合成量增加，菘蓝 *Isatis indigotica* 根中的靛玉红积累增多，柴胡 *Bupleurum chinense* 根中的柴胡皂苷 a、d 含量增加，黄檗 *Phellodendron amurense* 树皮中的小檗碱、药根碱及掌叶防己碱等生物碱类成分积累增多；草麻黄 *Ephedra sinica* 在雨季生物碱含量急剧下降，而在干燥的旱季生物碱含量上升至最高值；金鸡纳 *Cinchona ledgeriana* 在雨季或土壤湿度过大时奎宁含量很低甚至无积累，而在高温干燥环境下奎宁含量较高。

0801
甘草盆栽干旱胁迫试验

4. 植物干旱应答基因表达　植物感受干旱信号，即由细胞膜到细胞核内的信息传递，调控敏感基因表达，这些基因分为两类：①功能性蛋白基因，包括系列胚胎发育后期高丰度表达蛋白（LEA 蛋白）相关基因、水通道蛋白基因、合成渗透保护物质（如脯氨酸、甜菜碱、甘露醇等）相关基因、具有蛋白质转换作用的蛋白酶（如巯基蛋白酶、泛素）基因、具有解毒作用的蛋白（如 SOD、POD、CAT）基因、保护细胞结构的蛋白酶基因和代谢调整相关基因；②调节性蛋白基因，包括磷脂酶基因、转录因子基因以及蛋白激酶基因，在植物抗旱信号转导和逆激基因表达过程中起调节作用。

（四）提高植物抗旱性的途径

1. 品种选育　在干旱区种植耐旱品种。但是由于药用植物品种选育研究尚停留在种质资源评价的“初级”阶段，育种手段和方法落后；新品种选育体系、评价体系、繁育体系尚未建立，在抗旱品种选育方面还需要继续探索。

2. 抗旱锻炼驯化　利用抗旱锻炼处理，使植株根系发达，吸水能力增强，叶绿素含量增加，蛋白质含量提高，干物质积累增多，从而增加抗旱性。

3. 化学诱导　用化学试剂处理种子或植株，可产生诱导作用，提高植物的抗旱性。

4. 矿质营养　磷、钾肥能促进根系生长，提高根冠比，促进蛋白质合成，提高原生质的水合能力，提高保水力；而氮素过多或不足对植物抗旱都不利。

5. 生长延缓剂与抗蒸腾剂的使用　生长延缓剂能提高植物的抗旱性。脱落酸可使气孔关闭，减少蒸腾失水。矮壮素、丁酰肼（比久，B9）等能增加细胞的保水能力。抗蒸腾剂（antitranspirant）是可降低蒸腾失水的一类药物。反射剂对光有反射性，从而减少用于叶面蒸腾的能量。气孔开度抑制剂可改变气孔开度大小，或改变细胞膜透性，达到降低蒸腾的目的。

二、植物涝害与抗涝性

（一）涝害及其对植物的影响

水分过多对植物的危害称为涝害（flood injury）。水分过多的危害并不在于水分，而是水分过多引起缺氧产生的一系列危害。如果排除这些间接的原因，植物即使在水溶液中也能正常生长（如溶液培养）。植物对积水或土壤过湿的适应力和抵抗力被称为植物的抗涝性（flood resistance）。

水涝缺氧可造成植物生长矮小，叶黄化，根尖变黑，叶柄偏上生长，生长量降低，细胞亚微结构由于缺氧发生异常，种子萌发受到显著抑制。

（二）涝害机制

水涝缺氧主要限制有氧呼吸，促进无氧呼吸，产生大量无氧呼吸（发酵）产物，如丙酮酸、乳酸、乙醇等，使代谢紊乱。无氧呼吸还使根系缺乏能量，缺氧使土壤中的好氧细菌（如氨化细菌、硝化细菌等）的正常生长活动受抑，影响矿质供应和吸收。相反，使土壤厌氧细菌活跃，增加土壤溶液酸度，降低其氧化还原势，使土壤内形成大量有害的还原性物质（如 H_2S、Fe^{2+} 等），一些元素如 Mn、Fe、Zn 也易被还原流失，造成植株营养缺乏。在淹水条件下植物根系大量合成乙烯（ETH）

前体 1- 氨基环丙烷羧酸（1-aminocyclopropanecarboxylic acid，ACC），ACC 上运到茎叶后，接触空气转变成 ETH，造成植物叶片脱落、根系生长减慢、花瓣褪色等。

（三）植物的抗涝性及抗涝措施

不同植物的抗涝能力有别，植物抗涝性的强弱取决于对缺氧的适应能力。缺氧所引起的无氧呼吸使体内积累有毒物质，而耐缺氧的生化机制就是要消除有毒物质，或对有毒物质具有忍耐力。某些植物（如甜茅属 *Glyceria*）在淹水时改变呼吸代谢途径，起初缺氧刺激糖酵解途径，之后以戊糖磷酸途径占优势，这样通过调整代谢途径增强植物的抗缺氧能力，从根本上消除植物体内有毒物质的积累。另一些植物有发达的通气系统，它们可以通过胞间空隙将从地上茎、叶吸收的氧气输送到根部或缺氧部位，其发达的通气系统可增强植物对缺氧的耐力。因此，抗涝的首要工作就是品种选育，得到抗涝品种，及时排涝，保证植物光合作用与呼吸作用顺利进行。

第四节　盐胁迫及植物的抗盐性

一、盐胁迫

植物由于生长在高盐度生境而受到的高渗透势的影响称为盐胁迫（salt stress）。一般在气候干燥、地势低洼、地下水位高的地区，水分蒸发会将地下盐分带到土壤表层（耕作层），这样易造成土壤盐分过多。海滨地区因土壤蒸发或者咸水灌溉、海水倒灌等因素，可使土壤表层的盐分升高到 1% 以上。盐的种类决定土壤的性质，当土壤中的盐类以碳酸钠（Na_2CO_3）和碳酸氢钠（$NaHCO_3$）为主时此土壤称为碱土（alkaline soil），若以氯化钠（NaCl）和硫酸钠（Na_2SO_4）等为主时则称其为盐土（saline soil）。因盐土和碱土常混合在一起，即盐土中含有一定量的碱土，故习惯上将这种土壤称为盐碱土（saline and alkaline soil）。

盐分过多使土壤水势下降，严重阻碍植物生长发育，这已成为盐碱地区作物收成的制约因素。植物在受到盐胁迫时会发生危害，主要表现在以下几个方面：

1. 植物生长发育受阻　盐分对植物的最普通和最显著的效应就是抑制生长。当生长在低水势土壤中时，植物必然要增大细胞质的浓度，使植物水势低于外界生境的水势，才能保持植物细胞正常吸水，因此植物必须额外吸收定量的矿质元素和合成一定量的可溶性有机物质，增大细胞质的浓度，降低水势，这就必然要消耗能量，则植物生长的能量将会减少，生长就必然降低。整体表现为植物发育迟缓，抑制组织和器官的生长与分化，加速发育过程，缩短营养生长和开花期。

2. 渗透胁迫　在盐碱地区虽然土壤的含水量很大，但由于含盐量很高致使植物吸水困难，严重时甚至会造成植物组织内水分外渗，对植物产生渗透胁迫，造成生理干旱（physiological drought）。

3. 质膜伤害　高浓度的 NaCl 可置换细胞膜结合的 Ca^{2+}，膜结合的 Na^+/Ca^{2+} 增加，膜结构破坏，功能改变，细胞内的 K^+、PO_4^{3-} 和有机溶质外渗。盐胁迫下，细胞内的活性氧增加，启动脂质过氧化或膜脂脱脂作用，膜的完整性降低、选择透性丧失。

4. 离子失调　土壤中的某种离子过多往往排斥植物对其他离子的吸收，植物营养失调，生长受抑，还会产生单盐毒害。

5. 代谢紊乱

(1) 光合作用下降：盐分过多使 PEP 羧化酶和 RuBP 羧化酶活性下降，叶绿素和类胡萝卜素含量降低，气孔开度减小，气孔阻力增大，光合速率明显下降。

(2) 呼吸作用不稳定：低盐促进呼吸，高盐抑制呼吸。

(3) 引起氧化胁迫：盐分过多时，光合碳同化受抑，假环式光合磷酸化增强，光合电子传递给 O_2 增多，产生大量的活性氧（ROS），引起氧化胁迫。

(4) 蛋白质合成受阻：盐分过多降低蛋白质合成，促进蛋白质分解。其原因首先是盐胁迫使核酸分解大于合成，从而抑制蛋白质合成；同时高盐条件下氨基酸的生物合成受阻。

(5) 有毒物质累积：盐胁迫使植物体内积累有毒物质，如氮代谢的中间产物包括 NH_3、异亮氨酸、鸟氨酸和精氨酸等转化成具有毒性的腐胺和尸胺，它们又可被氧化为 NH_3 和 H_2O_2，从而产生毒害。

二、植物抗盐的生理机制

植物对土壤盐分胁迫的抵抗和忍耐能力称为抗盐性（salt resistance）。在生理层面上，植物的抗盐机制可分为避盐性（salt avoidance）和耐盐性（salt tolerance）。

（一）植物避盐性的生理机制

植物通过某些生理机制避免体内盐分过多，称为避盐性。它是指植物通过被动拒盐、主动排盐和稀释盐分来达到避盐的效果。

1. 拒盐　拒盐（salt exclusion）指这类植物的根细胞对 Na^+ 的透性很小，即使生长在盐分较多的环境中，也只吸收很少的 Na^+ 和 Cl^-。另外，植物根部能向土壤分泌根系分泌物，主要成分为有机酸和氨基酸类，它们能与土壤溶液中的某些离子起螯合或络合作用，所以在一定范围内能减少对这些离子的吸收。植物的拒盐是一个被动的过程，某些抗盐性较强的植物如长冰草 *Agropyron elongatum*、蒿属 *Artemisia*、盐地风毛菊 *Saussurea salsa* 和倒羽叶风毛菊 *S. runcinata* 等就具有这种特性。有些沙生植物的细胞液中积累大量的可溶性盐，导致渗透压提高，从而可以吸收较高盐渍度的潜水或土壤水。如红砂 *Reaumuria songarica*、珍珠猪毛菜 *Salsola passerina* 的渗透压可达 5 066.3kPa，梭梭可高达 8 106.0kPa，这使根系主动吸水的能力大为加强，提高植物的抗旱性。

2. 泌盐　泌盐（salt secretion）指植物将吸收的盐分主动排泄到茎叶的表面，而后被雨水冲刷脱落，防止过多盐分在体内的积累。泌盐也称为排盐。盐生植物排盐主要通过盐腺（salt gland），如补血草 *Limonium sinense* 和大米草 *Spartina anglica* 等药用植物都有排盐作用。有的植物可通过吐水将盐分排出体外，如柽柳 *Tamarix chinensis* 等。

3. 稀盐　稀盐（salt dilution）指植物通过加快吸收水分或加快生长速率来稀释细胞内的盐分浓度。如肉质化的植物靠细胞内大量贮水来冲淡盐的浓度。植物吸收盐离子的同时，通过叶片或茎部不断肉质化，形成发达薄壁的组织，贮存大量水分，使得进入植物体内的盐分被稀释，盐离子始终保持在较低的浓度水平。如滨藜属 *Atriplex*、落地生根属 *Bryophyllum* 中的某些植物都是以提高肉质化程度，增加细胞含水量来逃避盐害的。

（二）植物耐盐性的生理机制

植物在盐分胁迫下，通过生理代谢反应来适应或抵抗进入细胞的盐分危害，称为耐盐性（salt tolerance）。植物有多种耐盐方式。

1. 耐渗透胁迫　植物通过细胞的渗透调节以适应由盐渍产生的水分逆境。植物耐盐的主要机制是盐分在细胞内的区室化分配，即细胞内离子的区室化作用（ion compartmentalization）。盐分在液泡中积累可降低其对其他功能细胞器的伤害。如有些植物吸收的 Na^+、Cl^- 等积累在液泡中使盐分与细胞质溶胶和其他细胞器隔离，不但避免盐离子对细胞质中各种酶的影响，阻止其对细胞质和叶绿体等生理代谢过程的干扰，而且增加液泡的溶质浓度，降低水势，增强吸水能力，从而避免离子胁迫和脱水胁迫。还有些植物可将吸收的盐分转移到老叶中积累，最后老叶脱落，以此来阻止盐分在体内的过量积累。

2. 营养元素平衡　有些植物在盐渍中能增加对 K^+ 的吸收，有的蓝藻、绿藻能随 Na^+ 供应的增加而加大对氮的吸收，所以它们在盐胁迫下能较好地保持营养元素的平衡。

3. 代谢稳定性　某些植物在较高的盐浓度中仍能保持酶活性的稳定，维持正常的代谢。例如大麦幼苗在盐渍时仍保持丙酮酸激酶的活性。有些植物在盐渍环境中诱导形成二胺氧化酶以分解有毒的二胺化合物（如腐胺、尸胺等），消除其毒害作用。

4. 与盐结合的植物　植物通过代谢产物与盐类结合，减少游离离子对原生质的破坏作用。细胞中的清蛋白可提高亲水胶体对盐类凝固作用的抵抗力，从而避免原生质受电解质影响而凝固。

5. 维护膜系统的完整性　在盐分胁迫下，细胞质膜首先受到盐离子胁迫的影响而受到损伤，使膜透性增大，细胞内的可溶性内含物质大量外渗，外界的 Na^+、Cl^- 等大量进入细胞，导致细胞伤害。耐盐性强的植物细胞膜具有较强的稳定性，从而减小或完全排除盐胁迫对质膜的损伤。

6. 增强活性氧清除能力　在盐胁迫下，植物体内会积累活性氧，耐盐性强的植物能产生一些具有较强的清除活性氧酶活性和较高含量的抗氧化物质。

三、植物耐盐的分子机制

植物细胞质中维持较高的 K^+/Na^+ 比率是细胞行使功能的必要条件。高 Na^+ 浓度可以竞争抑制根中 K^+ 的特异性吸收。在盐胁迫下，Na^+ 可以通过阳离子运输体进入根中的细胞质或进入根中的韧皮部。因而植物维持细胞质中 K^+/Na^+ 平衡的策略为 Na^+ 外排、降低 / 阻止 Na^+ 进入细胞以及 Na^+ 在液泡中的区室化。

SOS（salt overly sensitive）信号转导途径负责植物根系细胞中的 Na^+ 外排，是与植物耐盐性密切相关的途径之一，也是研究得较清楚的途径之一，在维持植物细胞离子稳态中发挥非常重要的作用。目前已对拟南芥突变体进行筛选，获得 28 个 *sos1* 突变体、9 个 *sos2* 突变体和 1 个 *sos3* 突变体，这些突变体属于 5 个基因位点的突变，其中 *sos1*、*sos2* 和 *sos3* 这 3 个基因参与介导细胞内离子平衡的信号转导途径；研究发现，*sos3* 通过对细胞骨架微丝重组，调控植物的盐胁迫响应。

盐胁迫可以诱导许多植物基因的表达，根据这些基因产物的作用，可以分为两大类。一类是功能基因，包括编码渗透调节物质如甜菜碱、甘露醇、海藻糖及脯氨酸等合成酶的基因；编码维持离子平衡的转运蛋白如 Na^+/H^+ 反向转运蛋白的基因；编码活性氧清除酶如超氧化物歧化酶、谷胱甘肽过氧化物酶、谷胱甘肽还原酶的基因；编码直接保护细胞免受盐胁迫伤害的功能蛋白如胚胎发生后期丰富蛋白、伴侣蛋白和水通道蛋白等的基因。另一类为编码调节蛋白的基因，包括调控基因表达的转录因子，如 DREB 转录因子、MYB 转录因子、MYC 转录因子及 bZIP 转录因子等，以及感受和传导胁迫信号途径中的蛋白激酶基因等。

四、提高植物抗盐性的途径

1. 培育抗盐品种　通过常规育种手段或采用组织培养等技术手段选育抗盐突变体，使其适应盐碱土环境是提高作物抗盐性的根本途径。利用 QTL 分析技术鉴定出野生种或近野生种种质抗盐性状相关的位点，再结合分子标记辅助选择将之导入栽培品种，也是非常有前景的育种手段。

2. 抗盐锻炼　抗盐锻炼是指将种子按盐分梯度进行一定时间的处理，提高其抗盐能力的过程。例如棉花种子播前可按顺序分别浸在 3、6 及 12g/L NaCl 溶液中，每种浓度浸泡 12 小时；玉米种子可用 30g/L NaCl 浸种 1 小时，这些处理都可显著增强它们的耐盐性。

3. 使用生长调节剂　用生长调节剂处理植株，如喷施 IAA 或用 IAA 浸种，可促进作物生长和吸水，提高抗盐性。对生长在盐渍上的小麦喷施 5μmol/L IAA 溶液，可增加其产量。

4. 改造盐碱土　通过合理灌溉、泡田洗盐、增施有机肥、盐土种稻、种植耐盐碱作物（如田菁、沙枣、紫穗槐、向日葵、甜菜、甘草等）等方法改造盐碱土。

第五节　温度胁迫及其适应性

植物的正常生长发育需要合适的温度条件，温度过高或者过低都会对植物产生不利的影响，这种由温度引起的不利影响即为温度胁迫。按照温度区分，温度胁迫可以分为高温胁迫和低温胁迫两大类，其中低温胁迫又分为冷害和冻害两种情况。

一、植物冷害与抗冷性

（一）冷害及其对植物的影响

0℃以上的低温对植物的危害称为冷害（chilling injury）。而植物对 0℃以上低温的适应能力称为抗冷性（chilling resistance）。根据植物对冷害的反应速度，可将冷害分为直接伤害与间接伤害两类。直接伤害是指植物受低温影响后几小时，至多在 1 天之内即出现症状；间接伤害主要是指因代谢失调而造成的细胞伤害。这些变化是代谢失常后生物缓慢的化学变化造成的，并不是低温直接造成的。

冷害时，植物体主要表现为膜透性增加，细胞内的可溶性物质大量外渗；原生质流动减慢或停止；根系的吸水能力下降，水分代谢失调；叶绿素合成受阻，光合酶活性受抑制，导致光合速率减弱；呼吸速率先升后降；物质代谢失调。

（二）冷害机制

1. 膜脂发生相变　在低温冷害下，生物膜的脂类由液晶态变为凝胶态，从而引起与膜相结合的酶解离或使酶亚基分解而失去活性。因为酶蛋白质是通过疏水键与膜脂相结合的，而低温使两者结合脆弱，易于分离。相变温度随脂肪酸链的长度增加而增加，但随不饱和脂肪酸所占的比例增加而降低。温带植物比热带植物耐低温的原因之一是构成膜脂的不饱和脂肪酸含量较高。膜不饱和脂肪酸指数，即不饱和脂肪酸在总脂肪酸中的相对比值可成为衡量植物抗冷性的重要生理指标。

2. 膜的结构改变　在缓慢降温的条件下，由于膜脂的固化使得膜结构紧缩，降低膜对水和溶质的透性；在寒流突然来临的情况下，由于膜体紧缩不匀而出现断裂，因而会造成膜的破损渗漏，胞内的溶质外流。

3. 代谢紊乱　低温使得生物膜的结构发生显著变化，进而导致植物体内新陈代谢的有序性被打破，特别是光合与呼吸速率改变，植物处于饥饿状态，而且还积累有毒的中间物质（图 8-2）。

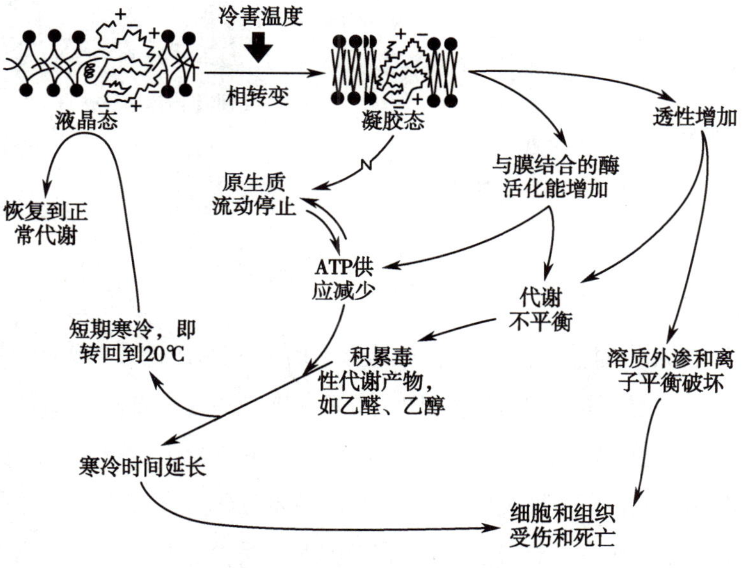

图 8-2　冷害引起的细胞代谢变化

（三）提高植物抗冷性的措施

1. 低温锻炼　植物对低温的抵抗往往是一个适应锻炼过程。很多植物如预先给予适当的低温锻炼，而后即可抵抗更低温度的影响，不致受害。否则就会在突然遇到低温时遭到灾难性的伤害。

2. 化学诱导　植物生长调节剂及其他化学试剂如细胞分裂素、2，4- 二氯苯氧乙酸（2，4-D）、脱落酸、多效唑（PP333）、维生素 C、油菜素内酯等可诱导植物抗冷性的提高。

3. 合理施肥　调节氮、磷、钾肥的比例，增加磷、钾肥比重能明显提高植物的抗冷性。

二、植物冻害与抗冻性

（一）冻害及其对植物的影响

0℃以下的低温对植物的危害称为冻害（freezing injury）。植物对0℃以下的低温逐渐形成的一种适应能力称为抗冻性（freezing resistance）。冻害发生的温度限度，可因植物种类、生育时期、生理状态以及器官的不同，以及经受低温的时间长短有很大差异。

植物受冻害时，细胞失去膨压，组织柔软，叶色变褐，最终干枯死亡。严格说冻害就是冰晶的伤害。植物组织结冰可分为两种方式：胞外结冰与胞内结冰。胞外结冰（也称胞间结冰）是指在通常温度下降时，细胞间隙和细胞壁附近的水分结成冰（图8-3）。胞内结冰是指温度迅速下降，除了胞间结冰外，细胞内的水分也冻结。一般先在原生质内结冰，后来在液泡内结冰。细胞内的冰晶体数目众多，体积一般比胞间结冰的小。

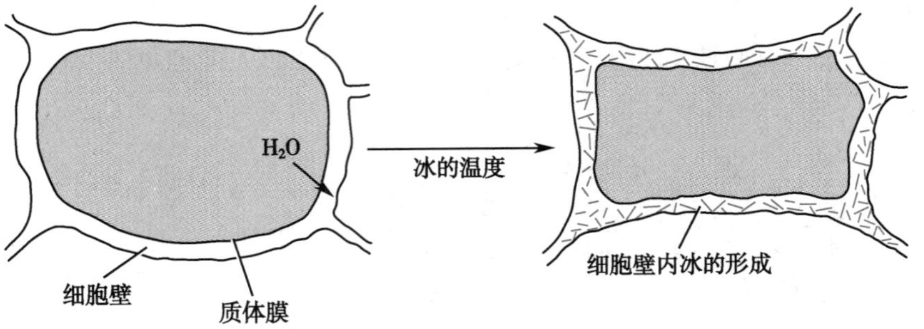

图8-3　细胞结冰时的变化

（二）冻害机制

1. 结冰伤害　结冰会对植物体造成危害，但胞间结冰和胞内结冰的影响各有特点。胞间结冰引起植物受害的主要原因是：①当胞外出现冰晶时，胞内的含水量较大，细胞内较高的蒸气压使胞内的水分迁移到胞间，后又结冰。如此反复，细胞内的水分不断被夺取，造成原生质发生严重脱水、蛋白质变性或原生质不可逆的凝胶化。②冰晶体对细胞的机械损伤。逐渐膨大的冰晶体给细胞造成机械压力，使细胞变形，甚至可能将细胞壁和质膜挤碎，使原生质暴露于胞外而受冻害，同时细胞亚微结构遭受破坏，酶活动无秩序，代谢紊乱。③解冻过快对细胞的损伤。若遇温度骤然回升，冰晶迅速融化，细胞壁吸水膨胀，而原生质尚来不及吸水膨胀，有可能被撕裂损伤。胞内结冰对细胞的危害更为直接。因为原生质是有高度精细结构的组织，冰晶形成以及融化时对质膜与细胞器以及整个细胞质产生破坏作用。胞内结冰常给植物带来致命性伤害。

2. 蛋白质凝聚假说（硫氢基假说）　由于组织结冰脱水时蛋白质的活性表面相互靠近，于是使蛋白质分子内或分子间相邻的巯基彼此靠近，氧化形成二硫键。由于二硫键比氢键牢固得多，故若再度吸收水时，蛋白质的空间构象发生变化，蛋白质变性凝聚，从而导致细胞死亡。

3. 膜伤害　膜对结冰最敏感。低温造成细胞间结冰时，可产生脱水、机械和渗透3种伤害，这3种伤害使蛋白质变性或改变膜中蛋白和膜脂的排列，膜透性增大，溶质大量外流。膜脂相变使得一部分与膜结合的酶游离而失去活性，光合磷酸化和氧化磷酸化解偶联，ATP 形成明显下降，引起代谢失调，严重时则使植株死亡。

（三）提高植物抗冻性的措施

1. 抗冻锻炼　在植物遭遇低温冻害之前，逐步降低温度，通过设置预先胁迫，使植物发生各种生理生化变化，提高植物的抗冻能力。如 12℃、3 天低温锻炼明显提高桑树幼苗的抗冷性。

2. 化学调控　一些植物生长物质如脱落酸、生长延缓剂 AMO-1618 与丁酰肼等可以用于提高植物的抗冻性。

3. 农业措施　采取有效的农业措施，加强田间管理，也能在一定程度上提高植物的抗冻性，防止冻害发生。这些农业措施包括：①通过施肥、培土、通气等农业措施，如提高钾肥比例、厩肥与绿肥压青等促进幼苗健壮，增强秧苗的抗冻性；②寒流霜冻来临前实行冬灌、盖草、熏烟，以抵御强寒流袭击；③采用日光温室苗床、地膜覆盖等防止早春冻害。

三、植物热害与抗热性

（一）热害及其对植物的影响

由高温胁迫（high temperature stress）引起植物伤害的现象称为热害（heat injury）。而植物对高温胁迫的适应则称为抗热性（heat resistance）。

植物受高温伤害后会出现各种症状，如树干干裂，叶片黄褐、出现死斑；同时高温胁迫也影响药材的质量，如果实大小、成熟度、化学成分等；此外长期高温条件下，植物因得不到必要的低温刺激而无法完成发育阶段。

（二）热害机制

高温对植物的危害可分为直接伤害与间接伤害 2 个方面。直接伤害是高温直接影响细胞质的组成结构，在几秒到几十秒的极短时间内就可能出现症状，并可从受热部位向非受热部位传递蔓延。其伤害实质可能主要是由于高温引起蛋白质变性以及膜脂液化，使膜失去半透性和主动吸收的特性。

间接伤害是由于高温导致代谢异常，使植物缓慢受害的过程。其热害机制主要包括以下几点：①过度蒸腾失水。高温常引起植物过度蒸腾失水，与旱害相似，细胞失水导致一系列代谢失调，植物生长不良。②代谢性饥饿。在高温下呼吸作用大于光合作用，消耗多于合成，体内贮藏的有机物大量消耗，正常的代谢活动缺乏营养物质。若高温持续时间过长，植物体会出现饥饿死亡。③毒性物质积累。高温使氧气的溶解度减小，植物的有氧呼吸受到抑制，无氧呼吸增强，无氧呼吸所产生的乙醇、乙醛等物质积累致毒。④代谢物质缺乏。高温使一些生化环节发生障碍，造成植物生长所必需的活性物质如维生素、核苷酸缺乏，引起生长不良。⑤蛋白质合成下降。高温破坏氧化磷酸化偶联，丧失为蛋白质生物合成提供能量的能力，使蛋白质合成速率下降。同时，高温还破坏核糖体和核酸的生物活性，从根本上降低蛋白质合成能力。

（三）植物的抗热性及抗高温措施

抗热性与植物的生长习性有关。通常生长在炎热、干燥环境中的植物，其抗热性高于生长在冷凉、潮湿环境中的植物。起源于热带或亚热带地区的 C_4 植物的抗热性一般高于 C_3 植物。植物不同的生育时期、部位，其抗热性也有差异。休眠种子的抗热性最强，随着种子吸水膨胀，抗热性下降。抗热性强的植物在代谢上的基本特点是构成原生质的蛋白质相对热稳定，在高温下仍可维持一定的正常代谢。同时，抗热植物体内合成蛋白质的速度很快，可以及时补偿因热害造成的蛋白质损耗。

环境条件对植物的抗热性具有重要影响，可利用环境措施提高植物的抗热性，主要措施包括以下几点。①高温锻炼：高温处理植物后，会诱导形成一些新的蛋白质（酶）分子，即热激蛋白，热激蛋白有稳定细胞膜结构与保护线粒体的功能，可提高植物的抗热性。②水分控制：研究表明，细胞含水量低时，植物的抗热性强。干燥种子的抗热性强，随着含水量增加，抗热性下降。在大田生产中，调控灌溉量可使细胞含水量不同，以调节抗热性。③矿质营养调控：矿质营养与抗热性有关，有研究表明氮素过多，抗热性减低；相反，营养缺乏则热致死温度反而提高。

第六节　光胁迫及其适应性

光是绿色植物进行光合作用以合成有机物的基本能源。光照强度是影响植物生长发育的重要环境因子之一，在植物的种子萌发、形态建成、器官发生、光合作用、矿物质和营养元素的吸收转运、次生代谢等一系列过程中有重要作用。然而，当光照强度超出植物自身的调控范围时会形成逆境胁迫，降低植物对光的利用效率而造成损害，其中光不足（弱光胁迫）会限制光合作用的快速进行，而光过量（强光胁迫）会引起植物光合作用的光抑制甚至造成光合结构的不可逆性破坏。同时，臭氧层破坏导致全球紫外辐射增强，特别是 UV-B（紫外线 B 波段，波长为 280～320nm）辐射的增强，对植物的影响也越发显著。光胁迫主要会引起植物光抑制、光破坏和光破坏防御等问题，而植物在遭受光胁迫时会表现出不同层面的适应调整能力。

一、光抑制、光破坏和光破坏防御

（一）光抑制

光抑制（photoinhibition）是指植物叶片所接受的光能超过光合作用所能利用的数量时光合功能降低的现象。光抑制作为术语第一次出现是在 1956 年，Kok 将它定义为光合单位或色素复合体的光化学失活。光抑制的最显著的特征就是光合作用效率的降低，通常表现为光系统Ⅱ（photosystem，PSⅡ）潜在的（或最大的）光化学效率或光合碳同化的量子效率的降低。

光抑制可以分为慢性光抑制（chronic photoinhibition）和动态光抑制（dynamic photoinhibition）两种类型。慢性光抑制是当光胁迫的条件解除后，由于强光引起植物的光合机构破坏，光合能力恢复较慢，主要与光合机构破坏有关；动态光抑制是当光胁迫的条件解除后，植物的光合作用能力迅速恢复，主要是和一些能量耗散过程相联系。

相关研究表明，与光合机构破坏有关的主要发生在阴生植物，能量耗散过程多发生在阳生植物。两种光抑制的情况也可以发生在同种植物中，这取决于光照强度。需要说明的是，虽然光抑制容易发生在高温、干旱等其他逆境并存时，引起不可逆的光合机构损坏，但是越来越多的研究显示，在没有其他环境胁迫因素同时存在的自然条件下，光抑制往往仅是一些保护性机制如激发能的热耗散等加强运转的反映，而非光合机构遭受破坏所导致。光抑制的分子机制尚不明确，仍需广泛深入的研究。

（二）光破坏

光破坏（photodamage）是指光对植物光合机构造成的伤害。植物的光破坏可表现在多个方面，如对光合色素造成光漂白、光合作用中心 D1 蛋白的降解、光合机构的光氧化剂对 OEC 的破坏等。植物光系统Ⅱ（PSⅡ）对于光照最为敏感，是光破坏的主要场所，包括起源于受体侧的光破坏和起源于供体侧的光破坏两种情况。起源于受体侧的光破坏依赖于氧，是由于 CO_2 同化受阻，质体醌库完全还原，稳定的还原型 Q_A 很快积累。Q_A 积累可以促进三线态 P680 的形成，而三线态 P680 可以与 O_2 作用形成单线态分子氧（$^1O_2^*$），$^1O_2^*$ 是强氧化剂，它可以破坏附件的蛋白质和色素分子。PSⅡ反应复合体核心组成部分 D1 蛋白中的组氨酸残基（His190、His195 和 His198）是单线态氧攻击、破坏的位点。起源于供体侧的光破坏则在无氧条件下也可以产生，是当水氧化受阻时，由于原初电子供体不能很快地将电子传递给反应中心，因而延长 $P680^+$ 的寿命。$P680^+$ 也是一种强氧化剂，能氧化破坏类胡萝卜素、叶绿素等色素和 D1 蛋白。

而在光抑制研究中，光合机构的光破坏主要是指 D1 蛋白的净损失。D1 蛋白在光下不断地降解与合成，在正常情况下，D1 蛋白的降解与合成保持动态平衡，光破坏导致 D1 蛋白的降解速度大于合成速度，导致 D1 蛋白的净损失，影响 PSⅡ的电子传递过程，引起光合速率的下降，出现光抑制。

（三）光破坏防御

光破坏防御（photoprotective）是指植物在长期的进化过程中形成的一系列在光胁迫下防御光破坏的机制。植物防御光破坏的机制主要包括以下几个方面：①通过增加光合电子传递载体和光合关键酶的含量及活化水平提高光合能力，增加对光能的利用，使过剩光能减少；②加强光呼吸、Mehler 反应等非光合代谢途径以消耗过多的能量；③增强非辐射热耗散，将过剩光能以无害的热的形式散失，这条途径主要与叶黄素循环有关；④增强活性氧的清除系统；⑤加强 PSⅡ反应中心的修复循环（D1 蛋白周转）等。植物这种复杂多样的光保护机制对光合机构保护的贡献因物种、生育阶段和生长环境等的不同而异。但已有大量研究表明，依赖于叶黄素循环的热耗散、D1 蛋白周转和活性氧的清除系统是植物在自然条件下免受强光破坏的 3 个重要途径。

二、强光胁迫

（一）强光胁迫及其对植物的影响

光合作用是一个光生物化学反应，当光合有效辐射超过植物光合作用的光补偿点后，光合速率随光照强度增加而上升，在光饱和点以前是光合速率上升的阶段；超过光饱和点以后，光合速率随光照强度增加而降低。我们将超出光饱和点的光照强度定义为强光，而将强光对植物包括药用植物可能造成的危害定义为强光胁迫。强光胁迫可影响药用植物的光合速率而造成光合“午休”，增加光呼吸，影响药用植物的生长发育、生理生化特性和次生代谢物合成等。

强光是否会导致强光胁迫，还与空气温度、湿度、CO_2浓度及植株的营养水平等因素有关，特别是药用植物本身的生物学特性以及生长环境。如生长于开阔地区如高山、荒漠、海岸等的药用植物往往适应强光环境，并能忍耐高强度的太阳辐射，属于光稳定型。然而，如果卡尔文循环的电子传递被阻断或延迟，即使喜光药用植物也会发生光抑制和光损伤。如荞麦、麦冬、孩儿参等在中午前后经常会出现光抑制，与晴天中午的光照强度超过药用植物的光饱和点有关，轻者光合速率暂时降低，过后可以恢复；重者叶片发黄，光合能力无法恢复。

（二）植物对强光胁迫的适应

药用植物对强光有一定的适应范围，并具有季节性和地区性，同时因药用植物种类而存在差异。在强光、高温等逆境条件下C_4植物比C_3植物有更高的生产能力，C_4植物甚至能将最强的光用于光合作用，对CO_2的吸收量随光照强度变化而改变；C_3植物则很容易达到光饱和，由于强光而发生强光胁迫。因此，喜光药用植物能利用强光，而喜阴药用植物在强光下容易遭受光胁迫而产生危害。药用植物可以从以下几个方面表现出对强光的适应能力：

1．形态特征　当植物处于强光胁迫的条件下时，其叶面积、叶长、叶宽、叶厚、茎、株高等会发生一系列变化以适应新光环境，也就是通过形态可塑性来表现出对强光胁迫的适应性。通常情况下，强光会使植物的株高降低，茎的直径及干重增大，促进根系的生长。而植物分株数、叶片数和开花数在适合的光照条件下会增多，强光胁迫则会导致植物分株数、叶片数和开花数减少。植物花芽分化、开花、授粉及果实发育等在强光环境下也会发生改变。

2．生理特性　不同的光照强度会直接影响药用植物叶片中叶绿体结构和活性的变化，改善药用植物在强光条件下对光能的利用效率。在光饱和点以上，随着光照强度增强，植物的净光合速率下降。而有关叶绿素含量在光胁迫下的变化，通常认为可能与植物种类、胁迫时间的长短等有关系。研究表明，较高的辐射条件下药用植物的叶片颜色较深，叶绿素含量相对较高。

3．生化特性　植物在处于不同的光照强度下时，可通过生化物质调节以适应新环境，主要包括4类：①光合酶，如核酮糖-1，5-二磷酸羧化酶/加氧酶（rubisco）、1，7-二磷酸景天庚酮糖酯酶（SBPase）、3-磷酸甘油醛脱氢酶（GAPDH）、1，6-二磷酸果糖酯酶（FBPase）以及一些参与暗反应的酶等；②渗透调节物质，包括游离脯氨酸、可溶性糖、可溶性蛋白等；③细胞保护酶和脂质过氧化酶，包括超氧化物歧化酶（SOD）、过氧化氢酶（CAT）、过氧化物酶（POD）、谷胱甘肽还原酶（GR）、抗坏血酸过氧化物酶（APX）和丙二醛（MDA）等；④植物内源激素，包括赤霉素（GA）、生长素（IAA）、脱落酸（ABA）、乙烯（ETH）等。

4．次生代谢物的特性　光照强度的变化会改变植物生物碱类、酚类、黄酮类、萜类等多种次生代谢物的积累，在适应新环境中发挥重要作用。适度的光照强度可增加药用植物的光合作用速率，提高次生代谢物的积累；过高或过低的光照强度均会产生负效应，且与药用植物种类有关。如喜树幼苗叶片的喜树碱含量随着光照强度减弱而增加，但超出限度即光照强度极低时含量降低；莪术中的莪术醇和挥发油含量在光照强度为全光照的85%时最高；绞股蓝中的绞股蓝总皂苷含量在相对光照度为70%时最高；光照强度过大会导致人参中的人参皂苷含量下降等。

三、UV-B辐射

（一）UV-B辐射及其对植物的影响

太阳紫外辐射（200～400nm）占太阳总辐射能的8%～9%，通常分为短波紫外辐射（UV-C，200～280nm）、中波紫外辐射（UV-B，280～320nm）和长波紫外辐射（UV-A，320～400nm）。UV-A可以全部穿过臭氧层到达地面，能促进植物生长，一般情况下对植物没有伤害；UV-C虽然对植物生长有很大的影响，却被臭氧层全部吸收而不能到达地面，即使臭氧层减薄90%，它到达地球的辐射量也可以忽略不计；而UV-B除了部分被臭氧层吸收外，其余部分可直达地面，对地球生命物质产生直接影响。因此，臭氧量减少带来的后果主要是导致到达地表的对生物有损伤作用的UV-B辐射增强。

（二）植物对UV-B辐射胁迫的适应

药用植物遭受UV-B辐射后，其形态特征、生理特性、生化特性、次生代谢物积累等方面会发生相应的改变以适应新环境。

0802

UV-B辐射处理对丹参植株形态的影响（从左至右为低强度UV-B辐射、高强度UV-B辐射、对照）

1．形态特征　关于药用植物生长发育中形态发生改变应对增强的UV-B辐射影响已有大量研究。过量的UV-B辐射能使叶面积缩小，植株矮化，群体中的小个体数目增多，分枝和分蘖数增加，生物量降低。同时还会导致植物器官生长不均匀、根冠比改变植物对光胁迫的适应性。

2．生理特性　UV-B辐射增强会降低叶片的光合色素含量，显著降低净光合速率和气孔导度，可溶性蛋白和叶绿素含量以及光系统Ⅱ电子传递速率显著下降。并且UV-B辐射增强可导致光合作用的关键酶rubisco活性和含量的降低。如用紫外线光源照射紫杉幼苗，发现其可溶性蛋白和叶绿素含量以及光系统Ⅱ的电子传递速率显著下降。

3．生化特性　UV-B辐射增强会导致活性氧的产生，为了应对产生的氧化胁迫，药用植物体内的各种活性氧清除系统中的物质活性或含量会发生改变，包括超氧化物歧化酶（SOD）、过氧化氢酶（CAT）、过氧化物酶（POD）和抗坏血酸过氧化物酶（APX）等；非酶清除系统包括低分子量的抗氧化剂如抗坏血酸盐（ASA）、谷胱甘肽（GSH）、类胡萝卜素和脯氨酸等。如孔石莼 *Ulvap ertusa* 经过UV-B辐射后，可溶性蛋白含量在初始阶段有所增加，而后却出现极显著的下降，叶绿素含量呈现下降的趋势，过氧化氢含量、丙二醛含量和超氧化物歧化酶活力呈现升高的趋势。

4．次生代谢物的特性　药用植物次生代谢及其有效成分积累会发生改变以应对UV-B辐射环境对植物造成的伤害。主要包括①酚类：紫外线能诱导许多植物产生酚类物质，能够屏蔽UV-B辐射，利于损伤DNA的修复，提高植物的抗氧化能力等。如采用UV-B辐射新鲜忍冬，发现其3种异绿原酸含量显著增加，抗氧化活性增强。②黄酮类：增加UV-B辐射可刺激查耳酮合成酶（CHS）、苯丙氨酸解氨酶（PAL）等黄酮生物合成途径中关键酶的转录和表达，刺激植物合成黄酮类物质。如增加 UV-B 辐射，黄芩根及叶中的黄酮类等化学成分含量升高，短葶飞蓬 *Erigeron breviscapus* 中的总黄酮含量显著增加。③萜类：UV-B 辐射也能影响萜类物质的合成，如将黄花蒿 *Artemisia annua* 幼苗用 UV-B 辐射处理 14 天后移植到大田，在所有发育阶段处理组的青蒿素含量均高于对照组，在花期比对照组高出 10.5%。④挥发油类：研究表明，增加 UV-B 辐射可显著增加留兰香 *Mentha spicata* 中的香芹酮和二氢香芹酮含量。UV-B 辐射对药用植物白莒中挥发油的影响结果显示，经过 UV-B 处理后挥发油总量增加，其中伞花烃和香芹酚等含量显著增加。⑤生物碱类：增加 UV-B 辐射可以提高浙贝母中的总生物碱含量，认为是其生物合成关键酶基因的表达增强或酶活性提高所致。短期适度的 UV-B 辐射能够增加黄连根中的小檗碱含量，并且相关的酪氨酸酶活性也有所增加；但长期高强度辐射则降低小檗碱含量，并且相关酶活性被抑制。⑥其他类成分：关于其他类次生代谢成分对于 UV-B 辐射的响应也有少量报道。如增强 UV-B 辐射能够刺激木立芦荟 *Aloe arborescens* 和库拉索芦荟 *A. barbadmsis* 叶中的芦荟素、芦荟大黄素积累和新蒽酮合成，但抑制中华芦荟 *A. chinensis* 叶中的蒽醌类物质积累。UV-B 辐射对收获的药用植物旱金莲 *Tropaeolum majus* 同药用部位成分的影响结果显示，旱金莲花序、叶、种子中的金莲葡糖硫苷和芥子油苷含量都显著增加。

第七节　环境污染伤害及植物的抗性

随着现代工业和城市化的发展，厂矿、居民区、交通工具等排放的废渣、废气和废水越来越多，而且扩散范围越来越大，同时中药农业生产中施用大量农药、化肥等化学物质，引起残留的有害物质增加。当这些有害物质的量远远超过生态系统的自然净化能力时，就造成环境污染（environmental pollution）。

环境污染不仅直接危害人类的健康与安全，而且严重影响植物生长发育、大幅降低作物的产量和品质。污染物的大量聚集还可能造成植物死亡，甚至破坏整个生态系统，使之难以恢复。

就污染因素而言，可分为大气污染，水体污染和土壤污染。其中，以大气污染和水体污染对植物的影响最大，不仅范围广、面积大，且易转化为土壤污染。

一、大气污染对植物的伤害

（一）大气污染物

大气污染（atmosphere pollution）是指有害物质进入大气，对生物和生态环境造成危害的现象。大气中的有害物质称为大气污染物（atmosphere pollutant），主要是燃料燃烧时排放的废气、工业生产中排放的粉尘、废气及汽车尾气等。对植物有毒的大气污染物是多种多样的，主要有二氧化硫（SO_2）、氟化氢（HF）、臭氧（O_3）、氯气（Cl_2）、氮氧化物（N_xO_y）、粉尘和带有金属元素的气体。有机物燃烧时，一部分未被燃烧完的碳氢化合物如乙烯、乙炔、丙烯等对某些敏感植物也可产生毒害作用；O_3、NO_2、N_2O 等也是对植物有毒的物质；其他如 CO、CO_2 超过一定浓度对植物也有毒害作用。农村大面积焚烧秸秆产生的烟雾也是大气污染源。

此外，光化学烟雾对植物也有严重的伤害。工厂、汽车排出的一种以 NO 和烯烃类为主的混合气体在紫外线的作用下发生各种化学反应，形成 O_3、NO_2、醛类（RCHO）和硝酸过氧化乙酰（peroxyacetyl nitrate，PAN）等，这些有害气体再与大气中的硫酸液滴、硝酸液滴接触会变成为浅蓝色的烟雾。由于这种具有污染作用的烟雾是通过光化学作用形成的，因此称为光化学烟雾（photochemical smog）。

很多植物对大气污染物敏感，容易受到伤害。因为植物有大量的叶片，在不断与空气进行着活跃的气体交换；且植物根植于土壤之中，固定不动，无法躲避污染物的侵入。

植物与大气接触的主要部位是叶片，所以叶片是最易受到大气污染物侵入和发生伤害的部位。花的各种组织（如雌蕊的柱头）也很容易受污染物伤害而造成受精不良和空瘪率提高。植物的其他暴露部分（如芽、嫩梢等）也可受到侵染。大气污染物进入植物的主要途径是气孔。另外，角质层对 HF 和 HCl 有相对高的透性，因而它是 HF 和 HCl 进入叶肉组织的主要途径。

（二）大气污染的伤害方式

大气污染危害植物的程度不仅与植物的类型、发育阶段及其他环境条件有关，也与有害气体的种类、浓度和持续时间有关，污染物进入细胞后如果累积浓度超过植物的敏感阈值即产生危害。伤害方式可分为急性危害、慢性危害和隐性危害。

1. 急性伤害　指在较高浓度的有害气体短时间（几小时、几十分钟或更短）的作用下所发生的组织坏死。叶组织受害时最初呈灰绿色，然后质膜与细胞壁解体，细胞内含物进入细胞间隙，转变为暗绿色的油浸或水渍斑，质地变软继而枯萎脱落，严重时全株死亡。

2. 慢性伤害　指低浓度的污染物在长时期内对植物形成的危害。叶绿素合成逐步被破坏，使叶片失绿、变小，生长受抑制，组织畸形或加速衰老的伤害症状。

3. 隐性伤害　指更低浓度的污染物在长时期内对植物生长发育的影响。一般从植株外部看不出明显的症状，生长发育基本正常，只造成生理障碍、代谢异常，导致作物生产力及品质下降。

在上述污染物中，以 SO_2、O_3、氟化物、氮氧化物等的危害比较普遍。

（三）主要大气污染物对植物的伤害

1. 二氧化硫（SO_2）　SO_2 是我国当前最主要的大气污染物，排放量大，对植物的危害也比较严重。如果大气中含硫超过 25～150μg/m^3，就会对植物造成伤害。

（1）伤害症状：不同植物对 SO_2 的敏感性相差很大。总的来说，草本植物比木本植物敏感，木本植物中针叶树比阔叶树敏感，阔叶树中落叶的比常绿的敏感，C_3 植物比 C_4 植物敏感。植物受 SO_2 伤害后的主要症状为：①叶背面出现暗绿色水渍斑，叶失去原有的光泽，常伴有水渗出；②叶片萎蔫；③有明显的失绿斑，呈灰绿色；④失水干枯，出现坏死斑。

（2）伤害机制：SO_2 通过气孔进入叶内，溶化于细胞壁的水分中，成为亚硫酸氢根离子（HSO_3^-）和亚硫酸离子（SO_3^{2-}），并产生氢离子（H^+），这 3 种离子会伤害细胞。①直接伤害：H^+ 降低细胞 pH，干扰代谢过程；SO_3^{2-}、HSO_3^- 直接破坏蛋白质的结构，使酶失活。如卡尔文循环中的 5- 磷酸核酮糖激酶（Ru5PK）、甘油醛 -3- 磷酸脱氢酶（GAPDH）、果糖 -1，6- 双磷酸酯酶（FBPase）3 种酶活性明显受抑制。酶失活与—SH 基被氧化有关，迫使—SH 基氧化的毒物为 H_2O_2，它是 SO_2 进入细胞后由次生反应生成的。当暴露停止后，酶活力恢复，光合速率回升。因此，低浓度、短时间 SO_2 引起的光合障碍是可逆性的；如浓度高、暴露时间长则恢复慢，甚至无法复原。②间接伤害：在光下由硫化合物诱发产生的活性氧会伤害细胞，破坏膜的结构和功能，积累乙烷、丙二醛、H_2O_2 等物质，其影响比直接影响更大。在这种情况下，即使外观形态还无伤害症状也会使物质积累减少，促使器官早衰、产量下降。

2．氟化物 氟化物有氟化氢（HF）、氟气（F_2）、四氟化硅（SiF_4）、硅氟酸（H_2SiF_6）等，其中排放量最大、毒性最强的是HF。当HF的浓度为1～5μg/L时，较长时期接触可使植物受害。

（1）伤害症状：植物受到氟化物危害时，叶尖、叶缘出现伤斑，受害叶组织与正常叶组织之间常形成明显的界限（有时呈红棕色）。表皮细胞明显皱缩、干瘪，气孔变形。未成熟叶片更易受害，枝梢常枯死，严重时叶片失绿、脱落。

（2）伤害机制：①干扰代谢，抑制酶活性：氟能取代酶蛋白中的金属元素成络合物或与 Ca^{2+}、Mg^{2+} 等离子结合，使酶失去活性。氟是一些酶（如烯醇酶、琥珀酸脱氢酶、酸性磷酸酯酶等）的抑制剂。②影响气孔运动：极低浓度的HF会使气孔扩散阻力增大，孔口变狭，影响水分平衡。③降低光合速率：氟可使叶绿素合成受阻，叶绿体被破坏，光合作用受到抑制。

3．光化学烟雾 光化学烟雾（photochemical smog）又称氧化型烟雾，是几种大气污染物的总称，包括臭氧、氮氧化物、过氧乙酰硝酸酯（peroxyacetyl nitrate，PAN）等。

（1）臭氧：臭氧（ozone O_3）是强氧化剂，是光化学烟雾的主要成分。当大气中的 O_3 浓度为0.1mg/L且延续2～3小时时，一些敏感植物就会出现伤害症状。通常出现于成熟叶片上，伤斑零星分布于全叶，可表现出如下几种类型：①呈红棕色、紫红色或褐色；②叶表面变白，严重时扩展到叶背；③叶两面坏死，呈白色或橘红色；④褪绿，有黄斑。随后逐渐出现叶卷曲、叶缘和叶尖干枯而脱落。

臭氧对植物的伤害机制包括：①破坏质膜。O_3 能氧化质膜的组成成分如蛋白质和不饱和脂肪酸，增加细胞内物质外渗。O_3 导致的损伤主要是质膜中脂类物质的过氧化和活性氧（ROS）的生成。②影响氧化还原过程。由于 O_3 氧化—SH基为—S—S—键，破坏以—SH基为活性基的酶（如多种脱氢酶）结构，导致细胞内正常的氧化还原过程受扰，影响各种代谢活动。③阻止光合进程。O_3 破坏叶绿素合成，降低叶绿素水平，导致光合速率和作物产量下降。④改变呼吸途径。O_3 抑制氧化磷酸化水平，同时抑制糖酵解，促进戊糖磷酸途径。由于戊糖磷酸途径占优势，有利于酚类化合物的形成（通过莽草酸途径）。

（2）氮氧化物：氮氧化物包括 NO_2、NO和硝酸雾，以 NO_2 为主。少量的 NO_2 被叶片吸收后可被植物利用，但当空气中的 NO_2 浓度达到2～3mg/L时，植物就会受到伤害。植物受 NO_2 危害的程度与光照关系极大，晴天所造成的伤害仅为阴天的一半，这是因为 NO_2 进入叶片后，与水形成亚硝酸和硝酸，酸度过高伤害植物组织；光下硝酸还原酶和亚硝酸还原酶活性提高，降低 NO_2 含量。在使用塑料薄膜栽培植物时，若施氮肥过多，在土壤脱氮过程中硝酸被还原成 NO_2，可能会伤害植物。

当植物受到氮氧化物伤害时，起初叶片上形成不规则的水渍斑，然后扩展到全叶，并产生不规则的白色、黄褐色小斑点。严重时叶片失绿、褪色进而坏死。在黑暗或弱光下植物更易受害。

氮氧化物对植物的伤害机制包括：①对细胞的直接伤害。NO_2 抑制酶活力，影响膜的结构，导致膜透性增大，降低还原能力。②产生活性氧的间接伤害。可引起脂质过氧化作用，产生大量活性氧自由基，对叶绿体膜造成伤害，叶片褪色，光合速率下降，对植物造成间接伤害。

（3）过氧乙酰硝酸酯（PAN）：过氧乙酰硝酸酯是硝酸过氧化酰基类的一种，毒性很强。当空气中的 PAN 含量为 20μg/L 时就会伤害植物。PAN 进入叶片后主要伤害叶肉海绵组织，初期叶背面呈银灰色或古铜色斑点，严重时变成褐色且扩展到叶片上表面。通常幼叶对 PAN 较为敏感，受害的幼叶生长缓慢，叶面积小，呈畸形。

PAN 对植物的伤害机制是 PAN 抑制光合磷酸化和 CO_2 固定，使光合速率下降；氧化蛋白质的—SH 基，造成酶失活，代谢受到影响。

4．氯气（Cl_2） 氯的化学活性不如氟。氯进入植物组织中，产生的次氯酸是一种较强的氧化剂。在同样的浓度下，Cl_2 对植物的伤害程度比 SO_2 大 3～5 倍。Cl_2 破坏叶绿素，形成褐色伤斑，严重时全叶漂白、枯卷，甚至脱落。

5．二氧化碳（CO_2） 全球气候变化导致温室气体（CO_2 等）增加，高浓度的 CO_2 可使植物的净光合速率提高，但长时间的高浓度 CO_2 处理则净光合速率的增加会明显减少，这称为植物光合作用对高浓度 CO_2 反应的驯化现象。而且，高浓度 CO_2 处理下的这种物质积累的增加使植物本身以及与植物相关的土壤环境，尤其是土壤微生物会发生变化，而这些变化又会反馈影响植物生长发育、影响生态系统的平衡。这包括：① CO_2 浓度提高可促进光合作用并降低蒸腾作用。CO_2 浓度提高有利于光合碳同化速率的增加，尤其是对 C_3 植物更为明显。研究表明，C_4 植物在 CO_2 倍增后净光合速率只增加 4%，而 C_3 植物则提高 66%。CO_2 浓度升高使气孔开度减小，水分蒸腾变弱，植物失水减少，水分利用效率增加。高浓度 CO_2 条件下，植物叶温增高，发育加速。叶温增高引起的植物发育加速对未来作物生产可能有巨大的影响，而天然植被对大气的反馈影响也是不容忽视的。②高浓度 CO_2 导致 C/N 值发生变化，氮素不足的条件会使这种改变加速。C/N 值增加反映在作物上使子粒品质下降，叶片的 C/N 值增加也使草食类动物尤其是昆虫的食量加大，这对生态系统的平衡可能有不小的影响。高浓度 CO_2 条件下，植物地上部的光合产物积累，根冠比值提高，根系的 C/N 值明显降低，这与根系固氮产物不能及时上运有关，这也将会影响共生固氮活性和总固氮量的增加。③高浓度 CO_2 影响土壤微生物的群落与活性，其中以对与植物营养吸收关系极密切的菌根的影响最为重要。观察显示，菌根对根系的侵染率在高浓度 CO_2 条件下与低浓度 CO_2 持平或稍有增加，但因根系总量增加，单株植物的菌根侵染率随之加大。

二、水体污染对植物的伤害

随着工农业生产的发展和城镇人口的集中，含有各种污染物质的工业废水和生产污水大量排入水体；此外，大气污染物、矿山残渣、残留的化肥和农药等被雨水淋浴，使水体受到污染，超过水的自净能力，水质变劣，称为水体污染（water body pollution）。水体污染物（water body pollutant）主要包括金属污染物、有机污染物等，例如重金属、洗涤剂（主要成分为烷基苯磺酸钠）、氰化物、有机酸、含氮化合物、漂白粉、酚类、油脂、染料、过量氮肥、浮游物质及甲醛等。城市下水道中一些含病毒的污水也会污染植物。一般来说，环境污染中的五毒是指酚、氰、汞（Hg）、铬（Cr）、砷（As），它们对植物危害的质量浓度分别为酚 50mg/L、氰 50mg/L、汞 0.4mg/L、铬 5～20mg/L、砷 4mg/L。

（一）酚类化合物

酚类化合物包括一元酚、二元酚和多元酚，来自于石化、炼焦、煤气等废水。酚类也是土壤腐殖质的重要组分，低含量酚可轻度抑制植物生长，使叶色变黄；高浓度酚则会使植物生长受到严重抑制，基部叶片呈橘黄色，叶片失水、内卷，主脉两侧有时出现褐色条斑，根系呈褐色，逐渐腐烂死亡。

（二）氰化物

污水中的氰化物一般可分为两类：①有机氰化物，包括脂键氰和苦族氰；②无机氰化物，包括简单氰和较复杂的复盐或络合物。氰的络合物在一定条件下可分解出毒性很强的氢氰酸（HCN）。氰化物对植物最大的危害是抑制呼吸作用，高浓度的氰化物影响很多植物的生长与产量，有时会引起急性伤害，造成根系发育受阻。

（三）三氯乙醛

三氯乙醛又称为水合氯醛，农药厂、制药厂及化工厂的废水中常含三氯乙醛。用这种污水灌溉常使作物发生急性中毒，造成严重减产。单子叶植物易受三氧乙醛的危害。三氯乙醛浓度愈高，作物受害愈重。

（四）金属污染物

各种金属如汞、铬、铅、铝、硒、铜、锌、镍等，其中有些是植物必需的微量元素，但在水体和土壤中含量太高时会对植物造成严重危害。主要原因是这些重金属元素可与蛋白质结合抑制酶的活性，或破坏质膜的选择透性，影响植物的正常代谢。如汞可使植物的光合作用下降，叶片黄化，分蘖受抑制，根系发育不良，植株变矮。铬可使水稻叶鞘出现紫褐色斑点，叶片内卷，退绿枯黄，根系细短而稀疏，分蘖受抑制，植株矮小；高浓度的铬不仅对植株直接产生毒害，而且间接影响对其他元素（钙、钾、镁、磷）的吸收。铝含量过高会抑制根伸长生长，引起根尖结构破坏；新叶变小、卷曲，叶柄萎缩，叶缘退绿，叶片脱落；竞争 K^+、Ca^{2+}、Mg^{2+}、Cu^{2+} 等在根细胞膜上的结合位点，抑制水分和离子的吸收和转运；危害严重时造成植株死亡。

（五）酸雨或酸雾

酸雨、酸雾也会对植物造成非常严重的伤害。因为酸雨、酸雾的 pH 很低，当酸性雨水或雾、露附着于叶面时，它们会随雨点的蒸发而浓缩，从而导致 pH 下降，最初只是损坏叶表皮，进而进入栅栏组织和海绵组织，形成细小的坏死斑（直径约 0.25mm）。由于酸雨的侵蚀，在叶表面会生成一个个凹陷的小洼，以后所降的酸雨容易沉积在此，所以随着降雨次数的增加，进入叶肉的酸雨就越来越多，它们会引起原生质分离，且被害部分徐徐扩大。叶片受害程度与 H^+ 浓度和接触酸雨时间有关，另外温度、湿度、风速和叶表面的润湿程度等都将影响酸雨在叶上的滞留时间。

酸雾的 pH 有时可达 2.0，酸雾中的各种离子浓度比酸雨高 10～100 倍，雾滴的粒子直径约 20μm，雾对叶片作用的时间长，而且对叶的上、下两面都可同时产生影响，因此酸雾对植物的危害更大。

花瓣比叶容易受酸雨、酸雾危害，如牵牛花在 pH 4.0 时即发生脱色斑，这是由于 H^+ 容易浸湿花瓣细胞，破坏膜透性，使细胞坏死，花青素等色素从细胞内溶出所致。

三、土壤污染对植物的伤害

（一）土壤污染的概念

土壤污染（soil pollution）是指土壤中积累的有毒、有害物质超出土壤的自净能力，导致土壤的生态平衡遭到破坏，土壤微生物的活动受到抑制和破坏，进而危害作物生长和人畜健康。

（二）土壤污染物的来源

土壤是一个非常复杂的多相体系，本身具有一定程度的净化能力，但是随着人口增多和经济发展，污染物的数量、种类和污染速度都远远超过土壤自身的净化能力，破坏土壤内部的平衡，使污染物的积累占据优势，导致土壤丧失正常功能。污染物进入土壤后，往往与土壤组分相混合，有的被分解或吸收，有的发生转移，如进入地下水系或植物体内。土壤污染不像大气污染、水体污染那样明显，也不具备流动性，其污染问题通常局限在较狭小的地理范围内。因此土壤污染往往不易发现，即使发现了也不易引起重视，有时就可能产生较为严重的后果。可能造成土壤污染的物质很多，根据其来源可大致分为：

1. 农药污染　农药属于污染土壤的主要有机污染物，我国每年的农业生产都要喷洒 100 多万吨农药，而蒸发和能被植物体吸收的只有一部分，其他都散落在土壤中。散落在土壤中的农药在各种作用下形成导致土壤污染的有机物。

2. 化肥污染　过量施用化肥会使土壤结构遭到破坏，导致土壤板结、孔隙变小。另外，硝态氮肥的过量施用会使牲畜所食的饲料中含有过多的硝酸盐，不利于牲畜体内氧气的输送，进而引起动物患病，严重时可能致死。

3. 工业废水和生活污水污染　生活污水和工业废水中含有氮、磷、钾等许多植物所需要的养分，合理使用污水灌溉农田有一定的增产效果。但由于我国污水处理、排放达标率较低，污水中含有许多有毒重金属污染成分。另外，石油化工、肥料、农药等工业废水亦会引起酚、三氯乙醛等有机物污染。

4. 大气沉降污染　大气沉降污染物主要是工业排放的有害气体，如 SO_x、N_xO_y、氟化物及其二次污染物 O_3 等，以及各种飘尘。这些污染物通过沉降、扩散、降水等过程最终大部分进入土壤，造成土壤污染。由于大气污染形成的酸雨和干沉降的 SO_2 是造成土壤酸化的重要原因。

5. 固体废弃物污染　固体污染物种类繁多、性质复杂，比较常见的有矿渣、煤矸石、核废料处理、粉煤灰等工业废物，不易被蒸发、挥发和微生物分解。工业废弃物和城市垃圾是土壤固体污染的主要来源。大量未经处理的工业废弃物随意堆积，重金属元素会在雨水的淋洗下向土壤中释放其有效态成分，增加对地下水的危害。农用塑料薄膜、一次性餐具等塑料制品最终也都进入土壤，塑料制品造成的“白色污染”是近年来最突出的环境问题之一。

6. 牲畜排泄物污染　养殖场内的牲畜粪便和屠宰场内的动物体遗留物是土壤污染的生物源。这些排泄物含有多种可导致土壤和水体遭受污染的寄生虫、病原体和病毒等有害微生物。如果用这些未经处理的废物当肥料施用在地表，就会使这些微生物长期存活在土壤中并大量繁殖，进而引起土壤污染。

7. 重金属污染　重金属污染是指由重金属或其化合物造成的环境污染。例如冶炼、电镀、燃料、汞化物等废水排放引起镉、汞、铬、铜等重金属土壤污染。

（三）土壤污染对植物的伤害

土壤污染对植物的伤害主要有：

1. 土壤理化性质的改变　例如影响土壤 pH、改变土壤结构，从而影响土壤微生物活动和植物生长发育。例如水泥厂附近的农田，石灰石浆会使土壤的碱度较高；冶炼厂附近的农田，由于 SO_2 形成酸雨后落入地面而提高土壤的酸度。

2. 土壤重金属　土壤中的重金属是具有潜在危害的污染物，不能被微生物分解，可以富集于植物体内，并且可以将某些重金属转化为毒性更强的金属有机物。如汞、铅、砷、铜等在土壤中的残留期长，一定范围内对植物本身无大的危害，但可被植物吸收并逐渐积累，人畜食用后也会在体内积累而使蛋白质变性，引起慢性中毒。

3. 农药残留　农药残留已成为土壤污染的首要问题。农药是各种杀虫剂、杀菌剂、杀螨虫剂、除草剂植物生长调节剂等农用化学制剂的总称。施用农药是现代农业不可缺少的技术手段，在农业生产中发挥无可替代的作用。然而在农业生产中施用农药的利用率不足 10%，余下的大部分进入土壤，长年累积造成农药污染。农药残留是农药污染的具体体现，是农药在土壤中吸附 - 解吸、扩散、迁移、挥发、降解等各种物理、化学、生物作用的综合结果。中药材种植过程中如果过量使用高残毒农药，就会导致中药材中农药残留量过高，不仅引起产地土壤环境严重污染，而且还影响药材质量和人身安全，进而导致中药饮片和中成药制剂的质量难以保证。

四、提高植物抗污染能力的措施和环境保护

（一）提高植物抗污染能力的措施

1. 培育抗污染能力强的新品种　利用常规的或生物技术培育抗污染能力强的植物新品种。

2. 抗性锻炼　用较低浓度的污染物预先处理种子或幼苗，使其植株的抗性得到一定程度的提高。

3. 改善土壤营养条件　改善土壤条件，创造植株生长的适宜 pH 范围，提高植株的代谢强度，有利于增加对污染的抵抗力。例如当土壤 pH 过低时，施入石灰可以中和酸性，改变植物吸收阳离子的成分，增强植物对酸性气体的抗性。用钙可缓解铝对多种作物的毒害作用。施硅可使硅与铝形成无毒的铝硅酸离子，降低活性铝浓度，缓解大麦的铝毒（aluminum toxicity）危害。

（二）利用植物保护环境

植物在环境保护中具有多个方面的作用，可以固土保水，防治风沙，调节温、湿度，绿化环境；还可以净化污染物和监测预报污染情况。

1. 净化环境　植物除了通过光合作用保证大气中 O_2 和 CO_2 的相对平衡外，对各种污染物有

吸收、积累和代谢作用，从而净化环境。

（1）植物可以吸收环境中的污染物：如地衣、垂柳、山楂等吸收 SO_2 的能力强，积累较多的硫化物；垂柳、拐枣、油茶等能大量吸收氟化物，虽然体内的含氟量很高，但仍然能正常生长。除有毒气体外，粉尘也是大气污染的主要污染物之一，植物叶面有皱褶或分泌油脂，可吸附或黏着粉尘。水生植物中的水葫芦、浮萍、金鱼藻、黑藻等能吸收水体污染中的酚、氰、Hg、Cr、Pb、As 等物质。但对已积累金属污染物的植物，一定要科学处理，不能用作药物、禽畜饲料和田间绿肥，以免引起污染物转移从而影响人畜健康。

（2）植物具有解毒作用：植物可以分解污染物，有的分解成营养物质，有的形成络合物，从而降低毒性。如酚进入植物体后，大部分参加糖代谢，和糖结合形成酚糖苷，对植物无毒，贮存于细胞内；另一部分被分解成 CO_2 和水或其他无毒的化合物。氰化物在植物体内能被分解转变成如天冬氨酸和天冬酰胺等营养物质，参与正常的氮素代谢。

城市中的水域由于大量积累营养物质，导致藻类繁生，水色浓绿混浊，甚至变黑臭，影响景观卫生及水生生物生长。为了控制藻类生长，可采用换水法和施用化学药剂，也可在水面种植一些植物，抑制水中的藻类生长，使水色澄清，提高景观价值和保护水生动物。

2．监测环境污染　除了采用化学分析或仪器分析进行测定外，可利用某些植物对某一污染物特别敏感的特性来监控当地的污物程度。如紫花苜蓿和芝麻在 1.2μg/L SO_2 浓度下暴露 1 小时就有可见症状出现；唐菖蒲是一种对 HF 非常敏感的植物，可用来监测大气中 HF 浓度的变化。

种植指示植物监测环境污染的情况不仅简便易行、易于推广，而且还有一定的观赏价值和经济价值。

（三）水体污染和土壤污染的综合治理

1．水体污染的综合治理技术　水体污染治理是一项复杂的系统工程，目前国内外已经在使用的或已试验的水体污染治理技术主要分为物理、化学和生物 - 生态等方法。

（1）物理方法：主要有曝气技术、环保疏浚技术、原位覆盖技术和机械除藻等。

（2）化学方法：主要是采用各种化学药剂，如加入化学药剂杀藻、混凝沉淀、加入石灰脱氮、加入铁盐促进磷的沉淀（化学固磷）等。

（3）生物 - 生态方法：生物 - 生态法是国内外近年来发展迅猛的一种新技术，其是通过培育的植物或接种、培养的微生物的生命活动过程对水中的污染物进行降解、转化和转移功能，从而让水体得到净化的方法。生物方法包括水生植物净化法、生物膜技术、河道曝气复氧、土地处理法、生物修复法等。

2．土壤污染的综合治理技术

（1）合理使用农药和化肥：在中药材生产中，不仅要控制化学农药的用量、使用范围、喷施次数和喷施时间，提高喷洒技术，还要改进农药剂型，严格限制剧毒、高残留农药的使用，重视低毒、低残留农药的开发与生产。在施肥管理中，要进行配方施肥，严格控制有毒化肥的使用范围和用量。增施有机肥，提高土壤有机质含量，可增强土壤胶体对重金属和农药的吸附能力。

（2）改变耕作制度：改变耕作制度会引起土壤环境条件的变化，可消除某些污染物的毒害。据研究，实行水旱轮作是减轻和消除农药污染的有效措施。

（3）改良土壤结构：对于轻度污染的土壤，采取深翻土或换无污染的客土的方法；对于污染严重的土壤，可采取铲除表土或换客土的方法。

（4）生物修复：生物修复是当今时代最有前途的环境修复技术，因其高效、不带来二次污染而引起人们的高度重视，其中微生物降解和植物修复是生物修复的热点。利用微生物降解菌剂降解农药残留，利用超积累植物吸收土壤中的重金属在中药资源研究中已有报道。

（5）施用化学改良剂：使用化学改良剂可使土壤重金属转为难溶性物质，减少植物对它们的吸收。酸性土壤施用石灰，可提高土壤 pH，使镉、锌、铜、汞等形成氢氧化物沉淀，从而降低它们在土壤中的浓度，减少对植物的危害。对于硝态氮积累过多并已流入地下水体的土壤，一则大幅减少氮肥施用量，二则施用脲酶抑制剂、硝化抑制剂等化学抑制剂以控制硝酸盐和亚硝酸盐的大量累积。

（6）实施有针对性的措施：对于重金属污染土壤的治理，主要通过生物修复、使用石灰、增施有机肥、灌水调节土壤的氧化还原电位（Eh）、换客土等措施降低或消除污染。对于有机污染物的防治，通过增施有机肥料、使用微生物降解菌剂、调控土壤 pH 和 Eh 等措施加速污染物的降解，从而消除污染。

第八章同步练习

（王引权　贾　鑫　刘长利　彭　亮　俞　冰）

第九章　中药资源生态学的研究方法

第九章课件

中药资源生态学的研究重点是基因、细胞、组织、个体、种群、群落和生态系统等不同层次上中药的资源分布、生长发育与生态环境的关系，以及中药产量和品质形成等因素的生态学规律。

第一节　资源生态学研究方法

一、中药资源群落调查

（一）中药资源群落调查的原理

多种生物种群有规律地组合在一起可以形成稳定的群落，通过群落调查可以了解群落本身的特征及其与生态环境的关系，以及不同群落间的相互关系。

由于群落的面积往往较大，群落分析通常采用抽样调查法，如样地法、样线法、点样法、距离抽样法等。选择一定数量的有代表性的小面积地段，进行详细调查，以此来估计整个群落的情况。

用样地法进行群落分析时，一般用群落最小面积作为样方的大小。群落最小面积指群落中大多数种类都能出现的最小样方面积，即群落最小面积应能包含组成群落的大多数植物种类，并表现出群落的各项特征。针对不同种类的群落，群落最小面积差异巨大，通常草本群落为 1 ~ 10m^2；灌丛为 16 ~ 100m^2；单纯针叶林为 100m^2；复层针叶林及夏绿阔叶林为 400 ~ 500m^2；亚热带常绿阔叶林为 1 000m^2；热带雨林为 2 500m^2。确定最小面积时，常使用 3 种样地扩大方式，详见图 9-1。

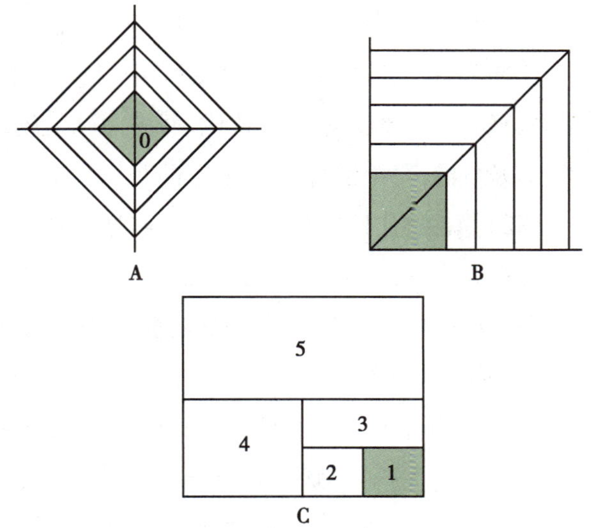

图 9-1　群落最小面积的样地设置方法

A. 从中心向外逐步扩大法；B. 从一点向一侧逐步扩大法；C. 成倍扩大样地面积法。

样地的调查内容主要有环境条件、属性特征和数量特征 3 个方面。环境条件主要包括地理位置、地形条件、土壤条件、人类影响、气候条件等；属性特征主要包括群落的种类组成、群落结构、群落外貌、植物生活力等；数量特征主要包括多度（密度）、盖度、频度、高度和重量等，其中很多数据需在野外记录后带回实验室统计。

（二）中药资源群落调查的步骤

以样地法为例。

1. 设置样地　样地大多采用正方形或长方形，小面积样地有时采用圆形。调查草本群落或林下草本植物层常用小型样方，而调查森林群落或荒漠中的群落常用大型样方。不同大小样方的对角线长度和边长可参照表 9-1。

表 9-1　样方边长和对角线长度

样方面积/m^2	样方每边长度/m	各种坡度时样方对角线的一半长度/m								
		0°	5°	10°	15°	20°	25°	30°	35°	40°
100	10.00	7.07	7.10	7.18	7.32	7.52	7.80	8.16	8.63	9.23
200	14.14	10.00	10.04	10.15	10.35	10.64	11.03	11.85	12.21	13.05
400	20.00	14.14	14.19	14.36	14.63	15.05	15.60	16.33	17.26	18.46
600	24.49	17.32	17.39	19.59	17.93	18.43	19.11	20.00	21.14	22.61
800	28.28	20.00	20.06	20.31	20.71	21.28	22.07	23.09	24.42	26.12

样地数目多少取决于群落结构的复杂程度。在随机分布的情况下，根据统计检验理论，样地的数目多于 30 个时结果才相对可靠。为了节省人力与时间，可根据实际情况对每类群落选择 3～5 个样地进行调查，并将所有样地按照顺序编号。

2. 调查、记录样地信息　样地信息需要涵盖以下几个方面。

（1）环境条件：详细记录样地所在的具体地理位置、海拔高度、坡度、坡向、地形起伏、土壤类型、各发育层厚度及母质，砍伐、栽种、开垦、放牧、自然灾害等方面的强度、持续时间和频繁程度，以及气温、降雨量、相对湿度、光照强度、风速等。

（2）属性特征：群落的种类组成、群落结构、群落外貌和植物生活力等。

（3）数量特征：多度（密度）、盖度、频度、高度和重量等。

3. 数据的初步整理　将野外调查所得的原始资料进行初步整理，并按以下公式计算出反映群落特征的指标值：

多度 =（某一种植物的个体总数 / 同一生活型的全部植物个体总数）× 100%

相对多度 =（一个种的多度 / 所有种的多度之和）× 100%

密度 =（一个种的个体数 / 样地面积）× 100%

相对密度 =（一个种的密度 / 所有种的密度之和）× 100%

频度 =（某种植物出现的样地数 / 所调查的样地总数）× 100%

相对频度 =（一个种的频度 / 所有种的频度之和）× 100%

显著度 =（某个种所有个体的胸高断面积之和 / 样地面积）× 100%

相对显著度 =（该种所有个体的胸高断面积之和 / 所有种个体的胸高断面积总和）× 100%

二、中药资源空间分析

中药资源空间分析是对中药资源地理空间信息的定量研究，空间信息是与空间和地理分布有关的信息。近年来，通过将 3S 技术与传统中药资源研究方法相结合，学者们在中药资源静态调查及动态监测、道地药材区划等方面取得重要突破。

（一）中药资源空间分析的原理

3S 集成技术是空间信息分析的核心技术，是以遥感（remote sensing，RS）、全球定位系统（global positioning system，GPS）和地理信息系统（geographic information system，GIS）为基础，将 3 种独立技术领域中的有关部分与其他高技术领域（如网络技术、通讯技术等）有机地结合成一个整体而形成的一项新的综合技术。它集信息获取、信息处理、信息应用于一身，目前已成为人类在信息时代进行可持续发展研究的关键技术手段。

遥感技术是实现遥感所采取的各种技术手段的总称，包括摄影和测量、图像矫正和解析、RS 软件等技术。它不直接接触被研究的目标，而是感测目标的特征信息（一般是辐射和发射的电磁波），经过传输、处理，从中提取所需的信息。近年来，航空遥感因具有快速机动性和高分辨率等优点，逐渐成为遥感技术发展的重要方向。目前，卫星照片被广泛地应用于资源调查与监测、自然保护区调查规划管理等诸多领域。

GPS 系统由 GPS 卫星空间部分、地面监控部分和用户接收机三大部分组成，具有全天候、自动化、功能多、抗干扰的特点，是当今最具优势的空间定位系统之一。

GIS 是管理和研究空间数据的技术系统，具有数据输入、数据存储和检索、数据操作和分析、数据报告等功能。在计算机软硬件支持下，地理信息系统通过对多因素的综合分析，可以迅速地获取满足应用需要的信息，并能以地图、图形或数据的形式表达处理的结果。

（二）中药资源空间分析的方法及应用

1．中药资源信息提取及资源监测　野生中药资源的遥感监测困难较大，其资源调查必须先研究所处群落的生境特征和植被类型，特别是伴生植物；然后实地调查获取样方内生境或群落中的资源信息，结合遥感分析获取不同生境中药用植物不同光谱的反射特征；最后通过监督和非监督分类、绿度分割等方法构建遥感图像和地面生境或群落的相关模型，实现基于遥感技术的野生中药资源调查。同时，如果将不同时段的遥感图进行对比分析，即可以实现中药资源的动态监测。

定位观测也是考察中药资源种群或群落结构功能与其生境的相互关系及其动态变化的一种方法。其关键是要先设立一块可供长期观测的固定样地，样地必须能反映所研究种群或群落及其生境的整体特征。在研究中药资源生物量增长、生殖率、死亡率、能量流、物质流等结构功能过程中，定位观测具有野外调查无法替代的作用。

原地实验也是定位实验中获得信息的一种重要方法，此方法是原地或田间的对比实验，是野外考察和定位观测的一个重要补充，不仅有助于阐明某些因素的作用和机制，还可为生态学受控实验设计或生态模拟提供参考依据。原地实验指在自然或田间条件下采取某些措施，获得有关某个因素的变化，如化肥、光照、温度、土壤水分等对中药资源种群或群落，特别是对中药资源产量和质量的影响的方法。

2．中药资源长势及产量估测　对中药资源，尤其是栽培中药材长势的监测和产量的估测是中药资源监测的重要内容之一。利用遥感技术开展中药资源长势和产量估算可全面借鉴作物估产的模式和方法。其核心是利用环境与遥感数据进行多重相关分析，建立地学、光学和非线性遥感估产模型，然后在实际估产中加以应用、检验和修正，并给出生态学解释及机制分析，最后利用该模型实现遥感估产。

3．环境信息提取

（1）中药资源的土壤水分监测：将日趋完善的3S技术用于中药资源，尤其是用于栽培中药材的土壤水分监测，建立卫星图像资料接收系统和快速处理分析及传输系统，将会提高大面积栽培中药材土壤水分监测和控制的能力。

（2）中药资源的土壤养分监测：针对目前我国土壤养分管理和施肥技术的现状，从与土壤肥力、施肥、作物有关的因素着手，采用手持近红外光谱等遥感技术开展土壤肥力的精准监测，可对中药材栽培中的合理施肥提供指导，促进中药材生产走上精确农业的发展道路。

（3）中药资源病虫害监测：遥感技术已被广泛应用于农作物的病虫害监测，诸如小麦黑锈病、马铃薯晚疫病、玉米大斑病、水稻白叶枯病等各种病虫害，同时遥感技术也同样可以用于中药资源的病虫害监测。利用3S技术及时掌握中药资源发生病虫害的情况，在中药资源病虫害还没有发生严重危害与大面积蔓延的情况下采取防治措施，将病虫害及时消灭，以最大限度地降低损失、提高产量。

4．中药资源区划　中药资源区划是对中药资源的适生性进行评价，并以适当的方式系统地表示出来。通过GIS利用大量存在的空间信息及相应的模型对中药资源进行区划，克服传统凭经验区划的主观性。同时配合GPS和RS，还可以及时地进行信息更新，使区划结果更科学、更有现实意义。近年来，随着中药资源区划研究的不断深入，其方法逐步由定性分析向定量分析，以及定性和定量分析相结合的方向发展。在传统方法的基础上结合统计分析、地理信息系统、遥感分析等现代技术手段，是未来中药资源区划研究的主要方法。

中药资源区划包含6个步骤：确定中药资源区划的对象和目标、选择区划指标和获取数据、分析区划数据和建立区划指标体系、选取适当的区划方法建立区划模型、区划结果生产和输出、提出意见和建议。其中获取数据资料、建立区划指标体系和建立区划模型是中药资源区划的关键。

（1）获取中药资源区划数据：包括中药资源、中药资源所处的自然环境和人文环境3个方面的数据。

1）获取中药资源数据：获取中药资源数据的方法包括文献调查和野外实地调查等方法。文献调查就是指通过寻找文献搜集有关中药资源信息的调查方法；野外实地调查就是通过线路调查、样方取样等野外调查方法对中药资源进行实地考察。中药资源数据主要包括药用动物、植物和矿物资源的蕴藏量、生物量、有效成分含量等。

2）获取自然生态环境数据：自然环境条件直接影响中药资源的生存与分布，即直接影响生物的种类、数量、生长发育、形态结构和生理功能等。小范围的自然生态环境数据可以通过实地调查法获取，大范围的数据如气象数据、植被、地形地貌等数据可以通过遥感图像或者从相关部门购买获得。

3）获取社会经济环境数据：一个地区的社会经济环境影响中药材的人工生产、开发和利用。社会经济环境数据主要包括一定区域内的社会经济发展水平、交通运输条件、科学技术水平、现有土地利用状况和市场供求关系等。社会经济条件方面的宏观数据可以从统计部门获取。

（2）构建中药区划指标体系：构建中药区划指标体系，常采用定性和定量相结合的方法。中药资源与自然、社会条件之间的数量关系，一般通过数学统计方法进行分析。对于不易定量的关系，一般采用定性分析、层次分析法和加权平均值法来确定。获取的区划数据和筛选指标的方法，直接影响区划指标体系的最终构建，进而影响区划方法的选取。中药资源区划指标体系的具体内容见表 9-2。

表 9-2　中药区划指标体系

一级	二级	三级	四、五级	
自然环境	气候	光	太阳辐射、光照强度、日照时数等	
		热	平均温度、最高温、最低温、积温等	
		水	降水量、相对湿度等	
		空气流动	风速等	
		交互作用	降水系数、温降系数、干燥系数等	
		灾害	干旱、连阴雨、霜冻、高温等	
	地形地貌	位置	经度、纬度、海拔高度等	
		地形	坡向、坡度、坡位、相对海拔高度等	
		地貌	山地、丘陵、平原、高原、盆地等	
	土壤	物理指标	土壤粒径、土壤温度、土壤水分、土壤空气等	
		化学指标	矿物质	阳离子、阴离子等
			酸碱性	pH
			有机质	全氮含量、全磷含量等
		土壤类型	红壤、棕壤、褐土、黑土、栗钙土等	
	植被	群落类型	优势种、郁闭度、群落高度等	
药材	动、植、矿、海洋	数量	蕴藏量、形态量、生物量等	
		质量	有效成分含量、性状、有害物质残留等	
社会环境	土地利用	农业、牧业、林业、渔业、工矿、交通用地等		
	社会发展	人口结构、人口素质、生活质量等		
	经济发展	GDP、人均 GDP 等		
	市场流通	需求量、收购量、生产量、价格、进出口指标等		
	社会生产	交通运输、科学技术水平、经济效益等		

（3）建立区划模型：建立区划模型的方法分为以下几种。

1）定性描述法：定性描述法是根据调查研究和专家经验，以药材的数量和质量为依据，对中药资源的地理分布进行定性描述，从而进行中药资源区划。该方法适用于所研究药材的生境特点、生态条件等辅助资料有限的情况。该方法定性因素较多而定量因素较少，故区划的界限确定有一定的假定性和推测性，区划图的准确性较差，一定程度上限制了其对生产实践的指导。

2）模糊数学方法：这种方法是以药用动植物道地产区的生态因子为依据，通过比较不同地区生态因子与道地产区生态因子的相似程度，从而根据相似程度来进行区划。此法适用于药材道地产区及其生境特征已经明确的情况。由于模糊数学方法运算较复杂，区划结果仍然以文字形式表达，故区划方案的准确性和实用性依然较差。

3）构建模板法（或称数值分析法）：这种方法是通过将区划范围内的点状数据转化为面状数据，再以中药材道地产区的生境特征为标准，依据区域内生态条件与道地产区生态条件的相似程度进行区划。点状数据转换为面状数据的理论基础是空间数据的自相关性，即空间上距离较近的点比距离较远的点其特征值具有更大的相似性。据此特性，可利用已知样点的数据对任意未知点的数据进行预测，并将离散点的测量数据转换为连续的面状数据。主要应用 GIS 的空间插值来实现，其特点是只根据插值要素自身的空间分布特征拟合生成函数方程，方程中只包含自身的特征值和地理位置，而不包含其他地理要素。现阶段，构建模板法对药材的适宜性评价和区划已被应用于大量研究之中，例如茅苍术 *Atractylodes lancea*、管花肉苁蓉 *Cistanche tubulosa*、西洋参 *Panax quinquefolium* 等。

构建模板法中大量的计算过程是由计算机来完成的，并将区划结果以地图的形式输出。该方法不但能完成定性描述法、模糊数学方法的基本功能，而且还能克服上述两种方法的不足，增强区划方案图的准确性。由于大区域内的气候条件不但在水平方向上有变化，在垂直方向上也有变化，利用空间插值方法衍生出的面状数据来代替真实的数据会存在一定误差。因此，应用插值数据进行区划时，应根据区划区域的大小选择合适的数学模型对插值结果进行拟合和修正。如对气象数据的空间插值结果，可以根据气象站点的数字高程数据进行拟合和修正，最终得到准确的面状气象数据。现有文献中应用该方法进行中药区划时均未对插值结果进行拟合和修正。

4）构建模型法：如果对于尚未建立质量评价体系、生境特征不明确的药材进行适宜性区划研究，就需要新的区划方法——构建模型法对其进行区划。该方法首先通过调查研究来获取相关资料，包括观测药材生长发育、产量和有效成分积累状况的相关数据；此外在同一时期观测分析生态环境条件的变化，使药用植物与自然生态环境条件紧密结合起来；再通过对两种资料的统计分析（相关分析、聚类分析、主成分分析、回归分析等），分析中药材质量和产量与不同生态要素间的关系并构建关系模型。在明确药物的生境特征和关系模型的条件下，应用 GIS 技术对模型中的各生态要素进行空间插值，再根据模型对空间插值结果进行空间计算，最终获得区划结果并将结果以地图的形式输出。

由于该方法中的药材数据与环境数据之间具有较好的对应关系，因此能较好地反映药材与环境之间的关系。该方法要求有大量的调查、测量、测定和地理信息数据作基础，区划工作才能够顺利实现。构建模型法是以统计分析所建立的相关模型为区划的依据，整个分析过程中的人为因素少，但建模过程较复杂。与之相比，构建模板法区划过程简单明了，但人为因素多。

5）基于遥感数据的区划法：构建模板法和构建模型法的共同之处是两种方法对中药生态区划中的气候适宜性区划研究最为适用。但在进行地形地貌、植被群落等其他生态因素的区划和中药生产区划时，就需要新的区划方法——基于遥感数据的区划法。该方法的基本思路是通过野外调查获取中药资源信息，利用卫星遥感图像获取资源所在区域的生境信息（如地形地貌、植被群落、土地利用状况等），同时辅以气象站的点状数据和数字高程模型生成区划范围内的面状气候数据，而后构建中药资源与外部环境之间的关系模型，最终依据关系模型和各要素的空间分异规律对其进行区域划分。

遥感数据在中药资源区划中的应用能明显提高区划的效率和精度，在大比例尺遥感数据的支持下，区划精度可达到村级、种植地块级，通过采用这种方法可以突破其他区划方法中资料以点代面的不足。遥感图像分析在农业估产和区划上已经广泛应用，在中药资源区划研究领域的应用尚属探索阶段，目前已在茅苍术、黄花蒿 *Artemisia annua* 的生产适宜性区划中见到相关报道。

第二节　农业生态学方法

农业生态学是运用生态学和系统论的原理与方法，将农业生物与其所处的自然和社会环境作为一个整体，研究其中的相互联系、协同演变、调节控制和持续发展规律的科学。

田间试验是农业科学研究的主要形式，它以植物为研究对象，在田间自然土壤、气候条件下进行，与大田生产条件最为相似，试验结果可直接在类似生产条件下的大田中示范推广。但是，环境条件的不断变化导致田间试验存在试验误差，而采用合理的小区技术可以有效地控制土壤差异及田间操作管理引起的误差，提高试验的精确性。为了控制试验误差，必须进行田间试验设计。

一、田间试验的概念、种类

田间试验是指在田间生产条件下对影响药用植物产量和质量的各种生态因子、栽培措施等因素进行的科学试验，它是中药资源生态学试验的重要方法。

常见的田间试验有田间微型小区试验、砂滤管试验、地膜覆盖等。其中最常用的为小区试验。

二、田间试验设计的原则

田间试验设计应遵循3个基本原则：

1. 设置重复　试验中同一处理设置的小区数即为重复次数。设置重复（replication）既可以利用重复小区的平均值来降低试验误差，也可以由同一处理的几个重复小区间的差异估计试验误差。误差与重复次数的平方根成反比。

2. 随机排列　随机排列（random assortment）是指每个试验处理都有同等的机会排列在一个重复（区组）内的任何一个小区上，包括分组随机、抽样随机、试验顺序随机。

3. 局部控制　局部控制（local control）是控制因土壤差异等造成的试验误差的最简单而有效的方法之一。将整个试验小区划分成若干个小环境或区组（block，对试验田块所做的划分），使小环境或实验条件局部一致，再在区组内设置处理。当重复与区组相等时，每个区组或重复包含全套处理，称为完全区组；当一个重复安排在几个区组上，每个区组只安排部分处理，称为不完全区组。

三、田间试验的实施步骤

田间试验的实施就是要正确、及时地将试验处理按照试验设计要求实施到田块；严格正确执行各项管理措施，以保证试验植物正常生长；通过田间观察、记录等获得可靠的试验数据；对获得的数据进行整理，并进行统计分析。

（一）制订田间试验计划

试验计划是实施田间试验的依据，其关键是拟订试验方案，制订试验计划，明确试验的目的、要求、方法及各项技术措施的规格要求，使田间试验的各项工作有计划地进行，以保证试验任务的圆满完成。

（二）准备试验地

预先对试验地的面积、形状及土壤情况等进行详细测定，以保证各处理获得尽可能一致的试验环境条件。试验地准备好后，即可根据拟订的计划先规划试验区，再划分区组、小区、保护行等。

（三）小区试验

1．试验小区的面积　小区（plot）指试验中安排一个处理的基本单位。试验小区的面积一般为 6～60m^2，而示范性试验的小区面积通常不小于 300m^2。在设定一个具体试验的小区面积时，通常应考虑试验种类、植物类别、实验地面积、土壤差异程度、育种阶段等因素。

2．小区的形状　通常，长方形尤其是狭长形小区的各处理土壤差异最小，便于观察记录。长方形小区的长宽比通常为（3～10）∶1，有时也可达 20∶1。但如果土壤差异变化规律不明确，则常用方形小区，其精确度虽不如狭长形小区，但也不会产生大的误差。

3．重复及对照　试验设置重复次数越多，试验误差越小。但考虑到成本问题，重复并非越大越好。重复次数的多少，一般应根据试验所要求的精确度、试验地土壤差异大小、试验材料、试验地面积、小区大小等情况设定。对精确度要求高、土壤差异较大、试验地面积大的，重复次数应多些；反之可少些。小区面积较小的试验通常可用 3～6 次重复，小区面积较大的多为 3～4 次重复；而对于面积较大的对比试验，2 次重复即可。为得到更准确的试验结果，可以采用多地点联合试验，对产量进行综合计算和分析的方法。

田间试验应设置对照区（check）作为处理比较的标准。对照区可以作为观察和衡量各处理优劣或效果的标准，并用于估计和矫正试验田的土壤差异。中药资源生态学研究的对照应采取不施加处理的常规操作或最广泛应用的栽培技术措施。

4．重复区（或区组）和小区的排列　重复区或区组的顺序以及小区在区组内的位置安排是田间试验设计（field experiment design）的核心问题之一。小区在各重复内的排列方式一般可为顺序排列或随机排列。

（1）顺序排列：指将各处理顺序排列在重复区内的各小区上。常用于处理数多、对精确性要求不高、不需对试验资料进行精确统计分析的试验。其优点是减少边际效应和生长竞争，缺点是对照较多，由于各处理在小区内的顺序不随机，并需安排重复区以控制误差。顺序排列可能存在系统误差，不能作出无偏的误差估计。

（2）随机排列：指将各处理随机排列在重复区内的各小区上。常用于处理数较少、对精确性要求较高、需要对试验资料进行精确统计分析的试验。这种设计可避免系统误差，提高试验的准确度，还能提供无偏的误差估计。

1）完全随机设计：完全随机设计（completely random design）指将各处理随机分配到各试验单元（或小区）中，每个处理的重复数可以相等或不相等，试验单元的安排灵活机动，单因素或多因素试验均可应用。

2）随机区组设计：随机区组设计（randomized block design）亦称完全随机区组设计（completely random block design），是指根据"局部控制"的原则，将试验地按土壤异质性划分为等于重复次数的区组，一区组安排一重复，区组内的各处理都独立地随机排列。

3）裂区试验设计：裂区试验设计（split plot design）指在多因素试验中，如处理组合数较多而又有一些特殊要求时，选第一个因素设置各处理（主处理）小区（也称主区或整区，main plot），然后在主处理的小区内引进第二个因素的各处理（副处理）的小区（也称为副区或裂区，split plot）。

4）拉丁方设计：拉丁方设计（Latin square design）指将处理从纵、横两个方向排列为区组（或重复），使每个处理在每列和每行中出现的次数相等（通常为 1 次）。该设计具有双向控制土壤差异的作用，因而有较高的精确度。

（四）田间试验抽样调查

为了获得田间试验小区的数据资料，需要对试验小区的植株进行调查，但没有必要对整个试验小区的所有植株进行全面调查，可以通过抽样选取部分植株作为代表，由这些植株的调查结果推知整个试验小区的情况。

抽样调查时，样本容量的确定应从多个方面考虑，如试验小区的面积、植物生长的整齐度、抽样调查的精确性等。常用的抽样方法有典型抽样、顺序抽样、随机抽样和成片抽样等。

（五）数据资料整理及统计分析

通过观察、测量、化学分析等获得的大量原始数据资料往往凌乱、无规律可循，通过对数据资料的整理，可发现其内在联系和规律性，以便于对资料做进一步的统计分析。

1. 比较分析法　是通过对比有关的指标来反映事物在数量上的差异和变化的方法，可分为静态比较和动态比较。静态比较是同一时间条件下不同的总体指标比较；动态比较是同一总体条件不同时期的指标数值的比较，也称纵向比较。这两种方法既可单独使用，也可结合使用。

2. 分组分析法　根据统计分析的目的与要求，将所研究的总体按照一个或者几个标志划分为若干部分，加以整理，进行观察、分析，以揭示其内在联系和规律性。统计分组法的关键问题在于正确选择分组标值和划分各组界限。

3. 回归分析法　是依据事物发展变化的因果关系来预测事物未来的发展走势，是研究变量间相互关系的一种定量预测方法。研究的因果关系只涉及因变量和一个自变量时称为一元回归分析；研究的因果关系涉及因变量和两个或两个以上的自变量时称为多元回归分析。此外，又依据描述自变量与因变量之间因果关系的函数表达式是线性的还是非线性的，分为线性回归分析和非线性回归分析。

4. 因素分析法　运用数学方法对可观测的事物在发展中所表现出的外部特征和联系进行由表及里、由此及彼、去粗取精、去伪存真的处理，从而得出客观事物普遍本质的概括。使用因素分析法可以使复杂的研究课题大为简化，并保持其基本的信息量。

第三节　生理生态学研究方法

药用植物产量是指单位土地面积上群体的产量，即个体产量或产品（药用部位）器官的产量。中药产量实质上与光合作用直接或间接相关。

植物的光合作用易受到外界环境条件和内部因素的影响而发生变化。光是光合作用的能量来源，是影响光合作用的重要因素。水是光合作用的原料之一，没有水则光合作用无法进行。水分亏缺使植物群体的光合速率降低，而水分过多也会影响光合作用。矿质营养直接或间接影响光合作用，合理施肥的增产作用就是靠调节植物的光合作用而间接实现的。

一、光合生理的研究方法

（一）光合作用能力测定

1. 光合作用能力测定原理　主要基于植物光合作用吸收二氧化碳（CO_2）、释放氧气（O_2）的气体交换原理。

2. 光合作用能力测定方法　在20世纪40年代发展了气流法，通过测定流入和流出叶室（含植物样品）气流的CO_2浓度差来计算光合速率，但对CO_2变化量的测定用硫酸滴定法，比较费时费力。从50年代开始，红外CO_2气体分析仪法（或光合作用测定仪法）得到充分发展，但植物叶室（或样品室）与红外分析仪分离不易携带。这些方法也不能对大范围内的大量植物快速测定。

近年来，国际上开发的便携式光合作用测定系统在测定速度、精度、适应范围、数据的自动记录与存储等方面做了革新，成为非常流行的光合作用研究仪器。便携式光合作用测定系统可同时测定光合作用（P_n）、蒸腾作用（E）、气孔导度（Gs）、胞间CO_2浓度（C_i）、暗呼吸作用（R_d）、水分利用效率（WUE）等，并可以在野外自然状况下控制叶室内的环境条件，测定植物叶片的气体交换参数及叶温、气温、相对湿度、光照强度、CO_2浓度等生态因子参数，测定光合作用的日变化及季节变化曲线、光合作用 - 光响应曲线、光合作用 -CO_2响应曲线，研究植物叶片的气体交换参数与生态因子参数间的关系。

（二）叶绿素荧光参数测定

1. 叶绿素荧光参数　是一组用于描述植物光合作用机制和光合生理状况的变量或常数值，反映植物的“内在性”特点，被视为是研究和探测植物光合生理状态及各种外界因子对其细微影响的植物活体测定和诊断技术。包括F_0（固定荧光、初始荧光）、F_m（最大荧光产量）、F（实时荧光）、

F_a（稳态荧光产量）、F_m/F_0（反映经过 PSⅡ的电子传递情况）、$F_v = F_m - F_0$（可变荧光）、F_v/F_m（PSⅡ的最大光化学量子产量）、F_v'/F_m'（PSⅡ的有效光化学量子产量）、表观光合电子传递速率（$\Delta F/F_m' \times PFD \times 0.5 \times 0.84$）。

叶绿素荧光技术通常有调制和非调制两种。调制叶绿素荧光测定技术是利用具有一定调制频率和强度的光源诱导，通过饱和脉冲分析方法，使叶绿素荧光发射快速地处于某些特定状态，以进行相应荧光检测的技术。即其激发荧光的测量光具有一定的调制（开 / 关）频率，检测器只记录与测量光同频的荧光，因此调制荧光仪允许测量所有生理状态下的荧光；打开一个持续时间很短（一般 <1 秒）的强光，关闭所有的电子门（光合作用被暂时抑制），从而使叶绿素荧光达到最大。该技术方便野外观测用。

处于激发态的叶绿素分子其能量在适当的条件下可以进行光化学反应，若不能进行光化学反应，则以较长的波长、能量较小的荧光发射出去。因而，植物光合作用速率的改变会大大影响叶绿素荧光的释放。在稳定的光源下，植物的光合作用强度大，荧光少；反之则荧光多。

叶绿素荧光测定原理如图 9-2 所示。当植物处于黑暗中时，PSⅡ不再释放电子，但累积在电子门 PQ 处（位于类囊体膜上）的电子会逐渐向 PSⅠ传递。经过足够长的暗适应后，PQ 处没有任何电子时，所有 PSⅡ的反应中心全部处于开放状态，此时植物的潜在光合能力最大。此时如果打开一个很弱的调制测量光（measuring light，ML）[一般 $<1\mu mol/(m^2 \cdot s)$]，只激发色素的本底荧光但不足以引起任何的光合作用，就得到最小荧光 F_0。因此，F_0 在一定程度上与色素含量呈线性关系。

0901

叶绿素吸收光能后能级的变化

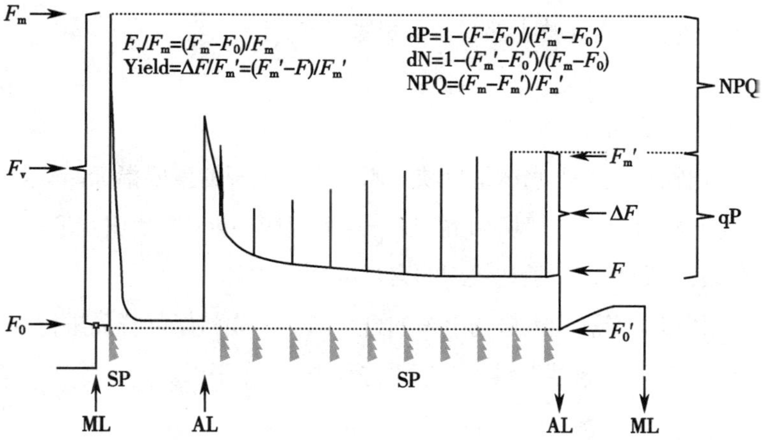

● 图 9-2　叶绿素荧光诱导与淬灭分析

当测量光的强度逐渐增大，达到可以启动光合作用的强度时，就称之为光化光（actinic light，AL）。当光化光达到使所有的电子门都关闭（不能进行光合作用）的强度时，就称之为饱和脉冲，此时叶绿素荧光达到最大。饱和脉冲可被看作是光化光的一个特例。

经过充分的暗适应后，所有的电子门均处于开放状态，打开测量光得到 F_0，当给出一个饱和脉冲时，所有的电子门就都将该用于光合作用的能量转化为荧光和热，此时得到的叶绿素荧光为 F_m。根据 F_m 和 F_0 可以计算出 PSⅡ的最大量子产量 $F_v/F_m=(F_m-F_0)/F_m$，它反映植物的潜在最大光合能力。F_v 称为可变荧光，$F_v=F_m-F_0$。

在光照下光合作用进行时，只有部分电子门处于开放态。如果给出一个饱和脉冲，处于开放态的电子门将该用于光合作用的能量转化为叶绿素荧光和热，此时得到的叶绿素荧光为 F_m'。根据 F_m' 和 F_m 可以求出在当前的光照状态下 PSⅡ的实际量子产量 yield = ΦPSⅡ = $\Delta F/F_m' = (F_m' - F)/F_m'$，它反映植物的实际光合效率。*ETR* 代表光合电子传递速率，即 *ETR* = yield × *PAR* × 0.5 × 0.84，其中 *PAR* 为光合有效辐射强度，单位为 μmol/(m^2•s)，系数 0.5 表示传递 1 个电子需要吸收 2 个光量子，系数 0.84 表示在入射的光量子中被吸收的占 84%。

2. 叶绿素荧光参数测定方法　现常用于分析叶绿素荧光参数的技术称为叶绿素荧光动力学技术，其在测定叶片光合作用过程中光系统对光能的吸收、传递、耗散、分配等方面具有独特的作用，该技术被称为研究植物光合作用的快速、无损伤探针，已逐渐在环境胁迫对植物光合作用影响的研究方面得到应用。

（三）与光合作用能力相关的其他研究

与光合作用能力相关的酶也是光合作用研究的热点。研究较多的是 1，5- 二磷酸核酮糖（RuBP）羧化酶和磷酸烯醇式丙酮酸羧化酶。

二、水分生理的研究方法

有关植物水分生理可以从诸多方面进行研究，如植物的含水量、自由水和束缚水的含量、根系对水分的吸收、蒸腾强度、气孔开度、水势等。每个方面都有多种测定方法，尤以细胞对水分吸收这一方面的测定从理论到实验技术都有较系统的研究。

（一）鲜重含水量和干重含水量

1. 测定原理　植物组织的含水量是反映其水分生理状况的重要指标。一般来说，植物组织的含水量多少与其生命活动强弱密切相关，在一定范围内，组织的代谢强度与其含水量呈正相关。根据水遇热蒸发的原理，可对植物组织的含水量进行测定。

2. 测定方法　利用烘干法测定植物组织的含水量。首先将新鲜样品进行称重得出鲜重，然后将样品放置在 70～105℃的条件下烘干至恒重并称重，得出干重。

$$含水量 = 鲜重 - 干重$$

$$鲜重百分含水量 = \frac{含水量}{鲜重} \times 100$$

$$干重百分含水量 = \frac{含水量}{干重} \times 100$$

（二）相对含水量和水分饱和亏缺

1. 测定原理　相对含水量（relative water content，RWC）和水分饱和亏缺（water saturation deficit，WSD）是不受水分以外的其他物质影响的水分生理指标，可以反映水分的变化水平，所以它能更好地反映细胞的水分生理状态。

相对含水量是组织含水重占饱和含水重的百分值，它便于组织干重基础差异较大的材料之间进行相对比较。

水分饱和亏缺（也叫饱和差）是植物组织的饱和含水重与实际含水重的差值占饱和含水重的百分值。

2. 测定方法　用打孔器取样，放入已知重量的称量瓶中称重，得出鲜重，将样品浸泡入蒸馏水中数小时（因材料而不同），取出样品用滤纸吸干表面附着的水分，立即放入原称量瓶中称重，再将样品泡入蒸馏水中几小时后，取出吸干表面附着的水分，放入原称量瓶中称重，直至恒重为止，即可求出饱和重。

这种浸泡测定饱和重的方法需要很长的浸泡时间，草本植物一般需要 4～10 小时，木本植物需要 10～40 小时，而且在浸泡过程中还会发生呼吸消耗和物质外渗的现象。

为了克服浸泡法的缺点，也可采用真空渗入法，即将材料放入称量瓶中加水后，放入真空干燥器内，减压（0.5 个负压）渗入 0.5～1.0 小时即可，以叶片出现易鉴别的"浸水斑点"为止。

$$相对含水量(\%)=\frac{组织鲜重-组织干重}{组织饱和重-组织干重}\times 100$$

$$自然饱和亏损(\%)=\frac{组织饱和重-组织鲜重}{组织饱和重-组织干重}\times 100$$

$$自然饱和亏缺(\%)=100-相对含水量$$

$$临界饱和亏损(\%)=\frac{组织饱和重-临界鲜重}{组织饱和重-临界干重}\times 100$$

（三）自由水和束缚水

1. 测定原理　水分在植物细胞内通常呈自由水与束缚水两种状态。自由水与束缚水的比值可随植物体内的代谢状况发生改变。自由水与束缚水比值高时，植物代谢旺盛，生长较快，但抗性较差；反之，代谢活动减弱，生长缓慢，但抗性增强。

自由水未被细胞原生质胶体颗粒吸附，可以自由移动、蒸发和结冰，也可以作为溶剂。束缚水则被细胞原生质胶体颗粒吸附而不易移动，因而不易被夺取，也不能作为溶剂。基于上述特点以及水分依据水势差而移动的原理，将植物组织浸入高浓度（低水势）的糖溶液中一定时间后，自由水可全部扩散到糖液中，组织中便留下束缚水。自由水扩散到糖液后（相当于增加溶液中的溶剂）便增加糖液的重量，同时降低糖液的浓度。测定此降低的糖液浓度，再根据原先已知的高浓度糖液的浓度及重量，可求出浓度降低的糖液重量。用浓度降低的糖液重量减去原来高浓度的糖液重量，即为植物组织中的自由水的重量（即扩散到高浓度糖液中的水的重量）。最后用同样的植物组织的总含水量减去此自由水的含量，即是植物组织中的束缚水的含量。

2. 测定方法

（1）植物组织中的自由水含量的测定：注射器称重（W_1）；选取部位、长势、叶龄一致有代表性的叶片数片，用打孔器打取小圆片 50 片，装到注射器中，盖紧并精确称重（W_2）；加入 60%～65% 蔗糖溶液 5ml 左右，再分别准确称重（W_3）；反复抽气 20 分钟，用测糖仪分别测定抽气后（C_2）及原糖液（C_1）的浓度。

$$植物组织中自由水的含量(\%)=[(W_3-W_2)(C_1-C_2)/C_2(W_2-W_1)]\times 100$$

(2)植物组织中的束缚水含量的测定：材料选取同自由水含量测定的材料，精确称重 50 片叶片圆片的重量(W_4)；将小圆片在烘箱中 105℃下杀青 15 分钟，再于 80～90℃的条件下烘干至恒重，精确称重(W_5)。

$$植物组织中总含水量(\%)=[(W_4-W_5)/W_4]\times 100$$

植物组织中束缚水含量＝组织中总含水量－组织中自由水含量

(四)水势及其组分

1. 测定原理　水势(water potential，Ψ_w)是植物水分状况的最基本、应用最广泛的度量指标，为某体系中的水与同温度下纯水每偏摩尔体积的化学势差。

2. 测定方法　植物水势的测定方法大致可分为 3 类：①补偿法，包括小液流法、折射仪法、电导法和重量法等；②热电偶湿度法，包括悬滴法、露滴法等；③压力室法。

(五)蒸腾速率

1. 测定原理　蒸腾速率(transpiration rate)又称蒸腾强度或蒸腾率，指植物在单位时间内、单位叶面积上通过蒸腾作用散失的水量。

2. 测定方法　蒸腾速率的测定方法主要有植物离体部分的快速称重法、测量重量法、气量计测定法和红外线分析仪测定法。

三、肥料营养生理的研究方法

植物营养诊断是评价、预测肥效和指导施肥的一项综合技术，它包括缺素症状诊断、土壤分析、叶片分析等。

1. 植物外观诊断法　又称形态诊断，是以植株生长发育的外观势态、症状来确定植物的营养状况。植物叶片是植株对于营养状况最敏感的部分，许多常见的缺素症可以依据对叶片的观察得到较准确的结论。但形态诊断也有一定的局限性，即当植物同时缺乏两种以上的营养元素时，很难确定哪种元素更加缺乏，或哪种元素的缺乏是主要的、起决定性作用的。

2. 土壤分析诊断法　土壤分析可提供土壤理化性质及土壤中营养元素的组成与含量等诸多信息，从而使营养诊断更具针对性，也可以做到提前预测。然而，土壤肥力并不与土壤生产力呈直线关系，但是作为一种快速的诊断方法，它是植物营养研究分析时的首选指标，在其他分析手段的配合下也能为植物营养诊断提供参考意见。

3. 植物化学诊断法　植株成分分析可分为全量分析和组织速测两类。叶片分析诊断以叶片为样本分析各种养分含量，与参比标准比较进行丰缺判断，是植株化学诊断的一个分支。组织速测以测定植株新鲜组织的养分作为丰缺判断，是一种半定量性质的分析测定，被测定的养分是尚未同化或已同化但仍游离的大分子养分，结果以目视比色判断。

4. 植物组织液分析诊断法　利用新鲜组织液的养分含量快速诊断养分的缺乏或过量，为施肥提供调整依据。该技术能实现养分的常规监测，尤其对岩棉栽培植物比较有效果。

5. 无损测试技术　无损测试技术（non-destructive measurement）是指在不破坏植物组织结构的基础上，利用各种手段对植物的生长和营养状况进行监测。这种方法可以迅速、准确地对田间植物的氮营养状况进行监测，并能及时追肥。主要包括肥料窗口法（fertilizer window）、叶色卡片法（leaf color card）、基质淋洗液法（pour-trough）和叶绿素计读数法（soil and plant analyzer development，SPAD），这些方法均属于定性或半定量方法。

6. 根际微生物学检测法　土壤是植物生长的营养来源，养分因子与植物化感作用之间的相互影响已受到关注。土壤微生物担负着土壤生态平衡的"稳定器"、物质循环的"调节器"和植物养分的"转换器"等多个方面的功能。

目前研究土壤微生物生态学仍然主要采用培养法。该方法虽能提供关于微生物多样性的有用信息，但土壤中可培养的微生物只占其很小的一部分，方法的局限性十分明显。近年来，随着现代分子生物学技术的发展，特别是基因测序技术的广泛应用，可以通过宏基因组测序等方法直接获得土壤微生物区系组成、结构、功能、适应性发展等信息，可以直接避开传统的分离培养过程，直接探讨土壤微生物的种群结构及其与环境的关系。

第四节　化学生态学研究方法

化学生态学是生态学和化学相结合形成的交叉学科，主要研究生物（植物、动物和微生物）与环境中的化学因子之间相互作用的关系。生态环境对药用植物的影响主要表现为中药材的道地性和化感作用，加之对药用植物中药效成分研究的重要意义，因而确立了化学生态学研究在药用植物生态学研究中的重要地位。使用现代多学科的方法和手段开展药用植物道地性研究一直是确保优质中药材质量，提高中药材产量的关键。它主要包括运用指纹图谱对中药材的质量和产量进行监控，以及运用色谱对其药用成分进行定性或定量研究。然而，在同一块产地，大部分药用植物都表现出强烈的连作障碍，药用植物强烈的自毒作用严重影响其经济效益。运用化学生态学的研究手段和方法探明连作障碍的机制一直是药用植物研究者所关注的问题。

一、中药道地性指纹图谱分析

指纹识别技术是一种重要的生物特征鉴别技术，以遗传物质为基础的遗传指纹图谱分析技术（包括种子蛋白、同工酶和 DNA）可用于进行物种鉴定。基于中药所含化学成分的多样性而提出的"中药指纹图谱"用来标示中药化学物质特性，并力图使化学成分的色谱、光谱具有"指纹"特异性，从而用于评价中药及其产品质量。与中药材化学成分特性相对应的另一特性——生物特性的标示，可以实现对中药材药效特异性的化学表述和中药材自身特异性的表述。通过化学指纹图谱的"量（表现型，phenotype）"，控制中药材产品的"质（等效性，equivalence）"；通过基因指纹图谱的"质（生物本质，即基因型，genotype）"控制化学指纹图谱的"量"，从而实现中药对"指纹"控制的整体性和特征性。

（一）中药化学指纹图谱

1. 分析原理　中药化学指纹图谱是指对某种中药材运用现代分离分析如光谱、色谱和其他分析方法，得到能够标示该中药的色谱或光谱图谱，最终用于对中药质量进行评价的科学性方式。

2. 分析方法　光谱最常用的是红外光谱（infrared spectroscopy，IR）。色谱最常用的是薄层色谱（thin layer chromatography，TLC）、气相色谱（gas chromatography，GC）、高效液相色谱（high performance liquid chromatography，HPLC）和毛细管电泳（capillary electrophoresis，CE）。其他方法包括波谱和联用技术。中药化学指纹图谱首推色谱方法和联用技术。TLC 法简便易行，但提供的信息量有限，很难反映几十种、上百种化学成分组成的复杂体系。GC 适用于挥发性化学成分。HPLC 适用于非挥发性成分，中药中的大部分化学成分均可用 HPLC 法得出良好的指纹图谱。CE 适用于大部分化学成分，特别是生物大分子——肽和蛋白的分离，但其重现性还有待于提高。联用技术是最有效的建立指纹图谱的方法，如 GC-MS、HPLC-MS、HPLC-MS/MS 等可大量提供各种信息，符合解决中药复杂体系的要求，但仪器价格昂贵，不易推广使用。总之，目前使用最多的中药化学指纹图谱主要用 HPLC 方法得到。

（二）基因指纹图谱

1. 分析原理　基因指纹图谱是指采用分子标记技术得到的某一中药材品种的 DNA 指纹图谱，它主要利用 PCR 反应从不同的生物样品中合成特异性的 DNA 片段，该片段的大小、数目可因不同的生物而异，故称之为 DNA 指纹图谱。道地药材的质量除了与药材特定的生长环境和特殊的采收加工技术有关外，还与道地药材产区内这一物种的种群或居群中遗传上的特殊性有关。

2. 分析方法　从生物样品中提取 DNA，运用 PCR 技术扩增出高可变位点（如 VNTR 系统、串联重复的小卫星 DNA 等）或者完整的基因组 DNA，然后将扩增出的 DNA 酶切成 DNA 片段，经琼脂糖凝胶电泳，按分子量大小分离后，转移至尼龙滤膜上，然后将已标记的小卫星 DNA 探针与膜上具有互补碱基序列的 DNA 片段杂交，用放射自显影便可获得 DNA 指纹图谱。

琼脂糖凝胶电泳是分离、鉴定和纯化 DNA 片段的常规方法，其分辨能力要比聚丙烯酰胺凝胶低，但其分离范围较广。用各种浓度的琼脂糖凝胶可以分离长度为 200bp 至近 50kb 的 DNA。长度 100kb 或更大的 DNA 可以通过电场方向呈周期性变化的脉冲电场凝胶电泳进行分离。

二、药用植物化感作用的研究

药用植物化感现象是一个很普遍和特别突出的问题，大多表现为自毒作用，如人参、地黄等；也有小部分表现为自我促进作用，如牛膝，生长的年限越多它的根膨大得越好。植株中的化感物质几乎都是植物次生代谢物，分子量小，结构多样，但生物活性强，主要通过莽草酸和异戊二烯代谢途径产生。近年来，药用植物化感作用及其化感物质的鉴定与分离也越来越受到关注。

（一）化感物质的提取方法

化感物质可以通过浸析、挥发、植物残体分解和根系分泌物等方式进入环境中。根据化感物质的作用途径，通常分别采用夹层法、常温吸附法、浸提法或腐解法和疏水性根渗出液连续收集法等方法提取。

目前常用浸提法收集化感物质，浸提剂主要是 H_2O、NaOH、$Na_4P_2O_7$、甲醇、石油醚、三氯甲烷、二氯甲烷、丙酮、乙醚、乙酸乙酯、乙醇等。在浸提过程中，采用超声波、往复式振荡、索氏提取等方法进行。

（二）化感物质的分离和纯化

提取得到的化感物质混合物必须经过纯化才能进行检测分析。常见的纯化方法有萃取法、树脂法和层析法。

1．萃取法　此法是根据化感物质在两个不相溶或部分互溶的溶剂中的分配度（溶解度）不同，从而达到分离纯化的目的。常用的有机溶剂有乙醚、乙酸乙酯、二氯甲烷等。

2．树脂法　树脂法是利用阳离子和阴离子树脂吸附阴、阳离子，无极性或极性较弱的有机分子通过，然后洗脱和提取目标组分，从而达到纯化的目的；或者使用吸附树脂（硅胶等）吸附和富集含化感物质在内的一些有机化合物，达到分离和纯化的目的。

3．层析法　目前，层析法基本不作为检测化感物质的手段。因为采用柱层析分离纯化化感物质的过程烦琐且时间长；纸层析和薄板层析法虽然操作简便，但不够精确。

（三）化感物质的鉴定

化感物质化学结构的鉴定可以通过测定的熔点、红外光谱、紫外光谱、质谱和核磁共振谱等参数来判断其中存在的功能团、共轭体系、分子量和结构以及 H 原子和 C 原子在分子中的结合方式等来确定，最后用已知的标样确定化感物质的含量。

气相色谱（GC）技术、高效液相色谱（HPLC）技术和气相色谱 - 质谱联用（GC-MS）技术是当今研究化感物质的有效方法。

三、不同环境条件下中药材指标成分的定量分析

随着科学技术的发展，特别是进入 20 世纪 90 年代以来，新技术被广泛应用于药物分析，促进了药用植物有效成分定量分析研究的发展。之前应用较广的紫外光谱法、荧光光谱法、HPLC 法、GC 法、TLC 法、薄层扫描法、毛细管电泳法等主要是通过对中药材中的几个指标成分进行定量分析来控制中药的质量，色谱 - 质谱联用技术（液 - 质联用、气 - 质联用）因具有同时分析测定中药多组有效成分的特点而被广泛应用于中药材指标成分的定量分析中。

色谱 - 质谱联用技术是以色谱作为分离系统，质谱作为检测系统，通过适当的接口连接而成的仪器。样品通过色谱分离，而后进入接口，去除溶剂并离子化后进入质谱的质量分析器中，根据质荷比的大小对离子进行分离，检测器接收分离后的离子，并将离子信号转变为电信号放大后输出，输出的信号经过计算机采集和处理后，可以得到总离子流色谱图、质量色谱图、质谱图等。色谱 - 质谱联用技术可发挥 2 个方面的优点，即将色谱的高分离能力和质谱的高灵敏度、高选择性及较强的结构解析能力结合起来，具有使用范围广、高灵敏度、能提供多种信息的特点。

近年来，超高效液相色谱 - 质谱 / 质谱（UPLC-MS/MS）技术在中药材指标成分分析研究中的应用日渐增多。利用超高效液相色谱的超高分离度、分析速度、灵敏度的特点，并结合串联质谱检测器的抗干扰能力强、灵敏度高、选择性强的优点，研究和建立同时快速测定中药材中多种有效成分含量的分析方法，已成为定量中药中指标成分的重要有效手段之一。

第五节　分子生态学研究方法

一、分子谱系地理学研究方法

（一）分子谱系地理学的概念

谱系地理学（phylogeography）又称亲缘地理学或分子系统地理学，是 John C. Avise 等于 1987 年提出的一门研究近缘物种间或种内水平的谱系地理分布原理和过程的新兴交叉学科，主要探讨一个物种的基因谱系当前地理分布格局的历史成因，同时对种内居群的扩散、迁移等微观进化历史进行有效的推测。谱系地理学使用谱系和地理的资料来推断居群动态和进化的历史过程，由于同时考虑时间和空间尺度，谱系地理学成为研究种内进化过程中最能反映历史过程的方法。

（二）分子谱系地理学的研究方法

1. 分子谱系地理学的基本理论　分子谱系地理学主要关注基因谱系关系，基本研究单元不再是种群，而是个体或单倍型。溯祖理论是谱系地理学的重要基础理论，是探讨近缘种或种内基因谱系的数学和统计学理论，是遗传漂变的反向理论。该理论认为，在一个特定的群体中，所有的等位基因都是从最近共同祖先（most recent common ancestor，MRCA）遗传而来的。对于一组个体或 DNA 序列的祖先，将找到一个共同的祖先称为一次共祖事件，这些遗传关系通过基因谱系表现出来，利用统计学方法描述这些谱系间的历史连接过程，回推找到共同祖先。DNA 序列遗传信息不仅可以反映单倍型（染色单体内具有统计学关联性的单核苷酸多态性）之间的亲缘关系，同时还包含不同尺度居群结构变化的信息。将 DNA 序列数据依据溯祖理论转换成谱系图后，每个节点代表一次溯祖事件，节点的分布情况可以反映居群大小的历史信息。溯祖理论是探讨居群迁移、基因交流、生殖隔离和杂交事件，以及推测不同的谱系分化时间的理论基础。

2. 分子谱系地理学的研究方法　在 PCR 和基因测序技术的推动下，分子谱系地理学分析通常是在筛选适合的基因片段（动物通常是 mtDNA，植物通常是 cpDNA）后，对所研究的对象进行测序，然后对获得的单倍型进行定性描述。主要描述对象包括：①单倍型的系统发育关系和谱系关系，前者以系统树的形式出现，而后者以网络图的形式出现；②对单倍型的地理分布进行描述，一般采用地理信息系统软件（如 ArcGIS）将不同的单倍型绘制在地图上；③基因谱系分化时间的估算，目前比较流行的方法是采用贝叶斯估算分歧时间，常用的软件是 Beast；④采用一些常见的群体遗传学软件，如 DnaSP、Arlequin 等，对研究类群的群体遗传参数（如遗传多样性、遗传分化）进行计算；⑤利用 mismatch 分析、skyline 分析以及一些参数检测群体大小动态。

为了改变判断谱系地理格局主观性强的弊端，巢式支系谱系地理学分析法（nested clade phylogeographic analysis，NCPA）在谱系地理学研究中被广泛应用。NCPA 法整合基因谱系的单倍型频率和地理位置信息，将统计检验引入亲缘地理学分析的大部分环节中，在很大程度上避免了谱系格局推断上的主观性。NCPA 法可用软件 ANECA 构建，其核心是将近缘的单倍型彼此相连并进一步形成高阶的支系（即组巢），借助这样一阶套一阶的单倍型巢式连接关系并结合谱系的地理分布和 NCPA 法所设计的一套检索表，可推测造成单倍型具有显著地理格局的具体原因，如分布区扩张、地理隔离、片段化等。

二、应用转录组、蛋白质组、代谢组学研究

（一）转录组学研究

1. 转录组和转录组学的概念　转录组（transcriptome）从广义上来讲是指一种细胞或组织基因组所转录出来的所有 RNA 总和，包括编码蛋白质的 mRNA 和各种非编码 RNA，如 rRNA，tRNA、snoRNA 及其他非编码 RNA；狭义上来讲，则是指所有参与翻译蛋白质的 mRNA 总和。转录组反映的是个体生物在某一特定生理、发育阶段的细胞、组织或器官中的所有转录本。同一组织在不同的生长阶段或生长环境中的基因表达情况存在显著性差异。因此，转录组也具有明显的时空特异性。转录组学（transcriptomics）是功能基因组学的最重要的部分，是一门在整体水平上研究细胞中的所有基因转录及转录调控规律的科学，它能够提供全部基因的表达调节系统和蛋白质的功能、相互作用的信息。

2. 转录组学常用的研究方法　随着科学研究的不断深入，多种新技术和方法已成功地应用于转录组学研究，如表达序列标签（expressed sequence tag，EST）、基因芯片（gene chip）、新一代转录组测序技术（RNA-sequencing，RNA-Seq）等。传统的转录组学研究方法如 cDNA 文库、消减杂交文库、基因芯片技术等需要经过建库、酶切、杂交、克隆、测序等烦琐的步骤，测序周期长、通量低、费用高。RNA-Seq 高通量测序技术可以代替传统方法中构建文库得到表达序列标签的烦琐过程，利用生物信息学软件对数据进行处理和读取，可以在较短的时间内获取大量的数据信息。RNA-Seq 对植物转录组学的研究起到极其重要的推动作用。

（1）RNA-Seq 的工作流程

1）转录组文库构建和测序：提取样品总 RNA 后，用带有 oligo（dT）的磁珠富集真核生物的 mRNA。加入 fragmentation buffer 将 mRNA 片段化，然后合成双链 cDNA，随后进行末端修复加 poly（A）并连接测序接头。用琼脂糖凝胶电泳进行片段大小筛选，接着进行 PCR 扩增，建好的测序文库用 Illumina 测序仪进行测序。测序得到的原始数据经质量评估后去除含 adaptor 的 reads、N 的比例 > 5% 的 reads 和低质量的 reads 后得到 clear reads，后续信息分析都基于此序列（图 9-3A）。

2）转录组序列组装：转录组的组装目前分为 2 种类型：已知参考基因组和无参考基因组序列的组装。对于有参考基因组序列的转录组学生物信息学分析（图 9-3C），其原理是将转录组测序得到的 reads 应用比对软件与已知的参考基因组序列进行比对，如 Bowtie、TopHat 等。由于 mRNA 测序是对外显子连接而成的转录组序列进行测序，而两个外显子连接处在基因组中不是空间相连的，因此外显子连接处的 reads 无法比对到基因组中。所以应该在无法比对的 reads 序列

中找到外显子连接处的序列，从而推断基因组中外显子的排列。在比对完成后，去除进行分布统计，并进行测序的饱和度分析，确定基因组中相关基因的序列结构、剪切形式及其转录组的表达水平。对于没有参考序列或参考序列不完整的情况（图 9-3B），转录组序列组装运用最多的是从头组装的策略。对于 Illumina 测序平台，常用的组装软件有 Trinity、SOAP 等，而用于 454 测序平台最常用的有 Newbler 系列软件。

3）转录组差异表达分析：RNA-Seq 发展早期用 TPM（transcript per million clean tags）对转录组组装序列进行定量。TPM 是一个标准化的指标，指每 100 万个 clean tags 中包含该种转录本的

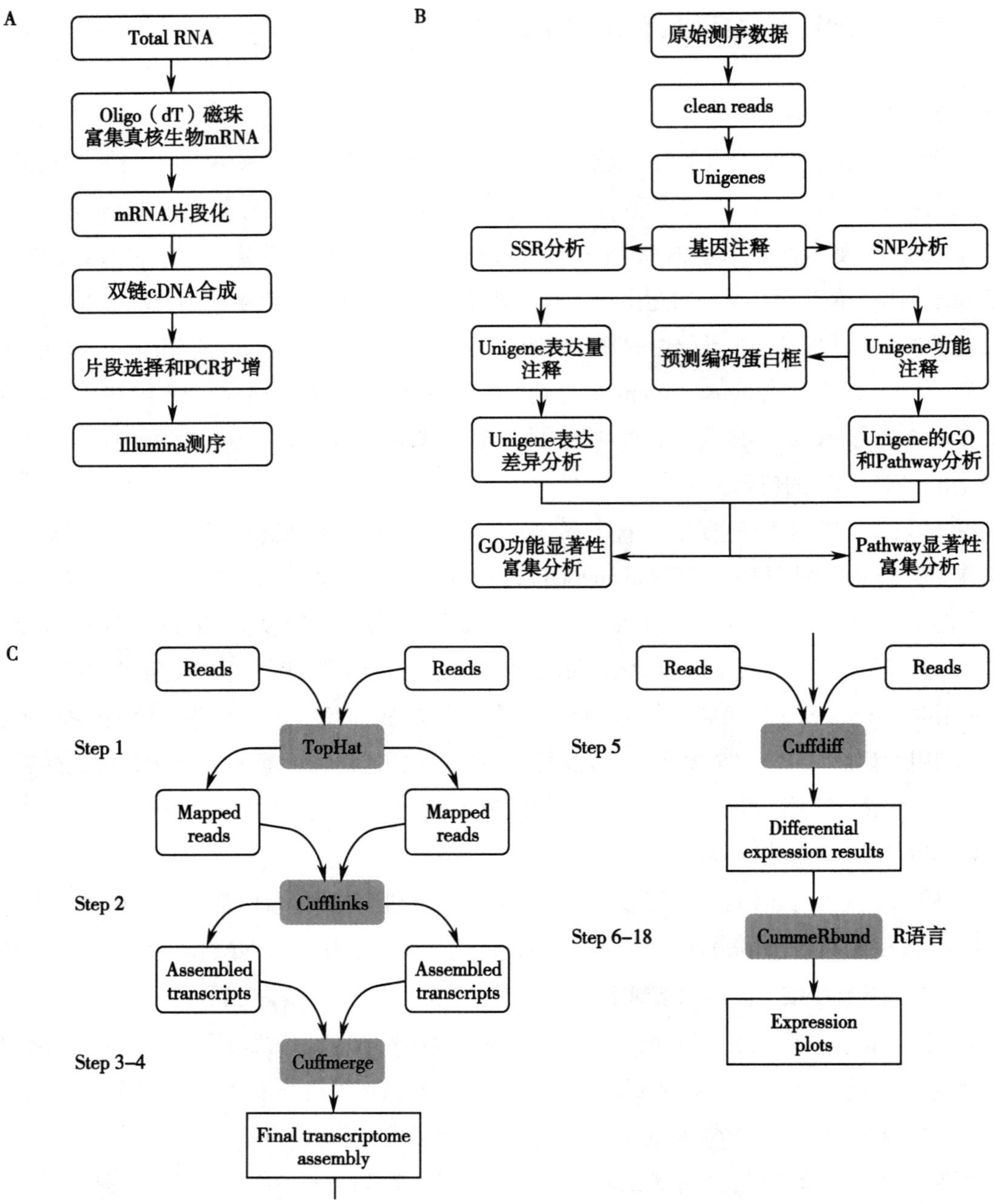

● 图 9-3 RNA-Seq

A. 转录组文库构建和测序；B. 无参考基因组序列的转录组组装与分析策略；C. 已知参考基因组序列的转录组组装与分析策略。

拷贝数。由于 TPM 方法没有考虑到样品、不同的基因长度等基因表达的影响，因此存在着显著的统计学误差。近年来，主要采用 RPKM 和 FPKM 来进行高通量基因表达水平的计算。RPKM（reads per kb per million reads）表示每 100 万个 map 上的 reads 中 map 到外显子的每 1 000 个碱基上的 reads 个数。RPKM 法可以消除基因长度和测序量差异对计算基因表达量的影响，计算得到的基因表达量可直接用于比较不同样品间的基因表达差异。FPKM 与 RPKM 的计算方法基本一致，所不同的是 FPKM 计算的是片段（fragments），而 RPKM 计算的是 reads 数。若某基因在不同组织或样品中均有测序，可以根据该基因在不同样品中相应的表达量进一步确定其在不同条件下的差异表达水平，进而筛选出实验所需要的目的基因。早期高通量测序在筛选差异表达基因时采用超几何检验的方法筛选样品之间的差异表达基因，而不需要重复。但随着高通量生物信息分析技术的进步，越来越多的生物学家意识到在没有重复的情况下所获取的结果具有重大的统计学误差。因此，在筛选不同样品之间的差异基因时需提供相应的生物学重复，以更好地保证实验所筛选的差异基因的可靠性和准确性。

4）转录组功能注释：通过 Blastx 将所获取的转录本（UniGene）比对到蛋白数据库 Nr、Swiss-Prot、KEGG 和 COG，并通过 Blastn 将 UniGene 比对到核酸数据库 Nt，得到与给定的 UniGene 具有最高序列相似性的蛋白，从而得到该 UniGene 的蛋白功能注释信息。根据 Nr 注释信息我们能得到 GO 功能注释。GO（gene ontology）是一个国际标准化的基因功能分类体系，提供一套动态更新的标准词汇表（controlled vocabulary）来全面描述生物体中基因和基因产物的属性。GO 总共有 3 个 ontology，分别描述基因的分子功能（molecular function）、细胞组分（cellular component）、参与的生物过程（biological process）。根据 Nr 注释信息，并使用 Blast2GO 软件得到 UniGene 的 GO 注释信息。KEGG 是系统分析基因产物在细胞中的代谢途径以及这些基因产物的功能的数据库，利用 KEGG 可以进一步研究基因在生物学上的复杂行为。将所有序列进一步与 KEGG 数据进行比对，获取相应转录本的 KEGG 注释信息。根据 KEGG 注释信息可以进一步得到转录序列的通路（pathway）。

（2）数字基因表达谱（digital gene expression，DGE）：利用新一代高通量测序技术中的 Illumina 测序平台，对检测样本中的 cDNA 进行测定，可以对整个转录组进行数字化分析，从而得到高精度、可重复的 mRNA 转录丰度分析结果。DGE 是在 RNA-Seq 技术的基础上发展起来的一种高效、便捷的转录组学研究方法。其原理是真核生物的所有编码基因起始位点（CATG）都存在 *Nla*Ⅲ酶切位点，此酶识别位点为 CATG，作用位点在其后的 17 个碱基处。序列标签表达谱的做法是先用 *Nla*Ⅲ酶切后得到 21nt 长度的序列，然后进行测序，得到数字化基因表达差异谱，即序列标签表达频率库。根据 21 个特异碱基序列（tag，标签），在该物种的基因组或转录组文库中找到相应基因的名称。具体操作流程见图 9-4。

（二）蛋白质组学研究

1．蛋白质组学的概念和内涵　虽然在转录组水平上可以获取大量特定环境条件下植物所表达的 mRNA 信息，但一个基因并不只产生一个相应蛋白，它可能产生几个甚至几十个蛋白质。机体所处的不同环境和本身的生理状态差异，会导致基因转录产物有不同的剪切和翻译成不同的蛋白。翻译后蛋白还需要进一步加工修饰和转移定位，才具有活性和生物功能。在转录水平上所获

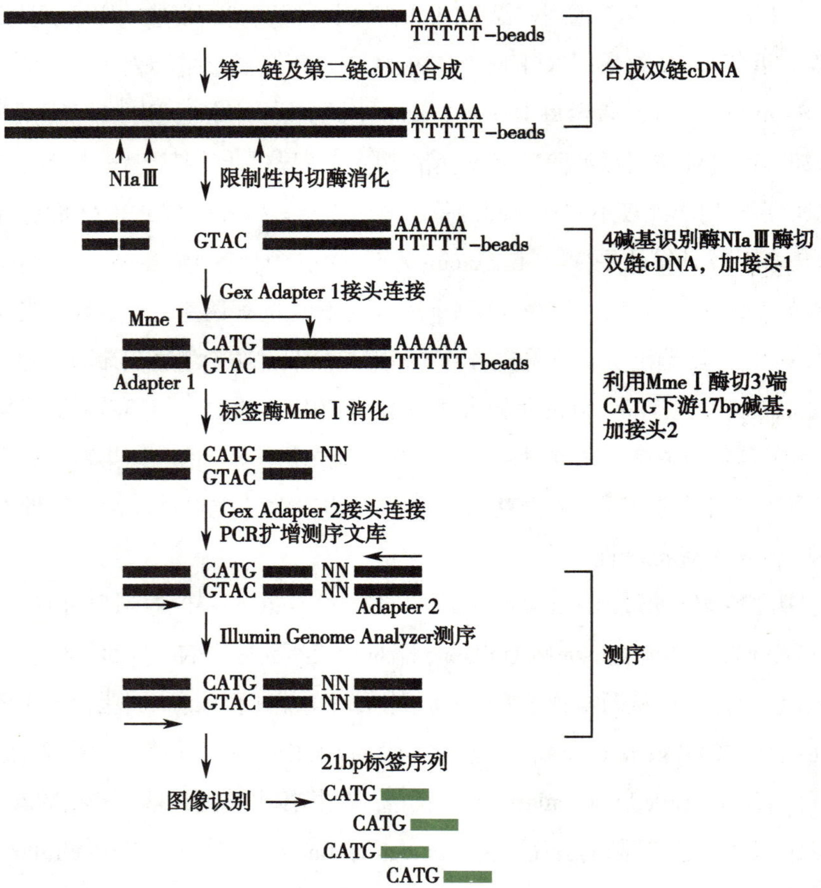

● 图 9-4　数字基因表达谱实验流程

取的基因表达的信息并不足以揭示该基因在细胞内的确切功能，蛋白质则是基因功能的体现者和执行者。因此，直接对蛋白质的表达模式和功能模式进行研究就成为生命科学发展的必然趋势。

蛋白质组学（proteomics）以细胞或组织内的全部蛋白或肽段作为研究对象，以更接近基因表达的实际生理功能的角度去阐述多个基因的作用方式。蛋白质组和转录组一样具有明显的时空性和可调节性，它是一门在基因组学、转录组学的研究成就和高通量的蛋白质分析技术得到突破的背景下成立的新兴学科。

2. 蛋白质组学的研究方法　主要包括蛋白质的分离、鉴定和定量。

（1）蛋白质的分离：植物蛋白质的分离手段主要是根据不同蛋白质的性质进行分离，如分子量大小、等电点、溶解度以及对配体的特异性亲和力等。具体分离方法主要包括双向凝胶电泳、差异凝胶电泳、毛细管电泳和液相色谱等。

双向电泳（two-dimensional electrophoresis，2D-PAGE）是蛋白质分离的核心技术。2D-PAGE 通常包括一维等电聚焦（isoelectric focusing electrophoresis，IEF）和二维 SDS-PAGE。一维等电聚焦的原理是根据不同蛋白质等电点的差异，将蛋白质混合物置于 IPG 胶条上进行第一向等电聚焦，蛋白质按照等电点高低迁移到不同的位置。第二向电泳是根据不同蛋白质分子量的不同，沿着垂直的方向将同一等电点、不同分子量的蛋白质进行分离。2D-PAGE 在分离不同等电点的蛋白质时引入的 IPG 胶条有效地解决了载体两性电解质所引发的 pH 梯度不稳、阴极漂移及重复性较差等问题。同时，2D-PAGE 中银染技术的运用使得蛋白质分析达到纳克级别。近几年来所开发的荧光染色技术——双向荧光差异凝胶电泳（two-dimensional fluorescence difference in gel electrophoresis，2D-DIGE）则可以将不同的样品分别用不同的荧光染料进行标记后，混合在同一块凝胶中进行双向电泳，极大地提高了试验结果的重复性和定量的准确性。

除了用凝胶的方法进行蛋白分离外，还可以通过普通液相色谱和气相色谱联合改进得到的HPLC对单一蛋白质进行快速、高灵敏度的色谱分析。

（2）蛋白质的鉴定：目前，常用的蛋白质鉴定技术主要有质谱（mass spectrometry，MS）、串联质谱（MS/MS）、串联亲和纯化（tandem affinity purification，TAP）等。此外，用于鉴定蛋白质间互作的常见技术有免疫共沉淀（Co-IP）、酵母杂交（双／三，Y2H/Y3H）和蛋白质芯片（protein chip）等技术。质谱技术的原理是根据带电粒子在磁场或电场中运动的轨迹和速度依粒子的质荷比（m/z）不同而变化，来判断粒子的质量和特性。质谱技术能够准确地鉴定蛋白质，并能测量蛋白质的相对分子量、氨基酸序列以及翻译后的修饰。质谱是唯一能够迅速测序N端封闭或共价修饰肽段的方法。但质谱只能分裂带电的气体分子，且一次只能分析带同种电荷的蛋白质，很难区分同源性高的蛋白质。

（3）蛋白质组学的定量：随着蛋白质组学的研究深入，不仅需要鉴定特定条件下细胞或组织内蛋白质的种类，还需要了解蛋白质量的变化，在这种情况下定量蛋白质组学成为蛋白质组学研究急需深化和拓展的方向。定量蛋白质组学是指在总体水平上分析生物体在一定条件下蛋白质数量的变化，是对蛋白质组学的定量分析。在定量方式上，定量蛋白质组学可分为相对定量和绝对定量。相对定量用于确定不同生理状态下，如不同器官、不同发育时期、处理前后等不同组织或器官之间蛋白的相对差异，多用于差异蛋白的鉴定；绝对定量是指测定特定细胞或组织内每种蛋白质的绝对量，多用于差异蛋白的验证。此外，按照标记的方法，也可以将定量蛋白质组学分为标记法和无标记法蛋白质组学。目前，在不同生物上运用最多的定量蛋白质组学技术是iTRAQ技术。

iTRAQ的全称为相对和绝对定量同位素标记（isobaric tags for relative and absolute quantitation，iTRAQ），是美国ABI公司在2004年推出的一项新的体外同位素标记技术，使用该技术不但可以对不同样品的蛋白进行定量分析并鉴定差异表达的蛋白，还可以确定具体的蛋白。iTRAQ蛋白标记技术可对8组样品的蛋白进行同时标记，用作标记的8种同位素标记试剂由8种相对分子质量分别为113、114、115、116、117、118、119和121的报告基团（reporter group），相对应的相对分子质量分别为192、191、190、189、188、187、186和184的平衡基团（balance group）及1个相同的肽反应基团（peptide reactive group）组成，其中反应基团可与肽段的N-端基团和每个赖氨酸侧链相连，不同的报告基团和平衡基团进行相互配对后，形成的复合体质量为305，即等量异位标签（isobaric tag）。因此，改变任一iTRAQ试剂，不同的同位素在标记同一多肽后，在第一级质谱检测分离后分子量都完全相同，而在串联质谱中，不同的报告基团脱离，平衡基团在二级质谱发生中性丢失，根据信号离子表现为不同质荷比（113～121）的峰，同时根据波峰的高度及面积，可以得到蛋白质的定量信息。iTRAQ的主要技术步骤包括样品的裂解、标记、混合，然后用LC-MS/MS质谱鉴定、蛋白定量分析以及最后的生物信息分析等内容。

（三）代谢组学研究

1. 代谢组学　代谢组学（metabonomics或metabolomics）旨在研究生物体或组织甚至单个

细胞在特定的生理时期内的所有低分子代谢物成分及其动态变化。其反映的是生物体在受到外界刺激或经遗传修饰的细胞或组织所产生的代谢响应变化。当前代谢组学主要有两大主流领域：metabonomics 和 metabolomics。Metabonomics 是从整体出发，研究生物系统在受到外界刺激或经遗传修饰后新陈代谢的动态响应，其目的是为了了解多细胞复杂生物体系统在时间上的程序变化；metabolomics 则主要是对复杂生物样品进行解析，目的是为了对样品中的所有小分子代谢物进行定性和定量分析。两者在数据分析和模型构建过程中的思路和方法是相通的。根据研究对象和研究目的不同，代谢组学分为代谢物靶标分析（metabolite target analysis）、代谢谱分析（metabolic profiling analysis）、代谢组学（metabolomics）、代谢指纹分析（metabolic fingerprinting analysis）4 个层面。

代谢是生命活动中所有化学变化的总称，代谢物的种类多种多样。一个有机生物体在特定的时间内受到特定外界刺激或遗传修饰时所产生的代谢物应由多种相对固定的物质组成，这些物质可用来表征该生物体在这一时间点或时间段内所进行的新陈代谢活动，“代谢谱”（metabolic profile）的概念由此而来。

2. 代谢组学的研究方法

（1）代谢物的分离检测和鉴定：植物细胞中的代谢物有数百至数千种之多，且不同的组织器官、细胞类型、亚细胞器及细胞间合成并积累不同的代谢物，而代谢物的合成又受到发育时期及生长环境差异的影响。从样品中提取的代谢物数量巨大、结构复杂。为了实现对样品代谢物进行全面的定性和定量分析，要求分离检测设备具有良好的稳定性、化合物定性能力强、分辨率和灵敏度高、检测速度快及动态检测范围宽的特性。目前，分离技术主要采用气相色谱（GC）、液相色谱（liquid chromatography，LC）及毛细管电泳（CE）等，检测技术主要使用质谱（MS）、核磁共振（nuclear magnetic resonance，NMR）等手段。其中，质谱是将化合物电离后产生可以测量的分子离子或碎片离子，通过检测离子质荷比的大小及丰度，从而对化合物进行定性和定量分析。随着质谱技术的发展，飞行时间质谱（time of flight，TOF）显示出了更加优越的分析品质。它依据带电荷离子在真空飞行管中飞行时间的不同，对不同离子的质荷比进行分析，具有极高的灵敏度和扫描速度，提高谱图解卷积的效果。

气相色谱适用于分析容易汽化的低极性、低沸点或衍生化后沸点较低的代谢物，单独使用 GC-MS 不能全面揭示植物的新陈代谢规律。液相色谱则不受样品挥发性和热稳定性的影响，与质谱结合可有效分析代谢物中丰富的次生代谢物，包括萜类化合物、生物碱、黄酮等化合物，基于 LC-MS 的分析设备已发展成为代谢组学分析必备的核心设备。

除上述分析手段外，一些可用于特殊代谢物分析的技术为代谢组学的研究提供有力保障。如毛细管电泳 - 质谱（capillary electrophoresis-mass spectrometry，CE-MS）、核磁共振技术（NMR）、傅里叶变换 - 红外光谱（Fourier transform-infrared，FT-IR）等。其中 CE-MS 能够检测离子型化合物，如磷酸化的糖、核苷酸、有机酸、氨基酸等；NMR 技术具有较高的普适性，样品前处理简单，测试手段丰富，而 LC-UV-SPE-NMR-MS 结合液相分离、固相萃取进行富集及全氘代溶液洗脱技术，则表现出较好的分离分析能力，且已被应用于牛至 *Origanum vulgare*、蓝藻等植物的代谢组学研究中；FT-IR 可以对样品进行快速、高通量的扫描，且不破坏样本，适合从大量群体中筛选代谢突变体。目前还不能使用单一的技术手段来实现代谢物的全景定性和定量分析，只能通过多种分析手段，取长补短，尽可能地跟踪监测植物代谢物的变化。

（2）数据处理与分析：通过 MS 和 NMR 方法所得的代谢组学信息具有样品量多、数据信息复杂及多维数据矩阵内各变量间具有高度相关性等特点，选择合适的数据分析方法对于代谢组学信息的正确提取至关重要。多变量分析方法一般包括多重回归（multiple regression）、差异分析（discriminant analysis）、主成分分析（principal component analysis，PCA）、分级簇类分析（hierarchical cluster analysis，HCA）、自组织分析（self-organizing mapping，SOM）、因素分析（factor analysis）和规范化分析（canonical analysis）。其中 PCA、HCA 和 SOM 是最为常用的多变量分析方法。

1）主成分分析：对从原始数据轴中转化到主轴的数据进行分析。PCA 一方面可以有效地减少海量数据的维度，另一方面可以从噪声数据中找寻有效的信号。在代谢组学相关分析中，一般将目标代谢物作为独立变量，代谢物对应含量则作为依赖变量。PCA 分析利用三成分鉴定找到信息并提供评分和荷载。其中，荷载用来评估每种代谢物对代谢组整体信息的贡献率，帮助理解样本间每种代谢物的水平差异。

2）分级簇类分析：是一种基于每对数据点的多变量距离的簇类分析方法。使用 HCA 分析，通过一系列的分割将包含全部目标的单一一个簇进行分拆，直至完成对数据更好的分组。HCA 对于具有大量数据点的数据组分析准确，但较为耗时。

3）自组织分析：是一种非簇类分析数据的方法。SOM 算法不仅可以用于基因组和转录组研究，也可用于代谢组学研究。最初的 SOM 算法非常耗时，经改进后的 BL-SOM 显著提高工作效率，特别是降低对运算能力的需求，在普通计算机上即可完成运算。由于 PCA 对于非线性 / 非连续性数据结构分析方面和 HCA 可能给出错误信息的缺陷，对于代谢物含量成倍改变的应使用 SOM 或均值聚类法（K-means clustering，KMC）进行分析，但是 SOM 无法提供区分簇类的信息，在实际应用中应注意工作环境。

第九章同步练习

（李　佳　周良云）

参考文献

[1] 戈峰. 现代生态学. 2版. 北京：科学出版社，2008.

[2] 胡世林. 中国道地药材. 哈尔滨：黑龙江科学技术出版社，1989.

[3] 黄璐琦，刘昌孝. 分子生药学. 3版. 北京：科学出版社，2015.

[4] 黄璐琦，郭兰萍. 中药资源生态学. 上海：上海科学技术出版社，2009.

[5] 黄璐琦，王康才. 药用植物生理生态学. 9版. 北京：中国中医药出版社，2012.

[6] 蒋高明. 植物生理生态学. 北京：高等教育出版社，2004.

[7] 李合生. 现代植物生理学. 3版. 北京：高等教育出版社，2012.

[8] 林文雄，王庆亚. 药用植物生态学. 北京：中国林业出版社，2007.

[9] 明道绪. 田间试验与统计分析. 3版. 北京：科学出版社，2016.

[10] 牛翠娟，娄安如，孙儒泳，等. 基础生态学. 2版. 北京：高等教育出版社，2007.

[11] 潘瑞炽. 植物生理学. 6版. 北京：高等教育出版社，2008.

[12] 漆小泉，王玉兰，陈晓亚. 植物代谢组学——方法与应用. 北京：化学工业出版社，2011

[13] 全国土壤普查办公室. 中国土壤. 北京：中国农业出版社，1998.

[14] 阮晓，王强，颜启传. 药用植物生理生态学. 北京：科学出版社，2010.

[15] TAIZ L，ZEIGER E. 植物生理学. 宋纯鹏，王学路，译. 北京：科学出版社，2009.

[16] 王德群. 药用植物生态学. 北京：中国中医药出版社，2006.

[17] 王忠. 植物生理学. 2版. 北京：中国农业出版社，2008.

[18] 谢宗万. 中药品种论述. 上海：上海科学技术出版社，1980.

[19] Hans Lambers，F. Stuart Chapin. 植物生理生态学. 张国平，周伟军，译. 杭州：浙江大学出版社，2005.

[20] 张继澍. 植物生理学. 北京：高等教育出版社，2006.

[21] BRUNDRETT M C. Coevolution of roots and mycorrhizas of land plants. New Phytologist，2002，154(2)：275-304.

[22] DANYLUK J，PERRON A，HOUDE M，et al. Accumulation of an acidic dehydrin in the vicinity of the plasma membrane during cold acclimation of wheat. Plant Cell，1998，10(4)：623-638.

[23] JIAO Y S，LIU Y H，YAN H，et al. Rhizobial diversity and nodulation characteristics of the extremely promiscuous legume Sophora flavescens. Molecular Plant Microbe Interactions，2015，28(12)：1338-1352.

[24] JIN L，WANG SH，WANG X J，et al. Seed size influences arbuscular mycorrhizal symbiosis across leguminous host-plant species at the seedling stage. Symbiosis，2009，49(2)：111-116.

[25] MOUSTAFA K，ABUQAMAR S，JARRAR M，et al. MAPK cascades and major abiotic stresses. Plant Cell Reports，2014，33(8)：1217-1225.

[26] PRASAD A，KUMAR S，KHALIQ A，et al. Heavy metals and arbuscular mycorrhizal (AM) fungi can alter the yield and chemical composition of volatile oil of sweet basil (*Ocimum basilicum* L.). Biology and Fertility of Soils，2011，47(8)：853-861.

[27] SINGH R，DIVYA S，AWASTHI A，et al. Technology for efficient and successful delivery of vermicompost colonized bioinoculants in Pogostemon cablin (patchouli) Benth. World Journal of Microbiology & Biotechnology，2012，28(1)：323-333.

[28] CHAN Z L. Expression profiling of ABA pathway transcripts indicates crosstalk between abiotic and biotic stress responses in Arabidopsis. Genomics，2012，100（2）：110-115.
[29] 陈慧泽，韩榕．植物响应 UV-B 辐射的研究进展．植物学报，2015，50（6）：790-801.
[30] 陈绍莉，周宝利．化感物质的提取、分离及鉴定方法的研究．上海蔬菜，2010（4）：20.
[31] 陈士林，魏建和，韩建萍，等．中药农业与中药资源可持续发展．世界科学技术 - 中医药现代化，2007（4）：1-7.
[32] 耿兴敏．植物逆境交叉胁迫适应性研究进展．林业工程学报，2014，28（4）：14-18.
[33] 郭兰萍，黄璐琦，吕冬梅，等．基于 3S 技术的中药道地药材空间分析技术数据库的构建及应用．中国中药杂志，2007，32（17）：1821-1824.
[34] 郭兰萍，黄璐琦．中药资源的生态研究．中国中药杂志，2004，29（7）：615-618.
[35] 郭兰萍，黄璐琦．中药资源生态学研究的理论框架．资源科学，2008，30（2）：296-304.
[36] 郭兰萍，吕朝耕，王红阳，等．中药生态农业与几种相关现代农业及 GAP 的关系．中国现代中药研究，2018，20（10）：1179-1188.
[37] 郭兰萍，汪洪钢，黄璐琦，等．泡囊丛枝菌根（AM）对苍术生长发育及挥发油成分的影响．中国中药杂志，2006，31（18）：1491-1496.
[38] 郭兰萍，王铁霖，杨婉珍，等．生态农业——中药农业的必由之路．中国中药杂志，2017，42（2）：231-238.
[39] 郭兰萍，周良云，莫歌，等．中药生态农业——中药材 GAP 的未来．中国中药杂志，2015，40（17）：3360-3366.
[40] 郭巧生，王长林．我国药用植物栽培历史概况与展望．中国中药杂志，2015，40（17）：3391-3394.
[41] 华晓雨，陶爽，孙盛楠，等．植物次生代谢产物 - 酚类化合物的研究进展．生物技术通报，2017，33（12）：22-29.
[42] 黄璐琦，郭兰萍，崔光红，等．中药资源可持续利用的基础理论研究．中药研究与信息，2005（08）：4-6.
[43] 黄璐琦，郭兰萍．环境胁迫下次生代谢产物的积累及对道地药材形成的影响．中国中药杂志，2007，32（4）：277-280.
[44] 黄勇，张红瑞，李贺敏，等．不同立地类型和土壤类型对“裕丹参”生长和有效成分含量的影响．植物资源与环境学报，2017，26（1）：91-96.
[45] 黄玉香，谭何新，于剑，等．药用植物生物碱次生代谢工程研究进展．中草药，2016，47（23）：4271-4281.
[46] 康传志，王升，黄璐琦，等．中药生态种植模式及技术的评估．中国现代中药研究，2018，20（10）：1189-1193.
[47] 李琼芳．不同连作年限麦冬根际微生物区系动态研究．土壤通报，2006（03）：563-565.
[48] 李雨杺，陈兴福，李瑶，等．广西田七农艺性状及其与土壤理化性状的相关性．中药材，2016，39（09）：1982-1988.
[49] 林开敏，叶发茂，林艳，等．酚类物质对土壤和植物的作用机制研究进展．中国生态农业学报，2010，18（5）：1130-1137.
[50] 刘润进，唐明，陈应龙．菌根真菌与植物抗逆性研究进展．菌物学报，2017，15（1）：71-88.
[51] 罗中华，云立新，王志宏，等．甘肃省中医药文化旅游产业发展策略研究．中国中医药信息杂志，2016，23（2）：11-14.
[52] 骆世明．论生态农业模式的基本类型．中国生态农业学报，2009，17（03）：405-409.
[53] 骆世明．农业生态学的国外发展及其启示．中国生态农业学报，2013，21（01）：14-22.
[54] 彭崇胜．中医药与中华传统文化．上海：上海交通大学出版社，2017.
[55] 阙灵，杨光，缪剑华，等．中药资源迁地保护的现状及展望．中国中药杂志，2016，41（20）：3703-3708.
[56] 尚庆茂，李晓芬，张志刚．植物对逆境交叉适应的分子机制．西北植物学报，2007，27（9）：1921-1928.
[57] 孙雪婷，李磊，龙光强，等．三七连作障碍研究进展．生态学杂志，2015，34（3）：885-893.
[58] 张子龙，王文全．植物连作障碍的形成机制及其调控技术研究进展．生物学杂志，2010，27（05）：69-72.

[59] 王玲平，周生茂，戴丹丽，等. 植物酚类物质研究进展. 浙江农业学报，2010，22(5)：696-701.

[60] 王小菲，高文强，刘建锋，等. 植物防御策略及其环境驱动机制. 生态学杂志，2015，34(12)：3542-3552.

[61] 徐锦堂，郭顺星，范黎，等. 天麻种子与小菇属真菌共生萌发的研究. 菌物系统，2001，20(1)：137-141.

[62] 薛智权，唐中伟，李浩山，等. 西黄芪根际固氮菌的分离与应用. 山西农业大学学报(自然科学版)，2016，36(7)：483-488.

[63] 张腾国，张艳，王娟，等. 高山离子芥 MAP 激酶基因 CbMAPK3 的克隆. 植物生理学报，2010，46(4)：335-340.

[64] 张阳，刘海涛，张昭，等. 生物碱的生理生态功能及影响其形成的因素. 中国农学通报，2014，30(28)：251-254.

[65] 张重义，林文雄. 药用植物的化感自毒作用与连作障碍. 中国生态农业学报，2009，17(1)：189-196.

[66] 章家恩，骆世明. 农业生态系统模式的优化设计探讨. 热带地理，2001(01)：81-85.

[67] 周丽英，付忠，卜璐璐，等. 植物光破坏防御机制研究进展. 亚热带植物科学，2016，45(3)：290-294.

[68] 周妮，朱莉，郎志宏，等. 萜类化合物在植物间接防御中的作用. 中国生物工程杂志，2010，30(07)：101-107.

[69] 周文杰，吕德国，秦嗣军. 植物与根际微生物相互作用关系研究进展. 吉林农业大学学报，2016，38(3)：253-260.

[70] 朱永恒，李克中，陆林. 根际土壤动物及其对植物生长的影响. 生态学杂志，2012，31(10)：2688-2693.

[71] 祝丽香，霍学慧，孙洪信，等. 桔梗连作对土壤理化性状和生物学性状的影响. 水土保持学报，2013，27(06)：177-181.